全国中医药行业高等教育"十三五"创新教材

中医膏方学

（供中医学、中药学、中西医临床医学专业用）

主　编　周　端　陈昕琳
副主编　朱抗美　陈红风　袁敬柏
　　　　虞鹤鸣　陈德兴　周祥山

中国中医药出版社
·北　京·

图书在版编目（CIP）数据

中医膏方学/周端，陈昕琳主编．—北京：中国中医药出版社，2019.9（2025.7 重印）

全国中医药行业高等教育"十三五"创新教材

ISBN 978-7-5132-5647-6

Ⅰ．①中…　Ⅱ．①周…　②陈…　Ⅲ．①膏剂-方书-中国-中医学院-教材

Ⅳ．①R289.6

中国版本图书馆 CIP 数据核字（2019）第 158752 号

中国中医药出版社出版

北京经济技术开发区科创十三街 31 号院二区 8 号楼
邮政编码　100176
传真　010-64405721
廊坊市祥丰印刷有限公司印刷
各地新华书店经销

开本 787×1092　1/16　印张 11.5　字数 258 千字
2019 年 9 月第 1 版　2025 年 7 月第 3 次印刷
书号　ISBN 978-7-5132-5647-6

定价　48.00 元
网址　www.cptcm.com

服 务 热 线　010-64405510
购 书 热 线　010-89535836
维 权 打 假　010-64405753

微信服务号　zgzyycbs
微商城网址　https：//kdt．im/LIdUGr
官 方 微 博　http://e．weibo．com/cptcm
天猫旗舰店网址　https：//zgzyycbs．tmall．com

全国中医药行业高等教育"十三五"创新教材

《中医膏方学》编委会

前 言

　　中医膏方学是中医学的重要组成部分。中医膏方历史悠久，特色鲜明，疗效确切。中医膏方具有"未病先防，既病防变，病后防复"的作用，在中医临床领域中占有重要地位。由于地域、气候、文化的不同，全国各地膏方工作的开展情况并不平衡。近年来，随着社会的进步及经济的发展，膏方工作的推广速度较快。全国各地中医药、民族医药机构纷纷把膏方应用和研究作为一项重要工作，为中医膏方学的发展提供了良好契机。为了促进中医膏方工作规范有序开展，更好地为广大民众服务，我们再次组织了全国各地具有多年膏方工作经验的专家，在全国中医药行业高等教育"十二五"创新教材的基础上，撰写了本教材。

　　本教材比较研究了近期出版的膏方专著，结合各地膏方工作的开展情况，旨在推进中医膏方各项工作的操作规范。该教材明确了中医膏方学的定义，对中医膏方进行了历史分析，具体阐述了中医膏方的分类、适宜人群、不适宜人群、膏方的加工与制备、膏方的用法与用量及膏方不良反应的处理等，对于开展中医膏方工作的医疗机构提出了管理制度及流程要求，列出了膏方处方要求及基本内容，对部分常见病的膏方调治做了全面介绍。本教材对于膏方工作的健康有序发展具有具体指导意义，可供读者在临床中参考使用。本教材注重把中医膏方学作为中医学科的重要分支，同时注意了中医膏方学这一学科各个环节的特殊性，力求做到普遍性与特殊性的统一。本教材体现了传承与创新、理论与实践的有机结合，有新意，有深度，实用性较强。

　　本教材适用于中医学、中药学、中西医临床医学专业等本科学生和研究生学习，也可供中医内科学及其他临床学科的医师学习参考。

　　本教材分别由上海中医药大学周端、陈昕琳、朱抗美、陈红风、陈德兴教授，中国中医科学院衷敬柏教授，南京中医药大学虞鹤鸣教授，东阿阿胶股份有限公司周祥山教授等参加编写，还有马红珍、方泓、叶秀兰、邓跃毅、李红、张晓天、张晓甦、陈志伟、陈霞、苑素云、郑敏宇、茅建春、陆力生、袁灿兴、奚肇庆、徐玲玲、黄兰英、龚雨萍、贾玉民、魏易洪等老师亦参与编写了相关章节。在此对各位专家一并表示感谢。由于时间匆忙，本教材在使用中如有不当之处，恳请大家批评指正，并提出改进意见，以便重印或再版时予以修正和完善，使教材质量不断提升。

周　端

2019 年 5 月

目　录

下篇　常见疾病的中医膏方调治

上篇　中医膏方学概述

一、中医膏方学的概念

中医膏方学是研究与阐明中医膏方的处方原理、配伍规律、加工工艺、临床运用以及贮存保管等各方面专门知识的一门综合性学科，是中医药学的重要组成部分。中医膏方学与中医养生学、中医康复学及临床各科有着广泛而密切的联系。中医膏方学的基本理论和相关知识是在中医理论指导下运用中药及其制剂防治疾病的经验总结。

中医膏方是在中医药理论指导下，为了预防与治疗疾病的需要，在辨证审因、确定治法的基础上，以一般中药饮片为基本原料，配以高档中药材为主的精细料以及胶类、糖类等相关辅料，按规定的药物处方和制剂工艺将其加工制成膏剂的一类中药制品。中医膏方是中医理、法、方、药的集中体现，具有确切的疗效、明确的适用范围、应用禁忌与注意事项。膏方中医特色明显，中医内涵丰富。

膏方，又名膏剂，是以其剂型为名，属于中药丸、散、膏、丹、酒、露、汤等剂型之一。膏剂作为中药的一种剂型自古就有，是将药物用水或植物油煎熬去渣而制成的剂型。历代的膏剂有外用和内服两种。外用膏剂是中医外治法中常用的药物剂型，有软膏、硬膏两种。软膏又称药膏，是将药物细粉与适宜的基质制成具有适当稠度的半固体外用制剂。硬膏，又称膏药，古称薄贴，它是将药材以植物油煎至一定程度去渣，煎至滴水成珠，加入黄丹等搅拌，冷却制成硬膏。内服膏剂，多指煎膏，是指将中药饮片加水多次煎煮，去渣取汁，经蒸发浓缩后，加阿胶等动物胶质及黄酒、炼蜜或炼糖制成的半流体状制剂。

膏方，又称为煎膏，"膏"者，在《正韵》《博雅》中释为"润泽"。因其起到滋补作用，故又有"膏滋"之谓。秦伯未在《膏方大全》中指出："膏方者，盖煎熬药汁成脂液，而所以营养五脏六腑之枯燥虚弱者也，故俗称膏滋药。"这些经历代医家不断使用和创制的膏方，是中医临床防治疾病的有效工具，同时也成为中医成方制剂中的重要内容。

中医膏方历史悠久，应用范围较广，广泛地使用于内、外、妇、儿、伤骨、眼耳口鼻等科疾患及病后体虚者，其中不乏被医患大众熟知习用，享有较高声誉的名优膏方，如十全大补膏、琼玉膏、益母草膏等成方膏剂，成为防治疾病、保健强身不可或缺的药物。而近年来发展迅速的个体膏方更是成为人们强身疗疾的重要方式，并受到各界人士的欢迎。个体膏方具有疗疾调理或滋补调养的作用，优点是体积小、含药量高、口味润滑、便于服用，一人一方，一人一料，特色明显，疗效肯定，多适用于慢性病和虚证患者等。

膏方的理论及知识一直散见于历代医籍中，经过历代医家从不同方面对其进行整理，才有了长足的发展，至今得以初步系统化，成为一门内容相对独立的学科。中医膏方学是传统中医学的精华，是在传承的基础上不断推陈出新而形成的，膏方的应用也逐渐从传统的应用范围、应用地域、应用季节的局限中得到推广与创新。

中医药现代化的要求及发展也使得中医膏方学有了新的发展，随着临床研究和推广应用，膏方逐渐被更多的人接受和认可，随着时代的发展以及现代临床医学、制剂工艺、生命科学等多学科的渗透，中医膏方学理论和相关知识也在提高与完善中。

二、中医膏方的历史沿革

中医膏方源远流长，有着悠久的历史，在传统中医治疗学中起着重要作用，是我国传统医药学的一大瑰宝。中医药学内容广瀚，现存的医籍汗牛充栋，中医药学正是通过长期不断的积累而筑成的阶梯取得发展与进步。探源溯流，总览历代方书，考证分析，寻察中医膏方学的发展轨迹，对中医膏方的传承具有重要的启迪作用。

（一） 先秦秦汉时期

用膏剂外敷可溯源于先秦古籍《山海经》，其中记载了一种羊脂类膏剂，用于涂擦皮肤以防治皲裂，可以说是外用膏药的雏形，后来发展为含药可外贴的油脂膏。

最早记载用膏方治病的医书是成书于战国时期的马王堆帛书《五十二病方》，全书现存方剂约 283 首，用膏命名的药物有肪膏、脂膏、久膏、彘膏、猪膏、豹膏、蛇膏等，所治病多为外伤，单纯用动物脂肪或以动物脂肪加热提取药物外敷，如"治伤痓：冶黄黔（芩）、甘草相半，即以彘膏财足以煎之。煎之沸，即以布足（捉）之，予（抒）其汁，傅"，但尚未见到含药的脂肪膏内服的记载。

约成书于战国时期的《黄帝内经》保存的十三方中有两则关于膏方的记载，《灵枢·痈疽》篇中的豕膏，对发于咽喉之疽的猛疽"化为脓者，泻则合豕膏"；对米疽"治之以砭石，欲细而长，疏砭之，涂以豕膏"；《灵枢·经筋》篇中的马膏，对筋脉纵弛"治之以马膏，膏其急者，以白酒和桂，以涂其缓者"。从文中可以看出豕膏、马膏是以动物脂肪为膏剂，用于治疗外科、伤科疾病。此时仍未见到内服膏方的记载。

最早有完整组方及服用方法，并以"膏药"命名的膏方，见于 1972 年在甘肃武威县东汉墓出土的《武威汉代医简》，其中有相对完整的 3 个膏方，即百病膏药方、千金膏药方、妇人膏药方。与《五十二病方》和《黄帝内经》中膏方相比较，武威汉代医简膏方有完整的组方配伍，含药物 4 味或 7 味；既可外摩，又可内服，用治逆气、喉痹、齿恿、昏衄、疮痈等由"恶气"所致之病症。

内服膏方萌芽于东汉末年，张仲景在《金匮要略》中的"煎"剂与现代膏方的制作方法相似，以内服为主。如猪膏发煎和大乌头煎，分别用于治疗黄疸和寒疝腹痛，而且有较详细的制作加工方法。《金匮要略·腹满寒疝宿食病脉证治》篇中所载的大乌头煎"乌头大者五枚，熬，去皮，不哎咀。上以水三升，煮取一升，去滓，内蜜二升，煎令水气尽，取二升，强人服七合，弱人服五合"。可以看出，这种水煎药物，去药渣继续浓缩药液，最后入蜜，再煎煮蒸发水分的膏方加工方法，在制剂上已具有现代膏方加工工艺的雏形。纵观两汉时期之膏方，总以外敷膏为多，内服膏（煎）仅处于雏形时期，记载甚少。

（二）　魏晋南北朝时期

晋代，膏方的运用已由外敷皮肤为主的外治法逐步发展到既可外用以摩病处（五官科外用）又可内服以疗疾病的内外并用之治法。《肘后备急方》在"治百病备急丸散膏诸要方"中收载了7首膏剂，其中裴氏五毒神膏、陈元膏、华佗虎骨膏等兼可外用内服。然其主治均以"疗百病""疗中恶暴百病"笼统言之，而观其药味多用附子、细辛、巴豆、乌头等峻猛攻邪之品，亦不乏雄黄、朱砂等矿物类药，也反映出当时服石之风。上述的这些膏剂其作用方向还是以祛邪疗疾为主，并无补益调理之功效。

但是发展至南北朝时期，陈延之的《小品方》所载的单地黄煎则是一首具有补虚作用的方剂，"生地黄不拘多少。取汁，于铜体中重汤上煮，勿盖釜，令气得泄。煎去半，更以新布滤绞，去粗滓秽。又煎，令如饧而成"，其功能"主补虚除热，散乳石、痈疽、疮疖等热"，是目前发现的最早的滋补膏方。

南北朝时期，梁·陶弘景在《神农本草经集注》云："疾有宜服丸者，服散者，服汤者，服酒者，服膏煎者，亦兼参用所病之源以为其制耳。"明确指出"膏煎"为内服的药剂，另外，对膏药的制作也有详尽的说明：①"凡合膏，初以苦酒渍取令淹浃，不用多汁，密覆勿泄。云时者，周时也，从今旦至明旦。亦有止一宿者。煮膏，当三上三下，以泄其焦势，令药味得出。上之使匝匝沸仍下之，下之取沸静乃上，宁欲小生。其中有薤白者，以两头微焦黄为候。有白芷、附子者，亦令小黄色也。猪肪勿令经水，腊月弥佳。绞膏亦以新布绞之。若是可服之膏，膏滓亦堪酒煮稍饮之。可摩之膏，膏滓即宜以敷病上，此盖贫野人欲兼尽其力。"②"凡膏中有雄黄、朱砂辈，皆别捣细研如面，须绞膏竟乃投中，以物疾搅，至于凝强，勿使沉聚在下不调也。有水银者，于凝膏中，研令消散。有胡粉亦尔。"陶弘景关于膏药的制作工艺如以醋或酒炮制药物及煎煮药的火候、时间，加入散粉药入膏剂的时机等详尽的制作要领至今仍然有指导意义。

（三）　隋唐时期

隋唐时期仍尊汉晋之遗风，凡内服之膏方，多称之为"煎"，而内服外摩皆可之剂或称之为"膏"。唐代孙思邈的《备急千金要方·卷第十八·大肠腑方》之"苏子煎"，"令味尽，去滓纳蜜合和，置铜器中，于汤上煎之，令如饧"，制剂上采用水煎去渣、取汁、浓缩的工序与现代膏滋方非常相似。王焘的《外台秘要·卷三十一》载"古今诸家煎方六首"所含的《广济》阿魏煎、鹿角胶煎、蒜煎方、地黄煎、《小品》单地黄煎、《近效》地黄煎皆为内服之膏方。而"古今诸家膏方四首"则主要以治疗风湿、痹痛为主，外敷为主兼可内服。

唐代膏方的制作工艺也有发展与进步。唐代孙思邈在《备急千金要方·卷一·合和第七》中论膏方时曰："凡合膏，先以苦酒渍，令淹浃，不用多汁，密覆勿泄……盖令兼尽其药力故也。"所述膏方制法与给药途径跟《肘后备急方》大体相同，均为内服外用皆可。然而文献研究证实，膏方制作过程中，用苦酒（醋）先浸泡以帮助析出药物的做法已占主流，《备急千金要方》记载的40个主要膏方中，用苦酒（醋）先浸泡以帮助析出药物的做法占57.5%，用猪脂、羊脂析出药物约占30%，将药物粉碎直接入药约占10%。

（四） 宋金元时期

宋金元时期的膏方逐步走向成熟。宋代除官办的和剂药局外，民间药商亦很活跃，大大推进了膏剂和其他中药成药制剂的发展。由政府主持编撰的《太平惠民和剂局方》《圣济总录》等大型方书中收录了不少膏方。宋代膏剂制备方法也逐渐完善，或煎清膏，或用蜂蜜收膏，猪脂已较少应用。如《御药院方·卷六》记载的太和膏，制法中有"膏成滴水中凝结不散"之句，已与现代膏方制作工艺接近。

宋代的内服膏方有长足的发展，药味多在10余味，临床用途日趋广泛内服之"煎"剂逐渐为"膏"之称呼所替代，故该时期内服膏方在命名上煎、膏并用。《圣济总录》之栝楼根膏、酸枣仁煎方、生地黄煎方基本上与唐代煎方名称类同。到了金元时期李杲的清空膏，朱丹溪的润肺膏、参术膏等开始以膏命名，膏的称呼开始取代了煎的记载；同时膏方在治疗方面也向多样化的方向发展，扩大了膏方治病的范围。内服膏滋方开始确立了兼具补益和治疗作用的特点。如《世医得效方》治消渴的地黄膏，《太平圣惠方》中的神仙服黄精膏、神仙茯苓膏、枸杞煎等。值得一提的是，此期间编撰的《饮膳正要》一书，收载的一些膏滋剂如荔枝膏、牛髓膏子、羊蜜膏等，亦食亦药，拓展了膏方的应用范围。宋金元各时期中具有代表性的方书中所收载的以滋补强壮、延年益寿见长的膏剂开始增多。

（五） 明清时期

明清时期中药成方制剂有较大发展，膏方发展也进入成熟阶段，而且制剂工艺已基本成熟且固定，用水多次煎熬，浓缩药液，最后加蜂蜜等成膏。明代缪希雍《先醒斋医学广笔记》谓："膏者，熬成稠膏也。"而明代倪朱谟所著《本草汇言》中亦有膏滋的详细制备方法。《理瀹骈文》对膏方的治病机制、配制工艺、应用方法等均做了详细的论述，指出"膏方取法，不外于汤丸，凡汤丸之有效者皆可熬膏"，虽言外用之理，然着实如其所言"外治之理，即内治之理；外治之药，亦即内治之药。所异者法耳"。将内、外二法，融会贯通，颇具特色。明代《御制饮膳调养指南》中用人参、生地黄、茯苓、蜂蜜制"琼玉膏"，用枸杞子制"金髓煎"，用天冬制"天门冬膏"等，均规定以"慢火熬成膏"，并认为能"延年益寿，填精补髓，发白变黑，返老还童"。

此时期膏方的应用范围逐渐扩大，出现了理脾调中化湿膏、清热养肝和络膏等补泻兼施的综合调理类的膏方。记载成药的中医药著作也颇多，明初《普济方》是我国古代规模宏广、采摭繁富、编次详析的方书巨著，书中外用膏药列成类篇介绍。在明清时期的其他中医药文献中膏方数量也大大增加，并被临床广泛地应用。膏方已成为临床治疗疾病的常用手段，广泛应用于内科、外科、儿科、妇科。这个时期所记载的膏剂名方迭现，其中许多膏方沿用至今，如龟鹿二仙膏、琼玉膏、霞天膏等。同前几个时期相比，在数量上要远远超出。明代方贤著的《奇效良方》汇集收载的膏方甚多，如补精膏、黄精膏等。洪基著《摄生总要》内含多种膏方，纂辑了诸如"龟鹿二仙膏"等著名膏方，并被广泛使用。《慈禧光绪医方选议》共收内服膏方28首。

明清膏方的名称多采用"某某膏"的方式命名，此时"膏"已成为滋润补益类方剂的专用名；明代《景岳全书》所载两仪膏，气血双用，两仪相生，主治气血两亏、嗜欲劳伤、胃败脾弱、下元不固诸症。膏方的用药也由简到繁，两仪膏、代参膏、益母草膏、茯苓膏等膏方多一二味药，晚清张聿青《膏方》中所载的膏方用药则多达二三十味，有的甚至更多，为后世膏方配伍起到了重要的借鉴意义。

（六）近现代

近现代以来，中医膏方学科应运而生，并随着中医的振兴而得到迅速发展。首先，人们结合现代科学技术研究膏方，为膏方的科学应用提供了依据。其次，现代中药制剂设备的运用，膏方的制作更加便捷，更节约时间，成本降低，为其推广成为可能；再次，膏方被应用于现代中医临床，特别是在慢性病的治疗上，起了重要作用。在秉承先辈经验基础上，膏方数量有所增多，许多专著相继面世。1929年秦伯未出版了《膏方大全》，并于1938年又出版了《谦斋膏方案》；1962出版的《全国中药成药处方集》中载膏方58首，到1989年《全国中成药产品集》中所收膏方增至152首。

现代膏方日益丰富多彩，吸收并发展了前人经验，形成补虚疗疾、复方多味的"膏滋药"。随着人民生活水平的提高以及对于健康的关注，目前除了市售之固定处方制成的膏方外，越来越多的市民选择冬令服用膏方以达到养生保健及调治疾病的目的，倾向选择较有经验的临床医师根据患者的具体情况，在中医辨证论治的指导下，开具更有针对性的处方。该方式已成为主流的方式，这是膏方发展到现代社会的重要特征。

综上所述，中医膏方学是在历代医药学家广泛实践的基础上，不断发展成熟的一门学科。在众多科学工作者的努力下，多学科密切配合和交叉渗透研究，在阐明膏方的药效、作用机制、临床应用等方面取得了诸多成果。展望未来中医膏方学科的发展，中医膏方学的独特优势将会进一步得到发挥，必将取得更大的成就并对人类的健康做出新的贡献。

三、中医膏方的现代研究进展

近年来由于人们生活水平的提高以及健康意识的增强，膏方得到了大量的应用，在膏方的制作工艺、药效、药理、毒理、质量标准和临床应用等方面，都取得了令人瞩目的进步，膏方包装也不断改进和更新。养生延年和防病治病是内服膏方调治的两大重点。人们过去比较重视膏方在养生保健、延年益寿方面的作用。近年来，膏方在疾病治疗领域内的发展极为迅速，远远超过其在养生方面的成就。无论在临床研究、实验研究、理论著作研究方面，中医膏方学都取得了长足的发展。

（一） 临床研究

以膏方作为干预手段进行临床或实验研究的文献报告虽然不多，但是运用膏方的病案报道、经验体会类的文章则较多。

由于现代中西医结合的趋势，对膏方的发展产生重大的影响，主要体现为结合西医的诊断与有关对中药药理的认识以制订膏方，如有治疗高血压的降压膏、治疗支气管扩张的支扩膏、治疗慢性肝炎的益肝膏、治疗胃肠道术后胃肠活动减弱的胃肠复元膏等。膏方的临床报道除传统的个案外，也出现了较规范的临床研究报道，如吴氏等运用健脾温肾膏对 120 例哮喘患者进行治疗，观察分析其远期疗效，结果表明健脾温肾膏对控制哮喘复发有较好效果。此外，膏方的基础研究也取得了可喜的成果。琼玉膏是临床肺癌放疗、化疗增效减毒的良方，陈氏等为了观察琼玉膏对顺氨氯铂在肺腺癌细胞株 GLC-82 培养中的细胞增殖抑制的影响，采用血清药理学方法研究该方对肺腺癌细胞株 GLC-82 的细胞周期及凋亡等的影响，结果表明该方有加强化疗的抑制癌细胞分裂及诱发癌细胞凋亡的作用。再如膏方的制作需长时间水煎，这种方法是否合理、是否会影响药物的有效成分，周氏等对琼玉膏提取工艺的合理性进行了临床实验研究。结果表明，采用不同煎煮时间提取所得提取液，薄层层析成分无差异，薄层指纹图谱基本一致，说明 7 小时煎煮琼玉膏中的有效成分未破坏。而煎煮 7 小时水溶性浸出物含量和梓醇含量均已达最高值，在 7 小时内煎煮时间越短，上述成分含量越低，从而说明煎煮 7 小时是必要的。

关于临床研究评价服用膏方前后疾病及亚健康人群的疗效。有研究将服用膏方者分为疾病组、亚健康组以及亚健康偏实与偏虚型组，按中医辨证予以膏方调治，采集服用膏方前后的临床信息与脉图资料，采用亚健康监测系统进行脉图分析。结果显示，膏方调理更为适合亚健康人群。服用膏方后，脉象各指标有所改善，其中疲劳程度、自主神经功能两项可作为亚健康状态人群膏方调理的主要评价指标。

（二） 实验研究

实验证实，膏方具有消补兼施之功效，对慢性疾病有预防和治疗的干预作用。通过基础实验，从细胞水平、分子水平探讨膏方防治疾病的作用机制，为膏方的推广提供了依据。

任氏研究固本克喘膏（太子参、天冬、熟地黄、炙款冬花、生黄芪、补骨脂、丹参、椒目、炙甘草、红枣、阿胶、川贝母、冰糖、黄酒）含药血清对体外培养大鼠气道平滑肌细胞增殖和凋亡的影响，发现固本克喘膏可抑制体外培养大鼠平滑肌细胞（ASMCs）的增殖，通过抑制白细胞介素-4（IL-4），诱导体外培养大鼠 ASMCs 凋亡，干预哮喘气道重建（ARM）的发生发展，意味着固本克喘膏可能从预防和治疗两方面起到抗气道重建的作用。实验证明固本克喘膏具有补虚、疏风、理气、豁痰、活血的综合作用，为临床采用消补兼施之法治疗小儿哮喘复发提供了依据。

龟鹿二仙膏在以往的临床和实验研究中发现具有良好的补肾阴、壮肾阳、益气血、抗辐射、抗衰老等多种作用，能显著提高细胞和体液免疫功能。董氏在龟鹿二仙膏［鹿角胶、龟甲、枸杞子、人参（此研究用党参代人参）］补肾抗衰老的实验研究中发现：①龟鹿二仙膏可明显提高小鼠血清和大鼠线粒体中超氧化物歧化酶（SOD）、促性腺素（GSH）、氯霉素乙酰转移酶（CAT）等指标的活性水平，并使丙二醛（MDA）含量显著降低，从而提高了机体自由基的清除能力，降低了脂质的过氧化物反应，阻滞了生物分子间的交联反应。同时本方可明显改善自由基损伤引起的机体血黏度升高、红细胞变形能力的下降等血流动力学改变状态。由此可以推测，龟鹿二仙膏可能是通过提高清除自由基、延缓线粒体老化、改善体内微循环障碍而起到抗衰老作用。②龟鹿二仙膏可从增强白细胞介素-12（IL-12）的活性，降低白细胞介素-6（IL-6）的基因表达，抑制炎症因子的始动作用，降低自身损失等层面加以干预，而对一氧化氮（NO）诱导的氧化应激反应作用不明显。③龟鹿二仙膏具有良好的抗脱氧核糖核酸（DNA）损伤作用。④龟鹿二仙膏可以使垂体细胞^{3}H-酪氨酸掺入量提高，可能通过垂体-肾上腺轴作用，增强垂体细胞转化能力，从而调节皮质类固醇激素的含量。该方阴阳气血交补，阴生阳长，气固血充，体现了中医学阴阳互根之妙，实验研究证明了该膏方补肾抗衰的有效性和科学性。

复方益母草膏治疗痛经的药理学作用机制的研究，是通过观察以缩宫素诱导子宫平滑肌的收缩而进行的。该方可不同程度地对抗由缩宫素诱导的子宫收缩，且随剂量增加抑制作用逐渐增强，而对收缩幅度影响不明显。对肾上腺素所导致的小鼠耳郭微循环障碍以该方干预可明显扩张小鼠耳郭微动脉和微静脉的管径，加快血流的速度。以上研究表明复方益母草膏可通过抑制子宫平滑肌收缩和改善局部微循环障碍而发挥治疗痛经的作用。

四、中医膏方的理论基础

中医膏方学是中医学的重要分支，理论基础来源于中医理论，包括阴阳学说、气血学说、五行学说、藏象学说等。临床实践中，膏滋剂型服用方便、疗效确切，体现治疗与滋补的有机统一。因此，中医膏方学的理论基础又独具特色。

（一）膏方与中医基础理论

中医膏方学强调阴阳理论。"阴平阳秘，精神乃治，阴阳离决，精气乃绝"，人体疾病的发生都是由于阴阳失衡，膏方调治的目的也是"谨察阴阳所在而调之，以平为期"，并且针对慢性病、亚健康状态，更加突出调治与补益的统一，最终达到恢复人体阴阳平衡的健康状态。

气血理论是中医膏方学的重要内涵。临床处方时，必须时刻顾护气血的运行，益气生血、补气摄血、行气活血以及气血双补都是膏方临床应用中重要的治疗法则。

藏象学说、五行学说亦是中医膏方学理论基础的重要来源。膏方调治过程中，不仅强调维持脏腑正常生理功能，同时注重脏腑间相互平衡。脾胃论、命门学说等是膏方调治理论的重要指导性学说。五行中的生克制化亦贯穿于膏方临床应用中。

总之，膏方的调补就是为了调节人体状态，恢复和保持人体阴平阳秘的正常生理功能。

（二） 膏方与中医养生

养生是指采取能够保养身体，减少疾病，增进健康，延年益寿的手段所进行的保健活动。中医养生学有静神、动形、固精、调气、食养及药饵等方法，与中医膏方学有着密切联系。

中医传统养生重视脾肾先、后天的作用，肾藏先天精气，脾胃为后天之本。《明医杂著》说："人以脾胃为本，纳五谷，化精液……土旺于四时，载乎万物，人得土以养百骸，身失土以枯四肢。"《脾胃论》有"元气之充足，皆由脾胃之气无所伤，而后能滋养元气"，强调"养生当实元气，欲实元气，当调脾胃"。膏方养生与调疾正是以后天补先天之法，提示在膏方应用中应重视后天脾胃的功能，贯彻治未病的思想，将健脾和胃作为膏方治法的主要内容之一。《黄帝内经》中强调"不治已病治未病""正气存内，邪不可干"，膏方作为养生保健的重要手段，能够扶助人体正气，祛除病邪，平衡阴阳，调畅气血，达到"未病先防，既病防变"的目的。

（三） 膏方与时令进补

人生于天地之间，受自然规律的支配和制约，"以天地之气生，四时之法成"。因此，必须顺应自然昼夜，顺应四季气候，即"人法地，地法天，天法道，道法自然"，人体才能健康长寿，"尽终其天年，度百岁乃去"。

《素问·四气调神大论》中论述了春夏秋冬四季的特点与养生要领，认为春夏阳气上升，乃升发之时，秋冬阴升阳降，阳气内敛，故强调"春夏养阳，秋冬养阴，以从其根"。中医膏方学亦遵循四时养生理论。冬季万物生长缓慢，人体腠理固密，阳气内敛，此时膏方补益，可为来年提供更多的物质储备，使人精力充沛，抵抗力增强，故有"冬令进补"之说。

（四） 膏方与中医文化

膏方蕴藏着丰富的中医文化，而中医文化与中华传统文化一脉相承。中医医案，尤其是膏方医案的书写是其重要体现之一。膏方处方时，老一辈的中医大家，大多非常重视膏方的书写，行文流畅、文笔洒脱、方药配伍精当，给人以较高的美感与艺术感。有时一份上好的膏方医案，不仅是一份临床医案，也是一帧艺术品，同时具有很高的学术与艺术价值。

膏方处方时，医德是每位临床医师必备的基本素养。中医历来强调医德的重要性，《大医精诚》中论述道："凡大医治病，必当安神定志，无欲无求，先发大慈恻隐之心，誓愿普救含灵之苦。"膏方临床工作中，更应继承这份美德，竭诚为患者服务。

五、中医膏方的分类

中医膏方一般分为成方膏方及个体膏方两类。

（一）成方膏方

成方膏方指一些名医大家根据一个地方、一个时期的不同情况，结合个体或几个人群的疾病特征，依据中医的基本理论，以辨证论治为指导，精心总结其丰富的临床经验，提炼成方，又把这些处方中的治疗药物，调补之品，糖、胶等相关辅料组合一体，按照严格的工艺流程熬制成膏，固定剂型，批量提供，以供选用。此类膏方能适用于相当一部分人群，疗效较为肯定，使用方便，作用较好。如琼玉膏由朱丹溪发明，用于治疗阴液不足之痨瘵，延续千年直至现在亦受广大中医临床医师青睐。益母草膏、二冬膏、扶元和中膏、八珍膏、十全大补膏、夏枯草膏、安胎膏等，都有着很好的临床疗效，被不少百姓使用。患者服用此类膏方必须适应自身特点，药房或医院让患者使用，也须充分了解使用者的病机情况，做到对证，才能起到确切的疗效，而不能将其纯粹看成为商品，不在医师指导下盲目使用。现在，成方膏方为固定剂型，因此必须在国家药政部门审定批准后使用，在使用过程中又必须接受药政部门管控。

（二）个体膏方

个体膏方是具有较为丰富临床经验的中医医师在医院等特定场所，收集患者的全部临床信息之后，以中医理论为指导，以辨证论治为基础，精心组织处方，同时正确选用有针对性的高档中药药材及胶类、糖类以及能起到综合调理作用的相关食品等，组成一个完整的膏方，再把医师开出的中医膏方处方交给符合中医药相关规定的加工机构进行精心加工、熬制而成的膏滋之剂。个体膏方一人一方、一人一料，具有明确的针对性。

本教材重点讲授的是这种量身定制的膏方。从大量的临床实践来看，个体膏方具有较强的生命力，疗效肯定，防病治病，延年益寿，越来越受到各界人士的欢迎。

六、中医膏方的适宜人群与不适宜人群

中医膏方的适宜面相对较广，但也有不适宜人群。在膏方处方时，必须认识到这一点并予以足够的重视。

（一）膏方的适宜人群

膏方可以应用于各类慢性病、手术后恢复期、亚健康人群以及体质偏颇需要调理的人群。

慢性疾病：各科、各个系统常见的疾病，如内科的冠心病、高血压、支气管哮喘、慢性胃炎等，妇科的痛经、不孕症、产后体虚等，外科的乳腺病，儿科的小儿哮喘、小儿厌食、小儿多动症，以及脊柱病等。通过膏方的应用，能控制疾病的发作，减轻相关症状，起到很好的调治作用。

手术后恢复期患者：手术后患者体弱多虚，需要调理，恢复体力，使用膏方是一个很好的途径。可根据每个人手术后的虚损性质及程度，结合术后的其他改变，予以正确合理的膏方，可收到良好的疗效。一些肿瘤患者手术后，病情尚未稳定，或需进一步放疗、化疗等，应先让其症情基本稳定以后再予以膏方调治。

亚健康人群：亚健康是指出现疲劳、失眠、食欲不振、妇女月经不调等，通过内、外、妇、儿各科及各种仪器设备的仔细检查，未曾发现明显的器质性疾病，遂归于亚健康。此类人群一般以年轻白领为多。在膏方调治过程中，结合患者的基本身体特征、有针对性地应用膏方进行调治，会起到较好疗效，可使其精力充沛，体力改善。

体质偏颇人群：目前的人体体质分为平和质、气郁质、痰湿质、特禀质、湿热质、气虚质、瘀血质、阴虚质、阳虚质。平和质一般不需调理。痰湿质、湿热质可以调治，但须先用化湿祛痰，或清热化湿等药物治疗一段时间后，再予以调治。其他的体质均可以根据各自的症情进行膏方调治。在临床工作中较少出现单独的体质特征，很有可能二个或三个以上体质特征同时出现。此时需要我们根据出现的实际症情，全面归纳，正确使用膏方。

（二） 膏方的不适宜人群

膏方有很多养生保健、防病治病作用，适宜面较广，但不是所有的人都可以服用。

各类疾病的发作期：内科范围中，慢性支气管炎急性发作期，冠心病症状不稳定期、支气管哮喘发作期、高血压非稳定期等，一般不考虑膏方调治。中医外科的乳腺病急性炎症期等亦不适宜膏方调治。此外，妇科的功能性子宫出血、伤科的急性损伤等也均不适宜使用膏方。

孕妇：怀孕妇女从怀孕到分娩有较长时间，其间须考虑到各种可能出现的问题需要处理。膏方服用周期长，对怀孕期间出现的一些变化较难予以调整，故不考虑应用膏方。

婴幼儿：小于4岁的婴幼儿身体稚嫩，器官功能发育尚不健全，病情变化亦较快，不适宜服用膏方。

肝炎、结核等传染病的活动期：因其病情变化较多，传染性强，更需要针对性的特殊治疗，一般不建议在病情未完全控制、具有传染性情况下使用膏方。

膏方使用时，对一些患者提供的临床资料不足以给出正确诊断时，亦不适宜膏方调治。

七、中医膏方调治的基本思路

中医膏方必须以中医理论为指导，临床资料为依据，辨证论治层次清楚，治疗原则正确合理，中药选用有序精当，辅料投入具有针对性与合理性。膏方处方须体现中医辨证论治和理、法、方、药的基本特色，体现中医理、法、方、药的一致性和完整性。认真收集患者的临床信息，结合患者的舌象、脉象，四诊合参分析患者的疾病特征，找出各种病证之间的内在联系，精当地选方用药，这一过程完全是在中医理论指导下进行的。

膏方组成的第一部分是优质中药饮片。处方的组织是膏方形成疗效的前提。膏方处方医师必须熟悉中医理论，具有较好的中医临床基础，并具备治疗相关疾病较为丰富的经验。膏方处方应该是思路清晰、条理明了、层次分明，理法方药能够得到明确体现，只有这样才能使中医膏方游刃于中医理论的构架之内。

膏方的选用应本着辨证与辨病相结合的原则。与中医的一般临床工作一样，在膏方的处方选药过程中，应该把一些经过中药药理研究，具有明确临床治疗作用的药物选用进来。天麻、钩藤、车前子、白蒺藜、丹参、当归等具有降低血压作用，在高血压患者的膏方中应该选用；玉米须、蚕茧、黄连、天花粉、葛根、黄精等具有明确的降糖作用，在糖尿病患者的膏方中应该酌用；荷叶、紫苏叶、决明子、苦参、泽泻等具有明确的降脂作用，应该在高脂血症患者中使用；丹参、川芎、水蛭、穿山甲等活血化瘀药对心血管病患者有较好的治疗作用，在冠心病、风湿性心脏病等膏方处方时可多加选用。还有很多药物可以在其他不同的疾病中予以选用。当然选用这些药物时，应尽量考虑药物功效与病因病机的吻合问题。

膏方的高档中药饮片，也称之为精细料，是膏方中重要的组成部分。这类高档中药饮片包括人参、冬虫夏草、藏红花、羚羊角粉、蛤蚧粉、灵芝孢子粉、珍珠粉、紫河车粉等，都有其明确的性味功效，也有着明确的剂量要求，一定要注意辨证选用，剂量得当，不超越《中华人民共和国药典（2015 年版）》的用药规范。参类有生晒参、野山参、移山参、西洋参、红参等。生晒参、移山参、野山参等药性偏温，具有健脾固本、大补元气、补脾益肺、生津安神之功，使用面较广；西洋参药性偏凉，具有益气养阴、滋阴生津之效，主用于阴虚津少之人；红参药性温热，以大补元气、复脉固脱、益气摄血为主，多用于阳气不足、寒象明显之人。冬虫夏草味甘、性平，具有补肾益肺、止血化痰等作用，可用于肺肾亏虚、体弱多病之人，是一味很好的滋补之品。藏红花味甘、性平，活血化瘀作用较强，可广泛用于心血管疾病、妇科疾病等。羚羊角粉性凉，平肝潜阳，清热息风，在高血压、脑血管疾病中应用较多。珍珠粉清热镇静安神，在一些内热之体偏于亢奋的人群中可以使用。灵芝孢子粉具有补气安神、止咳平喘等功效，可很好地提高机体免疫力，保肝护肾。蛤蚧粉味咸、性温，温肾纳气，平喘止咳，在哮喘、慢性心力衰竭等慢性疾病中常用之缓解症状。紫河车为血肉有情之品，味甘咸、性温，具有温肾填精、益气养血之功，肾气不足、肾精亏虚的患者可以选用。其他一些不常用之品亦可以根据其性味功效合理选用。

胶类在膏方中是重要的辅助材料之一。胶类的基本作用主要是用于收膏以及同时存在的治疗作用。对于胶类的选择也必须辨证使用。一般胶类有阿胶、龟甲胶、鳖甲胶、鹿角胶等分别以驴皮、龟甲、鳖甲、鹿角等为原料加工而成。各种胶的性味功效不完全一致，也应使用于不同的人群。阿胶性味甘平，具有滋阴养血、补肺止血等功效，用于阴津亏损、精血不足等，对于血虚、阴虚等各类疾病均有调治作用。龟甲胶味咸甘、性凉，具有滋阴潜阳、补肾强骨等作用，对于阴虚血虚之人可以合理地使用。鳖甲胶性味咸、微寒，具有滋阴潜阳、软坚散结等功效，适用于各种阴虚内热、肝脾肿大、肝病患者等。鹿角胶味甘咸、性微温，有滋补肝肾、活血补精等作用，对于阳虚内寒、精髓不足等患者具有较好的调补作用。一般而言，胶类在膏方当中是必不可少的，但对于体型肥胖，血脂、尿酸较高，慢性肾功能不全的患者可以适当减少胶类的用量，也可以用琼脂来代替。

糖在膏方当中同样是一个重要的组成部分，具有收膏、调味及相应的治疗作用。对于糖的使用，也强调其针对性。脾胃虚寒者以饴糖、红糖为佳，阴虚有热者多选用冰糖、白砂糖。在使用过程中，见有血糖、血脂增高，形体肥胖等相关情况，可用木糖醇等代替。

膏方中选用的相关食品，同样强调其针对性。龙眼肉、红枣主要适用于气血虚少的患者。黑芝麻、核桃仁可补益气血、填精益肾，同时能润肠通便，尤其适用于老年性便秘。银耳主要适用于阴虚内热的患者。

膏方的基本作用是调补与治疗的有机结合。对于膏方处方的基本要求，应该体现合理的补益作用。膏方中中药选择首先考虑的是对于患者的阴阳气血等诸方面的补益。当收集了患者的所有资料后，尽可能归纳其不足方面，予以针对性的调补。膏方处方的基本立足点是取得患者机体的基本平衡，包括阴阳平衡、气血平衡、脏腑平衡、上下平衡、内外平衡等，除了考虑阴阳气血之亏虚，对于确实存在的痰湿、瘀血、气滞等诸多病邪之物，应及时清除，体现寓通于补，寓补于通，使体内的气血阴阳、脏腑经络获得良好的运行状态。而一味进补，不利于祛除体内病邪，也不利于膏方调补作用的充分发挥，必须取得二者之间的平衡。

冬令进补，不能理解为温药进补。对于患者群体，冬天不会局限于阳虚为主的病理特征，其他病症同样会出现。因此，我们在进补中，必须根据实际情况予以调整，切莫把附子、肉桂、鹿茸等品不适当地过多应用，造成病员热象丛生，不能达到阴阳平衡的目的。

膏方处方中，要考虑使用补益、活血化瘀、抗风湿之剂对于脾胃功能的影响，注意顾护胃气、健脾疏利中药的运用。膏方处方中，要善于自我调整，注意纠偏。除多选用流通之品外，对于方中的一些药物特性应有所了解。燥热之剂应注意加用凉润之药，大便干结者应注意辅用润肠之药，便溏腹泻者可以适当加上酸涩收敛之药。总之，使整个处方全面周到，补而不腻，收而不敛，通而不泄，消化吸收良好，才能达到我们预期的目的。

与一般的中医处方不同的是，患者服用膏方前，原则上需先开具 2 周左右的开路方。使用开路方的目的，一是应用健脾利湿等中药健运脾胃，通利肠道，以更好地促进膏方等滋补药物的吸收；二是一些患者提供的症状及医师收集的临床资料较为复杂，一时难以确定长期的用药原则，此时则需要以开路方试探，经 2 周左右服用后做出调整，为正式配制膏方打下基础。

八、中医膏方处方的基本内容

1. 膏方的组成可分为三部分，即普通中药饮片、精细料（如人参、冬虫夏草等）、胶类糖类及其他相关食物。

2. 膏方中的中药饮片应以优质药材为主，少用草类药、矿物类药，优先选用像黄精、玉竹、山药等膏滋析出量大的药物，以利于膏方的成型。

3. 处方药物的味数，一般在 30～40 味，相当于汤剂的 2 倍。

4. 处方药物总量以成年人每日量计算，开具约 15 日的剂量，服用时间约 45 日。

5. 单味药总剂量一般掌握在 150 克左右，需要加大剂量的药物可以用到 400 克左右，磁石、牡蛎、石决明等金石贝壳类药物用量要大一些，可用到 500 克左右。

6. 一些粉末类、有毛类、种子类等药物，如蒲黄、旋覆花、车前子、蚕沙等需要进行包煎、先煎、后下等药物按常规进行操作。

7. 人参、冬虫夏草、紫河车等精细料，不宜与其他药同煎，应该用文火另煎浓缩取汁或碾成粉末后于收膏时调入膏中。

8. 精细料中生晒参、西洋参等每日用量为 3 克，一般不超过 10 克；野山参每日不超过 0.5 克；冬虫夏草每日不超过 1 克；羚羊角粉每日不超过 0.3 克；藏红花每日不超过 0.5 克；珍珠粉每日不超过 1 克；蛤蚧粉每日不超过 2 克；紫河车粉每日不超过 2 克；灵芝孢子粉每日不超过 1 克。其他需用的精细料以《中华人民共和国药典（2015年版)》规范为准。

九、胶类在中医膏方中的应用

胶类包括阿胶、黄明胶、龟甲胶、鹿角胶、海龙胶等，是制作膏方的重要基质和赋形剂。胶类药在膏方中起着补益虚损的作用，同时有利于膏方制剂的固定成型。在组方配伍应用中，要根据病情、体质等特点，辨证选择使用某种胶类药或几种胶类药并用，灵活参变。在一剂膏方中，胶类药的总用量通常为 200～500 克，以便保证收膏成型的要求。

（一）阿胶

阿胶味甘，性平，无毒，归肝、肺、肾、心经，具有补血、滋阴润燥、止血安胎等功效，有补肝血、润肺燥、滋肾阴、养心血、固冲任等特点，用于治疗血虚萎黄、眩晕心悸、肌痿无力、心烦不眠、虚风内动、肺燥咳嗽、劳嗽咯血、吐血尿血、便血崩漏、妊娠胎漏、胎动不安等。

本品由驴皮熬制而成，为血肉有情之品，甘平质润，为补血要药，多用于血虚诸证，尤以治疗出血所致的血虚为佳。

本品味甘质黏，为止血要药。

对于经带胎产诸多妇科疾病有很好的疗效。

研究表明，阿胶由蛋白质、多肽、氨基酸、硫酸皮肤素、透明质酸、生物酸以及多种矿物质等成分组成。蛋白质含量为 60%～80%，包括人体必需氨基酸 7 种，含量以甘氨酸、脯氨酸、丙氨酸、谷氨酸和精氨酸为主，占总氨基酸含量的 7.0% 以上。阿胶中含有国际上公认的、对人体有益的全部 16 种矿物质，主要有钾、钠、钙、镁、铁、铜、铝、锰、锌、铂、钼、锶。此外，研究还发现阿胶的许多药理作用都与其中的硫酸皮肤素和生物酸有关。

阿胶的药理作用研究表明，阿胶能促进贫血小鼠外周血白细胞和红细胞的升高，促进骨髓和脾造血干/祖细胞 BFU 和 CFU 的增殖，提高外周血造血因子——粒细胞-巨噬细胞集落刺激因子（CM-CSF）和促红细胞生成素（EPO）的含量，同时降低负相造血因子的表达，从而达到补血作用；阿胶能通过提高血液中血小板的含量来阻止因血小板减少引起的出血，另外，阿胶含有胶原蛋白，具有黏滞性，当被人体吸收后附着在毛细血管表面，缩短了血液的凝固时间，从而可起到止血作用；阿胶有增强巨噬细胞的吞噬能力，可提高免疫功能；阿胶能增加血清钙、磷含量，促进钙磷代谢；阿胶可诱导肿瘤细胞凋亡，促进淋巴细胞增殖及活化，能解除或减轻肿瘤和放疗对免疫系统产生的抑制作用，有助于免疫细胞对肿瘤的应答。此外，阿胶还有抗疲劳、耐缺氧、抗衰老、增强记忆力、抑制哮喘和抗辐射等作用。

（二） 黄明胶

黄明胶又名牛皮胶，系采用牛皮煎煮熬制而得。其味甘，性平，无毒，归肺、大肠经，具有滋阴润燥、养血止血之功，此外还有消肿之效，治疗虚劳肺痿、咳嗽咯血、吐血衄血、崩漏、下痢便血、跌仆损伤、痈肿、烫伤。

现代研究表明：黄明胶的主要成分亦为胶原蛋白。胶原蛋白水解成多种氨基酸，如甘氨酸、脯氨酸、丙氨酸、谷氨酸和精氨酸等。另外，黄明胶内还含有多种矿物质，如钙、铁、磷、锌、镁、钾、钠等。相关药理研究表明：黄明胶具有补血作用，能明显提高小鼠血红蛋白数量；对小鼠胸腺有增重作用，有助于增强免疫力；对血小板减少症以及血小板减少引起的衄血、紫癜有显著疗效。此外，黄明胶还具有抗疲劳、保护受损黏膜、止血等功能。

（三） 龟甲胶

龟甲胶由龟甲制得，味咸、甘，性凉，归肝、肾、心经，有滋阴、养血、止血的功效，常用于治疗阴虚潮热、骨蒸盗汗、腰膝酸软、血虚萎黄、崩漏带下。

现代研究表明：龟甲胶主要成分为蛋白质，含有 15 种氨基酸，此外还含钾、钠、钙、镁、磷等矿物质。药理研究显示：龟甲胶能调节机体免疫功能，激发机体自身调节的机制，增强自身稳定状态。龟甲胶能纠正甲状腺功能亢进阴虚动物模型全身各系统的病理、生理变化，为临床使用提供了药理依据。

（四） 鳖甲胶

鳖甲胶由鳖甲制得，味咸，性微寒，归肺、肝、肾经，有滋阴、养血、退热、化瘀散结的功效，常用于治疗阴虚骨蒸潮热、往来寒热、温疟、癥瘕痞母、血虚经闭、痔核肿痛。

现代研究表明：鳖甲胶主要成分为胶原蛋白、碘、碳酸钙、维生素 D 等。其药理作用主要是：抑制结缔组织增生，故有消散结块之效；能增加血浆蛋白，延长抗体存在的时间，还有一定的镇静作用，故临床主要用于肝病及其他炎症性疾病。

（五）鹿角胶

鹿角胶为鹿科动物梅花鹿或马鹿的雄鹿头上骨化的角，经井水煎熬浓缩而成的固体胶块。鹿角胶味甘、咸，性温，归肾、肝经，具有温补肝肾、益精养血、止血的功效。鹿角胶常用于治疗肝肾不足所致的腰膝酸冷、形寒肢冷、步履乏力、男子阳痿遗精、女子宫冷不孕或胎动不安等，也用于精亏血虚之虚劳羸瘦、生长发育不良、早衰（须发早白、齿摇齿落）、健忘、眩晕、心慌、失眠多梦、面色苍白无华或萎黄、舌质淡、脉细或细数无力者，还可用于崩漏下血、便血、尿血、月经过多等偏于虚寒性出血症等。

现代研究表明：鹿角胶含胶质 25%、磷酸钙 50%～60%，以及少量的雌酮。另外，鹿角胶含有多种氨基酸，包括色氨酸、赖氨酸、甲硫氨酸、精氨酸等，又含有硫酸软骨素 A、雄激素、胆碱样物质及多种微量元素。药理研究表明：鹿角胶有补血、抗疲劳、增强机体免疫力的功能，具有性激素样作用。

十、中医膏方的制备与加工

（一）审方、核价、登记

加工膏方的处方，需经中药师以上专业技术人员审核并签名。审核的重点如下。

1. 认真逐项检查处方前记、正文和后记书写是否清晰、完整。处方书写是否符合相关规定，并确认处方的合法性。

2. 认真审核膏方处方用药的适宜性。

（1）处方用药与临床诊断的相符性，与膏方服用者的病历记载是否一致。

（2）中药饮片使用剂量、用法的准确性。

（3）选用辅料与药胶用量的合理性。

（4）处方是否有缺药或重复给药的现象。

（5）处方是否有配伍禁忌。

（6）其他用药不适用情况，如"十八反""十九畏"、妊娠禁忌等。

在审方中发现存在可能引起用药安全问题的处方，应当与处方医师联系，修改后由处方医生确认（双签字）或重新开具处方方可调配。

3. 处方应经核价员核价、收费，并登记。

4. 经审方、核价后的处方，应登记填写膏方加工单及信息表，并进行按序排单、编号，确定制膏日期，详细登记中药膏方处方前记、正文和后记信息，签名后再交接下一工序相关人员。

（二）配方、核对

配方员应由具有中药专业技术资格的人员担任。

1. 严格按照处方进行调配，发现有配伍禁忌或超剂量处方应拒绝调配，退还审方人员重新审核。配方应按序调配，防止漏药。不得同时调配两张处方。

2. 处方中需要特殊处理的中药饮片，应按处方要求处理，如先煎、后下、贵重药物等，应单独称取，单独包放，并在外包装上写明膏方服用者的姓名、加工单编号，同时在膏方加工单上注明特殊处理之中药饮片的名称和剂量，含自备中药饮片的处方应在加工单上注明。

3. 配方完毕应由中药师以上专业技术人员担任校对，对配料进行校对复核，无误后签名，再将膏方的处方、加工单、信息卡及中药饮片等移至加工制作场地。

（三） 煎熬前期准备

1. 煎熬前核对与标记

煎膏员应按接单顺序核对加工原料、加工单和处方姓名，并检查审方、调配、复核人员的签章；然后在各种容器及煎药锅设置明显并与记录相符的识别标记，以防止在整个加工过程和区域流转过程中混淆。

2. 特殊中药饮片的处理

煎膏员应按处方要求，对需特殊处理的中药饮片进行加工与处理。

（1）先煎：毒性中药和矿物类、贝壳类及个别动物类中药，为降低毒性或提高有效成分活性，均应先煎 50 分钟后再与其他中药饮片共煎。

（2）后下：气味芳香、含挥发油多的药物，以及不宜久煎的药物，应在最后 10 ~ 20 分钟加入。

（3）包煎：细小种子类、含毛茸或黏液类，或丸、散等需要包煎的中药，均应装入纱布袋内与其他中药饮片共煎，以防止煎煮时结底或漂浮或毛茸对口腔、咽喉产生刺激。

（4）烊化：胶类中药应加适量黄酒或水，浸软后，再隔水炖（烊）化备用，也可打成细粉，收膏时均匀加入，含无机盐类中药应在浓缩时加入溶化。

（5）研粉：贵重中药饮片或医嘱要求研粉加入的中药饮片，应研细粉过 100 目筛备用。

（6）单煎：贵重中药饮片或医嘱要求单煎的中药饮片应双人投料，单独煎煮 50 分钟，滤取药液备用，药渣再和其他药物共煎，保证药效，以免浪费。

3. 糖类的前处理

（1）蜂蜜的处理：蜂蜜生则性凉，熟则性温，生蜜一般需要经过加热炼制成熟蜜方可使用。熟蜜又称炼蜜，即将生蜜加适量沸水煮沸，滤过，去沫及杂质，经适当加热浓缩而成。一般炼蜜加热至 106 ~ 118℃，含水量在 14% ~ 16%，相对密度为每立方米 1.37 千克左右。熟蜜具有浅黄色光泽，手捻有黏性，两手分开时无白丝。

（2）糖的处理：应按糖的种类及质量加适量的水炼制。

白砂糖加水量为总量的 50%。红糖一般加 2 倍量水。冰糖加水量一般较白糖略多一些。饴糖炼制时可不必加水。各种糖在加热炼制时均应不断搅拌至糖液开始呈金黄色，泛泡发亮光，糖液微有青烟产生时即停止加热即可。由于红糖含杂质较多，炼制后的红糖应静置适当时间以除去容器底部的沉淀。

为了促使糖的适度转化，可加入适量的枸橼酸或酒石酸（加入量为糖量的 0.1%～0.3%）使糖转化率达 40%～50% 时，放冷至 70℃ 左右，加适量碳酸氢钠以中和酸，炼糖备用。

4. 中药饮片的浸泡

每料中药饮片应在 8～10 倍量清水中完全浸没（一般加水量应高于中药饮片 2 厘米）。采用常规煎煮方法煎药，浸泡时间应大于 8 小时；采用加压煎药方法煎药，浸泡时间应大于 12 小时。

5. 中药饮片的煎煮

（1）膏方中的中药饮片经浸泡后，一般煎煮 2～3 次，头汁药煮 1.5 小时以上，二汁、三汁药煎煮 1 小时以上。每次加水量约为药料的 6 倍。

（2）采用加压煎煮方法煎药的，第一次大于 1 小时，第二次大于半小时。

（3）每次煎煮后应用压榨法取药液，取出药液应用 60 目筛网过滤。药液合并后放置 10 小时左右，冷却后，取上清液应用 80 目筛网过滤，备用。

6. 中药药汁的浓缩

将煎煮好的药液，在洁净的铜（不锈钢）锅内浓缩，开始可用武火加热至沸，而后用文火不断加热搅拌蒸发，捞出上层浮沫，直至浓缩为稠膏，即得传统的清膏（半成品）。加工过程中注意掌握火候，防止药液沸腾溢出和结底。

7. 收膏

将上述浓缩的清膏，按处方规定，依次兑入备用的药液、各种辅料及胶类等（事先加热炼制或烊化，临用时趁热加入），同时适当地调节火候，并继续加热充分搅拌，以免粘底起焦。在收膏行将结束前加入细料药粉，以及其他经加工备用的辅料（如核桃仁、芝麻、龙眼肉等），边加入边搅拌，混合均匀，直至成膏。

成膏的判断：按传统经验，药汁在竹片（铲）上"挂旗"或滴水成珠；或观察膏体在加热时呈蜂窝状沸腾，习称"翻云头"，可作为成膏的判断。

8. 装膏

将成膏趁热装入洁净、干燥的容器，贴上标签，不加盖移入凉膏间。盛膏容器必须清洗后再经消毒烘干凉透后才能备用。在容器外贴上印有姓名、加工单编号的标签，随附处方及加工单（信息单）。

9. 凉膏

凉膏间最好有净化装置，洁净度 30 万级以下，温度应保持 20℃ 以下，相对湿度 45%～65%，每日不少于 2 次（每次半小时以上）紫外线消毒，并做好记录。

凉膏时间一般需要 12 小时以上，采用自然放凉，凉膏必须凉透后加盖以免水蒸气回流导致长霉。成膏加盖后移至成膏间。

10. 成膏

凉膏结束，加盖的成膏转入成膏间，质量管理员应认真核对容器外容器标贴与处方、加工单上的顾客姓名、加工单编号是否相符。所有加工记录是否完整、正确，并按规定检查成膏质量，签名后入库。

（四） 中医膏方所用原料、辅料、包装材料的管理

1. 中药饮片应符合《中华人民共和国药典（2015 年版）》、《饮片炮制规范》规定，严格按质量标准购入、验收、储存和保管。

2. 辅料、包装材料应符合药品或食品标准，并严格按规定进行验收。

3. 制备膏方用水必须符合《中华人民共和国药典（2015 年版）》制药用水规定。

（五） 中医膏方成品的质量要求

中医膏方应符合《中华人民共和国药典（2015 年版）》制剂通则项下煎膏剂（膏滋）规定，并进行以下相应检查。

1. 膏方应无焦臭异味。

2. 无糖结晶析出。

3. 膏方应进行不溶物抽查。

4. 膏方应进行微生物限量抽查，不得检出大肠埃希菌。

5. 每料膏方应有完整的加工操作记录，其中包括审方、配方、校对、加工操作人员、质量管理人员的签名，操作人员清场记录，质量信息反馈等记录。

（六） 中医膏方制备场地及设备要求

1. 中医膏方制备场地选择

（1） 制备膏方的场地周围不得有粉尘、有害气体、放射性物质和其他扩散性的污染源，不得有昆虫滋生的潜在场所。

（2） 场地周边道路应该平坦、卫生、清洁、无积水。原材料、燃料、废弃物（如药渣等）应隔离放置，并远离制备区域，存放废弃物（如药渣等）设施不得放于制备区域的上风处。存放药渣的设施应便于清洁、消毒。废弃物（如药渣）的处理应符合国家法律法规。

2. 中医膏方制备区域要求

（1） 膏方制备区域必须有足够的面积（场地大小根据生产规模而定），最小不少于 20 平方米。凉膏场地最小不少于 5 平方米。应根据膏方制备工艺设置专用区域，如准备区，煎煮、浓缩、收膏区域，凉膏区域，成品区域等，具体要求如下。

①准备间应有一定的面积，以便对每料膏方的中药饮片、辅料、胶类等进行核对。

②制作间应有煤气灶、铜锅，或不锈钢夹层蒸汽锅，并有良好的通风设施和下水道。

③凉膏间，根据膏方的特点，应具有净化装置，凉膏间的洁净级别暂定达到 30 万级，温度 20℃以下，相对湿度 45% ~65%，并具有紫外线消毒设施。

④成品间应有照明、通风、去湿、降温的设备，能进行紫外线消毒。各区域间应有

明确的分界，并在各制作工艺间设置中间品存放场地，以防原辅料、中间品、成品的交叉混杂。

（2）区域内的墙面、顶棚、地面应平整、光洁，不得有脱落物和缝隙，应能耐清洗和消毒。

（3）区域内应具有与制备工艺相适应的照明、排水、通风、降温、洁净消毒等设施。

（4）应具有防昆虫、防鼠、更衣、洗涤、污水排放、存放废弃物的场地和设施。

（5）制备区域内应有充分的空间，以便于设备的安装和维护、物料的储存和运输、人员的通行、卫生清理等。

（6）膏方制备区域应具有相应的防火、防爆等消防设施。

（7）膏方制作场所必须设有存放加工产生的废弃物的处理区域，加工制作区域不得堆放非制作生产物品和个人杂物。

（8）膏方检验部门应配备与膏方质量检验相适应的场地和设备。

3. 中医膏方制备的设备要求规定

（1）膏方的处方调配应有专用场地及设备，并符合中医处方调配的各项要求。

（2）膏方制备所需的设备，如浸泡设备、煎煮设备、浓缩设备、压榨设备、过滤设备，药液贮存容器，膏方制备所用的专用铲片，应符合药品生产的要求，易于清洗，便于消毒。

（3）膏方制作加热一般采用煤气灶、液化气、电炉等，有条件的可以选用控温电炉或蒸汽加热，以便有效地控制温度，保证成膏的质量。

（4）膏方制备过程中与药品直接接触的设备应光洁、平整、不易碎、不易脱屑、不易长霉、易清洗、耐腐蚀，不与药品发生化学变化和吸附药品。设备所用的润滑剂、清洗剂，不得对药品或容器造成污染。

（5）膏方制备每道工序应配备专用盛器，并有明确的标志。

（6）膏方盛放容器及包装应符合药品包装卫生要求。

（7）凉膏间及成品区应配备专用货架。货架保持清洁，且便于清洗和消毒。

（七）中医膏方制备人员与机构要求

1. 人员与机构要求

（1）中医膏方的制备单位应符合国家法律法规和行政有关规定，应具有医疗执业许可证或药品生产许可证。

（2）中医膏方的制备单位应由法人代表及制备膏方的部门、药检室等相关部门的负责人组成质量管理组织。

（3）中医膏方制备部门负责人应具备大专及以上药学学历（或具备主管药师以上技术职称），熟悉药品管理法规，具有膏方制备及质量管理能力，并对膏方的制备及膏方的质量负责。

（4）质量管理员应由有经验的中药师以上专业人员担任，负责膏方加工过程中的质量管理工作。

（5）从事中医膏方的制备人员应经过中医膏方煎膏岗位培训，考核合格后方能上岗。

（6）中医膏方的处方调配人员应具有专业上岗证书才能上岗，复核人员、核对员，由专职中药师担任，对膏方处方的调配质量负责。

（7）中医膏方制备单位应当具有与之相适应的质量检验部门。检验人员应由药师或具有大专以上药学学历的技术人员担任。

2. 膏方加工人员卫生要求

（1）膏方制备人员应身体健康，按规定每年进行健康检查，不符合健康要求的人员不能上岗。

（2）膏方制备人员进入操作场所必须穿戴工作衣帽、口罩，洗手消毒后才能上岗。

（3）膏方制备人员应勤理发，勤修指甲，不准佩戴饰品，保证个人卫生，离开操作场所再返回者，必须洗手消毒。

（4）生产场所不得吸烟、吃零食，非生产用品不得带入生产场地。不得将生产设备另作他用。

十一、中医膏方的用法

1. 膏方服用剂量要根据病情或患者的身体情况及药物性质而定，尤其是与患者消化功能有密切关系者。一般每日 2 次，每次 30 克，以温开水调服，饭前为好。胃有疾病者，可以饭后 5 分钟左右服用。初次服用先以半量开始，饭后 15 分钟内服完，适应一周后，改为常规用法用量。

2. 服膏方时，患者阳虚有寒者，忌食生冷饮食；属阴虚火旺者，忌燥热性食物。

3. 服膏方时不宜饮浓茶、咖啡，不宜吃辛辣刺激性食物，以免妨碍脾胃消化功能，影响膏方的吸收。含人参的膏方慎食生萝卜；含何首乌的膏方忌猪、羊血及铁剂，且不能与牛奶同服，因其中含钙、磷、铁等，易与滋补药中有机物质发生化学反应，而生成较难溶解的化合物，致使牛奶与药物的有效成分均被破坏，甚至产生不良反应。

4. 感冒、腹泻、慢性病急性发作期、妇女月经期暂停服用，待症状缓解或经期后再续服。痛风、血尿酸增高、慢性肾功能不全患者，应少用阿胶、鹿角胶、龟甲胶、鳖甲胶等熬制膏滋方，以免病情加重。糖尿病、糖耐量增高者及肥胖症者宜用木糖醇、元贞糖等替代蔗糖。膏滋药中鹿角胶、龟甲胶、鳖甲胶需要用黄酒炖烊时，应尽量使酒精全部挥发掉，肝病患者尤应注意。

5. 中医膏方服用的最佳季节。中医膏方，四季皆可服用。但以冬季为佳。一般以冬至日起连服 45 日左右，即头九到六九为最佳时间。如果准备一冬服两料膏滋药，则可以适当提前。

民间有"冬令进补，春来打虎"之说。主要因为"天人相应"，即人禀天地之气而生，人体与天地之气息息相关。随着一年四季气候的不同，大自然有春生、夏长、秋收、冬藏的变化。冬季是封藏的季节，《素问·四气调神大论》说"冬三月，此谓闭藏"，此时天气寒冷，食欲旺盛，腠理致密，人体阳气、阴精均藏而不泻，营养物质能充分吸收、利用和储存，因而在这段时间根据个人气血阴阳不同的虚损情况，选择适当膏方进行调补，能最大限度地发挥膏方改善体质、防病治病的作用，可使人体来年阴阳平衡，五脏六腑协调，气血和顺。

十二、中医膏方的保存方法

膏滋药应储存在瓷罐（锅、钵）中，亦可用搪瓷烧锅存放，但不宜用铝锅、铁锅作为容器。盛膏滋药的容器一定要洗净、干燥、消毒，不能留有水分。

膏滋药的容器要密封，如果盖子不密封，可以用密封条封好，或用两层塑料袋包好扎紧。

由于膏滋药服用时间较长，故应放在阴凉处。如能放置在冰箱里则更佳，可防变质。如遇冬令气温连日回升，可隔水高温蒸烊，再晾干冷却。

首次服用膏方时，应先将汤勺洗净、干燥、消毒，并放一只固定的汤匙在罐里。不要每次更换汤匙取膏，避免反复将水分带进罐里，导致膏方发霉变质。

现在也有袋装膏滋药，则放在冰箱中为宜，每次服用时提前取出 1 袋，可适当加热烊化后服用。

十三、中医膏方不良反应的处理

由于开具膏方的医师经验不同，或不遵守医嘱服用膏方，或膏方加工程序欠规范等，使得在膏方服用过程中可能存在一些隐性质量问题。

1. 个别人服用膏方后产生腹胀、纳呆、腹泻、口腔溃疡、口鼻少量出血、便秘、失眠、多梦、兴奋、多汗等，可能是由于用药不当引起。出现上述情况可与处方医师联系，获取指导，或由处方医师开具相关小复方与膏方同时服用。

2. 服某种膏方后，若出现皮肤瘙痒、荨麻疹、红斑、红疹，多由过敏所致，应停服膏方。

下篇　常见疾病的中医膏方调治

第一章　内　科 ▷▷▷

第一节　冠心病

【概述】

冠心病，全称为冠状动脉粥样硬化性心脏病，是因冠状动脉粥样硬化所致心肌缺血、缺氧而引起的心脏疾病。中医学虽无冠心病这一病名，但有关其临床症状、病因病机在历代文献中早有记载。"胸痹"病名最早见于汉代张仲景的《金匮要略》，该书中记载"真心痛手足青至节，心痛甚，旦发夕死，夕发旦死"，并将本病的病因病机归纳为"阳微阴弦"，即胸（心）阳不足，阴寒内聚，乃本虚标实之证。《金匮要略·胸痹心痛短气病脉证治》所记述的治疗则偏重于通阳为主，以瓜蒌薤白白酒汤、枳实薤白桂枝汤等为主。后世在治疗上进一步发展之，如《类证治裁》的厥热心痛用金铃子散；痛久血瘀，阴邪聚结，用参附干姜以温散阴邪。

历代医家不断丰富和发展了对本病的认识，目前多数学者认为冠心病的发生多与寒邪内侵、饮食不当、情志失调、年老体虚有关，病位主要涉及心肝脾肾，其主要病理机制为胸阳痹阻，本虚标实，虚实夹杂，本虚乃为气血阴阳的亏虚，标实乃为气滞、寒凝、痰浊、血瘀。

【病因病机】

1. 寒邪内侵

由于胸阳不足，阴寒之邪乘虚侵袭，阴乘阳位，寒凝气滞，痹阻胸阳，心脉不通发为胸痹。

2. 饮食不节

素嗜肥甘厚味或长期饮酒，脾胃受损，运化失常，痰浊内生，阻遏胸阳，气机不畅，发为胸痹。

3. 情志失调

精神抑郁，情志失衡，或过度紧张不安，思虑过度，致血行不畅，气滞血瘀，心脉瘀阻发为胸痹。

4. 肾气亏损

随着年龄的增长，脏气功能渐退，或未老而肾亏，命门火衰，不能温煦各脏腑，导致阳衰气滞，血行不畅，发生气虚血瘀；或肾阴亏乏，不能滋养脏腑之阴，也可导致阴虚血瘀；或肾阳不振，心失所养，心阳虚衰，则阳虚血瘀，胸阳被遏，发为胸痹。

【治疗特点】

中医膏方治疗冠心病适用于心肌缺血、阵发性心绞痛、心律失常、慢性心功能不全等。病程一般较长，病机甚为复杂。主要表现为本虚标实，本虚以气阴两虚居多，标实以瘀血、痰湿居多。一味投补，补其有余，实其所实，往往会适得其反。

"形不足者，温之以气，精不足者，补之以味"，注重气血阴阳的调补，更要顾及瘀血、痰湿等标实之邪的祛除，适当加以祛邪之品，或活血化瘀，或祛痰化浊，或理气解郁，才能固本振源，气血流畅，而致阴阳平衡。

传统的膏滋药味厚质重，多以阿胶、龟甲胶、鹿角胶等胶质收膏，黏腻难化。故补虚之品应与理气运脾健胃之药同用，使补中寓治，治中寓补，补治结合，消补并用，通补兼施。

冠心病患者多伴有高血脂、高血糖、高血黏度等症，若峻补、蛮补，可壅滞气血，留邪内闭，反遭其害。李东垣在《脾胃论·脾胃虚实传变论》中云："脾胃之气既伤而元气亦不能充，而诸病之所由生也。"又说："胃虚则脏腑经络皆无所受气而俱病。"举凡胃有宿疾者当先治其病，而后再行滋补；中焦枢机不畅者，必先燮理升降枢机为开路方；食欲不振者，当先振奋中气；脾虚便溏者，宜扶中州以实大便。膏滋方中均需伍以健胃、调胃、醒胃方药，脾胃气旺则五脏六腑皆旺。且冠心病患者以老年人多见，老年人脾胃功能较弱，在制订膏方时，常佐以轻灵流通、健脾通利之品，如绿萼梅、川楝子、延胡索、旋覆梗、谷芽、麦芽、鸡内金等，这些药或疏肝理气，或和胃通降，相辅相成，相得益彰，能消除补药黏腻之性，以助脾运吸收之功。冠心病患者合并出现脂肪肝时，服用人参后可致肝区胀痛，故当慎用，而改用冬虫夏草；合并慢性肾功能不全，有蛋白尿、低蛋白血症者，少用龟甲胶、鳖甲胶，可加重黄精、玉竹、山茱萸等滋阴药之剂量以利于收膏，必要时用少量琼脂，一般为 10～30 克；有血瘀出血倾向者，如支气管扩张、血尿者，可选生蒲黄、三七、茜草等活血止血，而穿山甲、水蛭、桃仁、红花等少用甚至不用；若合并高血压者，常用天麻、钩藤、白蒺藜、干地龙、青葙子等具有降压之功的药物；兼有糖尿病者，可辨证选用蚕茧壳、黄连、凤尾草、玉竹等具有降糖之功的药物；合并高脂血症者可辨证选用决明子、荷叶、泽泻、山楂等有降血脂作用的药物。

【辨证调治】

1. 阴寒凝滞证

临床表现：心胸绞痛，痛势较剧，遇冷而发，形寒，手足不温，冷汗自出，心悸气短，或胸痛彻背，背痛彻心，苔薄白，脉沉紧或沉涩。

治法：辛温通阳，散寒宣痹。

方药：瓜蒌薤白白酒汤加减。

膏方调治基本用药：

辛温通阳：桂枝、附子、细辛、制川乌、制草乌等。

宽胸通阳：瓜蒌皮、郁金、檀香、枳实、降香、延胡索、苏木等。

活血化瘀：丹参、川芎、水蛭、红花、三棱、莪术、穿山甲、地龙、生蒲黄等。

健脾助运：六神曲、鸡内金、焦山楂、绿萼梅、谷芽、麦芽等。

精细料及其他：红参、生晒参、冬虫夏草、阿胶、鹿角胶、饴糖等。

随症加减：心痛发作较为频繁、怕冷较重者，可加重附子、延胡索等用量；心悸明显、情绪不宁、夜寐不安且心痛不易缓解者，可加用淮小麦、五味子、酸枣仁、远志、甘松、琥珀粉等。

2. 心血瘀阻证

临床表现：心胸刺痛，痛有定处，入夜为甚，伴有胸闷，可因暴怒、劳累而加重，舌质紫暗有瘀斑，苔薄，脉弦涩。

治法：活血化瘀，通脉止痛。

方药：血府逐瘀汤加减。

膏方调治基本用药：

活血化瘀：川芎、桃仁、红花、赤芍、三七、莪术、牛膝、当归、丹参、地龙、穿山甲、全蝎、蜈蚣等。

宽胸通阳：瓜蒌皮、郁金、木香、枳实、檀香、降香等。

理气止痛：延胡索、枳壳、木香、蒲黄、柴胡、桔梗、牛膝等。

温阳益气：桂枝、太子参、党参、黄芪、茯苓、白术、薤白等。

健运脾胃：焦山楂、焦神曲、鸡内金、陈皮、佛手、香橼皮、枳壳、谷芽、麦芽等。

精细料及其他：生晒参、红参、西洋参、阿胶、鹿角胶、龟甲胶、饴糖等。

随症加减：短期内胸痛阵作、刺痛隐隐、胸闷不适者，重用三七、穿山甲、全蝎，加强搜风通络止痛之功；动脉硬化斑块明显增多者，加用瓜蒌皮、皂角刺、海藻、夏枯草、生山楂、生牡蛎、郁金等化痰降浊、软坚散结；胸部刺痛伴心烦口苦、烘热盗汗者，加用黄连、牡丹皮、赤芍、知母、地骨皮、墨旱莲等；刺痛不适伴心悸不安者，加用黄精、柏子仁、甘松、黄连、牡蛎、龙齿等；夜寐欠安、梦多纷纭者，加用珍珠母、牡蛎、琥珀粉、夜交藤、远志、石菖蒲、酸枣仁等。

3. 痰浊闭阻证

临床表现：胸闷重而心痛微，乏力肢重，痰多气短，形体肥胖，遇阴雨天而易发作或加重，伴有倦怠，纳呆便溏，咯吐痰涎，舌体胖大且边有齿痕，苔浊腻或白滑，脉滑。

治法：通阳泄浊，豁痰宣痹。

方药：瓜蒌薤白半夏汤合涤痰汤加减。

膏方调治基本用药：

豁痰宣痹：瓜蒌、薤白、半夏、胆南星、皂角刺、石菖蒲、陈皮、竹茹、枳壳、枳实等。

活血化瘀：丹参、桃仁、红花、川芎、葛根、地龙、莪术、泽兰、三七、水蛭、穿山甲等。

健脾化湿：太子参、生白术、茯苓、薏苡仁、怀山药、秫米、陈皮、白扁豆等。

理气止痛：绿萼梅、川楝子、延胡索、旋覆梗、佛手、谷芽、麦芽、鸡内金等。

精细料及其他：生晒参、红参、冬虫夏草、阿胶、鳖甲胶等。

随症加减：若合并高脂血症、脂肪肝者，可加用荷叶、生山楂、皂角刺、橘红、胆南星、郁金、丹参、桃仁等；若出现轻度肝功能损伤者，可加用重楼、柴胡、八月札、田基黄、鸡骨草、垂盆草、半枝莲等；慢性泄泻或肠胃功能不好伴便溏、腹泻者，可用炒谷芽、炒麦芽、炙鸡内金、旋覆梗、煨木香、饴糖等；气虚痰湿者，常形体偏胖，且易感冒，治疗上以健脾益气为主，兼以祛湿化痰，加白术、茯苓、秫米、薏苡仁等鼓舞胃气，利湿化痰。

4. 气阴亏虚证

临床表现：心痛憋闷，心悸盗汗，虚烦不寐，乏力口干，头晕耳鸣，口干便秘，舌红少津，苔薄或剥，脉细数或促代。

治法：益气滋阴，养心通络。

方药：天王补心丹合炙甘草汤加减。

膏方调治基本用药：

益气养阴：太子参、炙黄芪、麦冬、南沙参、北沙参、黄精、山茱萸、天冬、炙甘草、茯苓等。

养心安神：柏子仁、酸枣仁、五味子、远志、石菖蒲、夜交藤、玫瑰花、木香、珍珠母、牡蛎、龙齿等。

活血通阳：丹参、桃仁、红花、川芎、葛根、地龙、莪术、三七、穿山甲、瓜蒌皮、郁金、檀香等。

滋阴清热：生地黄、玄参、葛根、玉竹、天花粉、赤芍、牡丹皮、知母、黄连、栀子等。

健脾和胃：鸡内金、焦山楂、焦神曲、谷芽、麦芽、佛手、香橼皮、紫苏梗、枳壳等。

精细料及其他：西洋参、生晒参、冬虫夏草、紫河车、黑芝麻、核桃仁、阿胶、鳖甲胶、龟甲胶、蜂蜜等。

随症加减：合并腰膝酸软，烘热盗汗者，加用熟地黄、枸杞子、何首乌、灵芝、女贞子、墨旱莲、桑椹、知母、黄柏等；出现心悸不宁、频发早搏者，重用黄精、山茱萸、麦冬、何首乌、甘松等；合并高血压者，常用天麻、钩藤、白蒺藜、干地龙、青葙子等具有降压作用的药物；兼有糖尿病者，可辨证选用蚕茧壳、黄连、凤尾草、玉竹等具有降糖作用的药物。

5. 心肾阳虚证

临床表现：心悸而痛，胸闷气短，动则更甚，面色㿠白，神倦怯寒，四肢欠温或肿胀，舌质淡胖，边有齿痕，苔白或腻，脉沉细迟。

治法：温补阳气，振奋心阳。

方药：右归饮合真武汤加减。

膏方调治基本用药：

振奋心阳：人参、附子、肉桂、炙甘草、桂枝、细辛、麻黄根等。

温补肾阳：附子、肉桂、菟丝子、肉苁蓉、淫羊藿、鹿角片、仙茅、补骨脂等。

活血通阳：丹参、川芎、红花、水蛭、瓜蒌皮、郁金、檀香等。

利水消肿：茯苓、泽泻、泽兰、车前子、玉米须、猪苓、路路通、大腹皮、冬瓜皮、薏苡仁等。

益气健脾：人参、生白术、茯苓、薏苡仁、怀山药、秫米、陈皮、白扁豆等。

精细料及其他：红参、生晒参、阿胶、龟甲胶、鹿角胶、饴糖等。

随症加减：合并乏力倦怠、形寒肢冷、小便清长、心悸不适等症状者，重用温补肾阳之品；肢体肿胀、小便量少、动则气促、胸闷短气者，重用桂枝、泽泻、车前子、泽兰、毛冬青、万年青根等；合并出现肾功能不全，有蛋白尿、低蛋白血症者，加用金蝉花、白僵蚕、露蜂房、蝉蜕、芡实等。

【注意事项】

1. 冠心病临床表现多样，症状轻重不一，变化迅速，应用膏方治疗过程中应坚持既往的治疗方案，不可随意改动。

2. 冠心病患者常易出现变异性心绞痛、急性冠脉综合征、急性心肌梗死等急危重症，若出现上述情况，不可过分依赖中医膏方治疗，应及时就医。

3. 冠心病患者合并高脂血症时，应适当减少阿胶、龟甲胶、鳖甲胶等胶类药物的用量，可酌情增加黄精、玉竹、山茱萸等药物剂量，必要时加少量琼脂粉以便于收膏。

（上海中医药大学附属龙华医院　陈昕琳　周　端）

第二节　高血压

【概述】

高血压是指在静息状态下动脉收缩压和（或）舒张压增高（≥140/90mmHg）的综合征，常伴有脂肪和糖代谢紊乱以及心、脑、肾和视网膜等器官功能性或器质性改变。

高血压有原发性高血压（即高血压病）和继发性高血压之分。本节主要讨论应用中医膏方治疗原发性高血压。高血压发病的原因不明，与遗传、饮食习惯、生活方式、环境等多方面有关，归属于中医"眩晕""风眩"等范畴。

早在《黄帝内经》中即对本病的病因病机做了较多的论述，认为眩晕属肝所主，与髓海不足、血虚、邪中等多种因素有关。《素问·至真要大论》云："诸风掉眩，皆属于肝。"金元时代《丹溪心法·头眩》中强调"无痰则不作眩"，提出了因痰致眩学说。明清时期《景岳全书·眩运》篇中指出"眩运一证，虚者居其八九，而兼火兼痰者，不过十中一二耳"，强调"无虚不能作眩"。此外，《医学正传·眩运》还记载了"眩运者，中风之渐也"，认识到眩晕与中风之间有一定的内在联系。

【病因病机】

高血压病归属于中医"风眩"，病因主要与情志失调、饮食不慎、体虚年高、禀赋不足等方面有关。病性有虚实两端，属虚者居多。阴虚易肝阳上亢，精亏则髓海不足，均可导致眩晕。属实者多由于痰浊壅遏，或肝火上炎，或瘀血阻络而致清窍被扰，产生眩晕。

1. 情志失调

七情所感，情志失调，脏气内伤，生涎结饮，随气上逆，令人眩晕。宋代陈言在《三因极一病证方论·卷之七·眩晕证治》中曰："喜怒忧思，致脏气不行，郁而生涎，涎结为饮，随气上厥，伏留阳经，亦令人眩晕呕吐，眉目疼痛，眼不得开。"

忧郁恼怒太过，肝失条达，肝气郁结，气郁化火，肝阴耗伤，风阳易动，上扰头目，发为眩晕。《类证治裁·眩晕》所言："良由肝胆乃风木之脏，相火内寄，其性主动主升；或由身心过动，或由情志郁勃，或由地气上腾，或由冬藏不密，或由高年肾液已衰，水不涵木，以致目昏耳鸣，震眩不定。"

情志刺激对脏腑功能的影响很大，长期持久的情志刺激可导致高血压病的发病，以肝、心、脾功能失调最多见。思虑劳神过度，导致心脾两虚，出现神志异常和脾失健运的症状；恼怒伤肝，肝失疏泄，血随气逆而引起头痛、眩晕，甚则中风；肝郁日久化火，肝火可夹痰夹风上扰清窍，发为眩晕。

2. 饮食不慎

饮食不节则损伤脾胃，导致脾胃健运失司，气机升降失常，脾不运化，则聚湿生痰，痰湿阻滞中焦致清阳不升，朱丹溪提出"无痰不作眩"，痰浊上犯于头则眩晕、昏冒；痰阻于心，心脉不畅，则胸闷心悸；留窜经络则肢体麻木，或半身不遂。

嗜酒肥甘，损伤脾胃，引起运化失常，痰湿内生，蕴久酿热，痰热上蒙清窍，发为眩晕。

嗜食咸味，过量食盐，可使血脉凝滞，耗伤肾阴，致肾阴亏虚，肝失所养，肝阳上亢。这些都与现代医学认为高盐、高脂饮食是原发性高血压的易患因素理论相吻合。

3. 年高肾亏

肾为先天之本，主藏精生髓，脑为髓之海。若年高肾精亏虚，髓海不足，无以充盈于脑；或体虚多病，损伤肾精肾气；或房劳过度，阴精亏虚，均可导致髓海空虚，发为眩晕。正如《灵枢·海论》所言："髓海不足，则脑转耳鸣，胫酸眩冒，懈怠安卧。"如肾阴素亏，水不涵木，肝阳上亢，肝风内动，亦可发为眩晕。

4. 禀赋不足

人体禀赋来源于先天。"肾为先天之本"，肾阴肾阳互根互用。先天禀赋偏于肾阴不足，则阴阳失衡，易致阴虚阳亢，可见心肾不交，肝阳上亢或肝风上扰，肝风内动等证；禀赋偏于阳虚，阴盛则脾肾无以温化，导致阴寒水湿停留，见痰湿中阻、阳气虚衰、血瘀水停等证。若禀赋不足，脾胃虚弱，先天不足，后天失养，气血亏虚，清窍失养，则发为眩晕。这与现代医学中原发性高血压发病机制中的遗传因素、体质因素等相似。

高血压病引起的眩晕，病因虽有上述多种，但其基本病理变化，不外虚实两个方面。虚者为髓海不足，清窍失养；实者为风、火、痰、瘀扰乱清空。肝阳上亢是其主要发病机制，与情志失调、饮食不慎、禀赋不足、年老肾亏密切相关。本病的病位在于头窍，其病变脏腑与肝、脾、肾三脏相关。

【治疗特点】

应用中医膏方治疗原发性高血压可辅助控制血压，改善临床症状，提高患者生活质量。中医膏方治疗高血压病主要适用于轻、中度高血压病。

对于病程较短的患者，血压波动幅度较小，临床表现相对稳定，此时用膏方以平肝潜阳、滋补肝肾为主，辅以活血、祛浊、化湿等法。

对于高血压病病程较长的患者，迁延日久则肝肾诸脏虚损，肝肾阴虚、阴不制阳甚或阴阳两虚者，或血压渐趋稳定，病情无标实之急，但患者久为眩晕头痛、耳鸣健忘诸症所苦，此时用膏方以调补肝肾、通利气血、平衡阴阳为主。

对于高血压病合并心、脑、肾等并发症者，如左心室肥厚、心律失常、一过性脑缺血、脑梗死等，此阶段病情复杂，虚实夹杂，宜坚持辨病与辨证相结合的原则，在坚持原有治疗的基础上，可应用膏方治疗，缓缓图功，切不可急功近利，以滋补肝肾、益心健脾为主，辅以活血化瘀通络等法。

高血压病患者常伴有高脂血症、高尿酸血症、血糖代谢异常等代谢异常疾病，其膏方治疗的处方用药应动静结合、顾护脾胃。动静结合可使滋阴而不滞，养血而不腻。在运用补气、助阳、温肾等补益之剂时须佐以静药，使动而不亢。制膏时要慎用滋腻滑肠之品，同时可加入健脾理气的药物预防脾胃损伤，使静而不滞。制膏时常选用太子参、白术、茯苓、山药、秫米等益气健脾；旋覆梗、枳壳、陈皮、大腹皮、檀香等理气导滞等。

此外，在膏方的辅料应用方面，因传统膏方的收膏多采用阿胶、鹿角胶、冰糖、蜂蜜、鱼鳔胶等胶类、糖类作为基质和矫味剂，而对于高血压病合并高脂血症、糖尿病、肥胖症或有倾向者应适当调整，慎用或忌用冰糖、红糖、蜂蜜收膏，改用木糖醇、元贞糖代替。合并血尿酸增高或者痛风者，应慎用鹿角胶、龟甲胶、鳖甲胶等，可用少量琼脂以利于收膏。

【辨证调治】

1. 肝阳上亢证

临床表现：眩晕，耳鸣，头目胀痛，口苦，失眠多梦，遇烦劳郁怒而加重，甚则仆倒，颜面潮红，急躁易怒，肢麻震颤，舌红苔黄，脉弦或数。

治法：平肝潜阳，清火息风。

方药：天麻钩藤饮加减。

膏方调治基本用药：

平肝潜阳：天麻、钩藤、白蒺藜、青葙子、鬼针草、干地龙等。

补益肝肾：黄精、玉竹、枸杞子、何首乌、鳖甲、龟甲、灵芝、山茱萸、桑椹等。

活血化瘀：丹参、当归、川芎、红花、赤芍等。

培元护胃：生白术、茯苓、薏苡仁、黄芪、六神曲、怀山药、香橼皮、佛手等。

精细料及其他：西洋参、生晒参、羚羊角粉、阿胶、龟甲胶、鳖甲胶、木糖醇等。

随症加减：肝火上炎，症见口苦目赤、烦躁易怒者，加用龙胆、牡丹皮、夏枯草；肝肾阴虚较甚，症见目涩耳鸣、腰酸膝软、舌红少苔、脉弦细数者，可加用枸杞子、何首乌、生地黄、麦冬、玄参；目赤便秘者，可选加火麻仁、柏子仁或当归龙荟丸以通腑泻热；眩晕剧烈，兼见手足麻木或震颤者，加羚羊角、石决明、生龙骨、生牡蛎、全蝎、蜈蚣等镇肝息风，清热止痉。

2. 瘀血阻络证

临床表现：头晕，头痛如针刺，颈部板滞，肢体麻木，胸闷不适，心悸，舌质紫暗或暗淡苔薄白，脉涩或弦细。

治法：活血化瘀通络。

方药：通窍活血汤加减。

膏方调治基本用药：

活血化瘀：丹参、桃仁、红花、川芎、泽兰、全蝎、蜈蚣等。

补益肝肾：当归、炒白芍、枸杞子、黄精、熟地黄、何首乌、玉竹、山茱萸等。

疏肝理气：柴胡、陈皮、香附、川楝子、枳壳、八月札、玫瑰花等。

健脾和胃：白术、茯苓、薏苡仁、黄芪、神曲、怀山药、香橼皮、佛手等。

精细料及其他：西洋参、生晒参、羚羊角粉、阿胶、龟甲胶、鳖甲胶、冰糖等。

随症加减：眩晕较甚者，加天麻、钩藤、稀豆衣等；头晕不适伴胸闷纳差者，加砂仁、白豆蔻、焦麦芽、焦山楂、焦神曲、石菖蒲、通天草、郁金等；耳鸣者，加磁石、蝉蜕、川牛膝；身重麻木甚者，加胆南星、白僵蚕；瘀血甚者，加水蛭、赤芍、穿山甲等；眩晕麻木或震颤者，加鸡血藤、龙骨、牡蛎、全蝎、地龙；血虚较甚，症见面色㿠白、唇舌色淡者，可加当归、制何首乌、枸杞子、红枣。

3. 痰湿中阻证

临床表现：眩晕，头重昏蒙，或伴视物旋转，胸闷恶心，肢体困重，呕吐痰涎，乏力易倦，舌淡苔白腻，脉滑。

治法：化痰祛湿，健脾和胃。

方药：半夏白术天麻汤加减。

膏方调治基本用药：

健脾化痰：制半夏、生白术、茯苓、薏苡仁、胆南星、橘红、陈皮、川厚朴等。

活血化瘀：丹参、当归、红花、赤芍、三棱、莪术、凌霄花等。

平肝潜阳：干地龙、车前子、泽泻、天麻、钩藤、白蒺藜、桑寄生等。

顾胃求衡：鸡内金、六神曲、谷芽、麦芽、绿萼梅、娑罗子、旋覆梗等。

细料及其他：生晒参、羚羊角粉、阿胶、木糖醇等。

随症加减：眩晕较甚、呕吐频作、视物旋转者，加代赭石、竹茹、旋覆花镇逆止呕；脘闷纳呆者，加砂仁、白豆蔻等芳香和胃；兼见耳鸣重听者，可酌加郁金、石菖蒲、葱白以通阳开窍；痰郁化火，症见头痛头胀、心烦口苦、渴不欲饮、舌红苔黄腻、脉弦滑者，宜用黄连温胆汤清化痰热。

4. 肾阳亏虚证

临床表现：头痛遇冷加重，畏寒恶风，手足发冷，腰膝酸软，夜尿频数，尿少肢肿，舌淡胖苔薄白，脉沉细弱。

治法：温阳补肾，益精填髓。

方药：金匮肾气丸加减。

膏方调治基本用药：

温阳补肾：菟丝子、肉苁蓉、巴戟天、淫羊藿、鹿角片、肉桂、附子等。

益精填髓：熟地黄、黄精、枸杞子、山茱萸、何首乌、桑椹、女贞子、龟甲、鳖甲、紫河车等。

化瘀利水：丹参、红花、桃仁、泽泻、川芎、地龙、车前子、穿山甲等。

培元顾胃：党参、黄芪、白术、山药、白扁豆、薏苡仁、鸡内金、六神曲等。

精细料及其他：生晒参、冬虫夏草、阿胶、鳖甲胶、鹿角胶、木糖醇等。

随症加减：肾阳虚明显者，重用巴戟天、肉桂；兼见下肢浮肿、尿少等症者，重用桂枝、茯苓、泽泻；兼便溏、腹胀食少者，加炒白术、白豆蔻等。

5. 肾精不足证

临床表现：眩晕日久不愈，精神萎靡，腰酸膝软，耳鸣齿摇；或颧红咽干，五心烦热，舌红少苔，脉弱尺甚，少寐多梦，健忘，两目干涩，视力减退；或遗精，舌红少苔，脉细数；或面色㿠白，形寒肢冷，舌淡苔白，脉沉迟。

治法：滋养肝肾，益精填髓。

方药：左归丸加减。

膏方调治基本用药：

滋阴补阳：黄精、山茱萸、玉竹、麦冬、黄芪、淫羊藿、仙茅、桂枝等。

活血化瘀：丹参、川芎、红花、桃仁、泽兰、益母草、凌霄花、三七等。

平肝降压：沙苑子、白蒺藜、杜仲、天麻、泽泻、桑寄生等。

培元顾胃：生白术、茯苓、薏苡仁、怀山药、鸡内金、六神曲等。

精细料及其他：西洋参、生晒参、冬虫夏草、羚羊角粉、阿胶、龟甲胶、鳖甲胶、木糖醇等。

随症加减： 阴虚火旺，症见五心烦热、潮热颧红、舌红少苔、脉细数者，可加鳖甲、知母、黄柏、牡丹皮、地骨皮等；肾失封藏固摄，症见遗精滑泄者，可酌加芡实、莲须、桑螵蛸等；若兼失眠、多梦、健忘诸症者，加阿胶、鸡子黄、酸枣仁、柏子仁等交通心肾，养心安神；阴损及阳、肾阳虚明显者，予右归丸温补肾阳，填精补髓，或酌配巴戟天、淫羊藿、肉桂；兼见下肢浮肿、尿少等症者，可加桂枝、茯苓、泽泻等温肾利水；兼见便溏、腹胀少食者，可加焦白术、茯苓、煨木香以健脾止泻。

【注意事项】

1. 对于近阶段血压波动较大、病情变化较多者，建议先有效控制血压，病情稳定后给予膏方治疗。

2. 对于伴有腹胀纳呆、舌苔厚腻、大便溏薄者，建议先服开路方健脾开胃。

3. 服用膏方期间，既有的降压治疗方案不可任意变动，请遵医嘱。

（上海中医药大学附属龙华医院　苑素云　周　端）

第三节　慢性心功能不全

【概述】

慢性心功能不全（慢性心力衰竭）是由于心肌原发性或继发性收缩和（或）舒张功能障碍，使心排血量绝对或相对降低，以致不能满足机体的代谢需要而产生的一种病理过程或临床综合征，常见于各种心脏病的终末期。

中医文献对心力衰竭的描述早有记载。《素问·逆调论》所云"夫不得卧，卧则喘者，是水气之客也"，指出了阳气虚衰、水饮射肺的征象。汉代张仲景在《黄帝内经》理论的基础上，进一步提出了与心衰有关的"支饮"与"心水"两个疾病的概念，并在《伤寒论》中创造性地提出真武汤、葶苈大枣泻肺汤等，至今仍是治疗心衰的主要方剂，其病机主要是气虚痰饮。宋代《圣济总录·心脏门》中首提"心衰"病名，"心衰则健忘，心热则多汗，不足则胸腹胁下与腰背引痛，惊悸恍惚，少颜色，舌体强"，《医参》中记载"主脉，爪甲不华，则心衰矣"以及《素问·痹论》所云"心痹者，脉不通，烦则心下鼓，暴上气则喘"，指出了心衰的临床表现。现代中华中医行业急重症诊断标准统将其称为"心衰病"，指以心悸、气短、尿少、浮肿并见的一种病证，病情轻重不一。

【病因病机】

历代医家据中医理论"心主血脉""肺主气""脾主运化""肾者水脏，主津液"，认为心衰的发生主要在于脏腑的虚损，病位在心，并与肺、脾、肾的功能紊乱有关，与气、血、水关系密切。

1. 心气不足，外邪侵袭

平素心气亏虚，外邪侵袭，肺气壅塞，心主血，肺主气，气血互根，肺气受损致心气不足，鼓动无力，导致心衰。

2. 思虑过度，劳伤心脾

忧思过度，情绪不宁，导致气滞痰阻，升降失常，治节无力，血行不畅，或痰郁化热，瘀血内生，心脉痹阻，发生心衰。

3. 饮食不调，痰湿内生

饮食不当，脾胃受损，运化失司，积湿成痰，上阻心肺，阻塞脉道，心气鼓动无力，发为心衰。

4. 劳欲过度，损及心肾

劳累过度，或久病体虚，心肾之气不足，心脏运行无力，导致心衰。

初始唯心气亏虚，心悸气短乏力，动则耗气，故动则尤甚，休息可缓解；也有伴心烦少寐，口干苔少之气阴两虚者。气虚运血无力，血行不畅，瘀血内生，加之阳气虚水湿不化，不循常道下趋膀胱，泛溢肌肤，产生唇紫、尿少、浮肿表现；若水气上凌心肺，肺失宣降，则气急喘不得卧；最终出现阴阳俱虚，阴不敛阳，阳不固脱之厥脱危象。

【治疗特点】

慢性心功能不全是一组病程迁延、病情轻重不一的临床综合征。轻者可见气促，活动后加剧，伴或不伴有尿少、肢肿，患者日常生活多能自理。严重者可见气急喘促不得卧、四肢肿胀、尿少、乏力、纳呆，或伴有胸闷涩痛、唇甲紫、胁下癥积等表现。不是所有的慢性心功能不全患者均可用膏方治疗。其中慢性心功能不全稳定期、心功能Ⅱ～Ⅲ级是应用中医膏方治疗的适应证，而慢性心功能不全急性加重期、心功能Ⅳ级的患者应以原有治疗方案为主进行治疗，如有特殊需求应用膏方时，应告诫其膏方治疗为辅。

应用中医膏方治疗慢性心功能不全稳定期、轻中度心功能不全具有以下特点。

1. 分期论治

早期以心肺气虚为主治疗，中期以气阴两虚为主治疗，后期以心肾阳虚为主治疗。

对于心功能分级属于Ⅱ级的轻度心功能不全，其病机以心肺气虚为主，《医学衷中参西录》记载有"心有病可以累肺作喘"。治疗上注重补益心气、宣肺平喘。心肺气虚（多见于心衰轻证）的临床表现多见气短、动则尤甚，心悸，乏力，少咳，或见倦怠懒言，自汗，纳呆，或浮肿，舌淡暗体胖苔白，脉细弱无力，或涩或结。治以益气养心法，常用保元汤加味（黄芪、生晒参、甘草、肉桂、生姜），重用黄芪、太子参。黄芪性味甘温，归肺、脾经，具补气固表、利尿托毒、排脓、敛疮生肌的功效，《本经逢原》载："黄芪能补五脏诸虚，治脉弦自汗，泻阴火，去肺热，无汗则发，有汗则止。"黄芪大补元气，使气旺则能帅血以行，使水津四布。太子参，性味甘温，《本草再新》云："入心、脾、肺三经。可大补心气，补脾肺元气，止汗生津，定虚悸。"重用太子参，既能大补心气，健脾润肺，又避免费用过度。加用黄精，既能补益心气，又能养心阴滋肾精，使心阴滋养，肾精充足，避免芪、参补气之燥。

对于心功能分级属于Ⅲ级的中度心功能不全，其辨证以气阴两虚为主。气阴两虚证可见心悸气短、动则尤甚，乏力，伴口干心烦，五心烦热，少寐，舌暗红苔少或无苔，脉细弱数，或疾或促，或结或代。治疗上既要补益心气，又要滋养心阴，应用生脉散或炙甘草汤加味。此阶段患者常气虚、阴虚、水湿瘀血夹杂，正虚与邪实互结，病情复杂，治疗上一定要分清主次，既要补益心气、滋阴复脉，又要利水消肿、健脾化湿、活血通络，使邪去不伤正，补气不留瘀。

对于心功能分级属于Ⅳ级的重度心功能不全，此阶段随着病程的发展，阴损及阳，导致心阳虚衰，并逐渐引起肾阳亏损，使心肾阳虚，心阳虚则气血运行乏力，肾阳虚则上不能助肺通调水道，中不能助脾运化，下不能温化水液，即所谓"其标在肺，其本在肾，其制在脾"，致使水湿潴留，阳虚水泛。因此，此阶段的治疗重点在于温阳化湿，平喘利水，代表方剂为真武汤、苓桂术甘汤加减。

2. 高度重视"瘀血"在慢性心功能不全病程中的作用

瘀血病因贯穿于整个慢性心功能不全的全过程。瘀血既是气血运行不畅导致的病理产物，又是引起脏腑功能失和、脉道不利的致病原因。"瘀，积血也。"叶氏提出"久病入络""久病血瘀"。王清任认为久病多瘀及气虚致瘀，久患心病，心体受伤，心气不足，血行滞涩，日久则心血瘀阻。《医贯》又云："痰也，血也，水也，一物也。"血水同源，互存互用。"血瘀既久，其水乃成""血不利则为水"，水湿内生，壅遏气机，反而加重瘀血，形成水瘀互结，郁而化热，更耗气阴，复致气阴两虚。气阴两虚和血瘀水停互为因果，形成恶性循环。后期心肾阳虚，瘀血为阴邪，失于心肾之阳的温煦，则瘀血阻络，脉道不利。治疗上可用丹参、桃仁、当归、红花、地龙、川芎、穿山甲、水蛭等。

3. 膏方治疗中注重顾护胃气

脾胃乃生化之源，慢性心功能不全的部分患者以纳呆、食欲不振、便溏等为首要症状，多因心气亏虚、脾胃功能失和、血脉瘀阻致脾胃虚弱或健运失常。膏方中多用补气重剂、胶类、糖类，易于壅滞碍脾，且辨证准确、疗效确切的药物必须经过脾胃的运化才能发挥作用，因此，在慢性心功能不全膏方治疗中，必须十分注重顾护胃气，可选用鸡内金、六神曲、焦山楂、炒谷芽、炒麦芽等消谷化食之品。兼有胃脘胀满不适者，加用佛手、香橼皮、砂仁、紫苏梗、木香等理气导滞药物。

慢性心功能不全的膏方调治，应注意人参的使用，可根据症情的变化，选用不同的人参。对于心功能Ⅱ级及以上的患者，注重蛤蚧的选用。

【辨证调治】

1. 心肺气虚证

临床表现：心悸气短，动则尤甚，或见倦怠懒言，自汗，少咳，纳呆，或浮肿，舌淡暗体胖苔白，脉细弱无力，或涩或结。

治法：益气养心，活血通脉。

方药：保元汤加味。

膏方调治基本用药：

补益心气：太子参、黄芪、党参、黄精、白术、茯苓等。

活血化瘀：丹参、桃仁、红花、赤芍、牡丹皮、当归尾、地龙、全蝎、穿山甲等。

理气和胃：佛手、香橼皮、砂仁、紫苏梗、陈皮、谷芽、麦芽、山楂、焦六神曲等。

精细料及其他：生晒参、西洋参、红参、藏红花、阿胶、龟甲胶、鳖甲胶等。

随症加减：心悸不适、惊悸不安、口干、舌红者，加用黄精、甘松、五味子、葛根、麦冬等养阴宁心安神；兼见胸闷胸痛阵作或憋闷如窒者，加用红花、川芎、延胡索、蒲黄、莪术、檀香、郁金等宽胸顺气止痛；见乏力、气短、咳唾者，重用黄芪、党参、紫石英、蛤蚧粉等补肺纳气之品。

2. 气阴两虚证

临床表现：心悸气短，动则尤甚，乏力，伴口干心烦，五心烦热，少寐，舌暗红苔少或无苔，脉细弱数，或疾或促，或结或代。

治法：补益心气，滋阴通脉。

方药：生脉散加味。

膏方调治基本用药：

滋养心阴：南沙参、北沙参、麦冬、黄精、葛根、玉竹、枸杞子、灵芝等。

补益心气：太子参、黄芪、党参、黄精、白术、茯苓、黄荆子等。

活血通阳：丹参、桃仁、红花、川芎、赤芍、瓜蒌皮、郁金、檀香等。

理气和胃：佛手、香橼皮、砂仁、紫苏梗、陈皮、谷芽、麦芽、山楂、焦六神曲等。

精细料及其他：生晒参、西洋参、藏红花、紫河车、阿胶、龟甲胶、鳖甲胶、核桃粉等。

随症加减：尿少、下肢浮肿者，加用炒白术、泽兰、猪苓、车前子等健脾利水消肿之品；心阴亏损、心火炽盛者，则加用黄精、制何首乌、知母、盐黄柏、酸枣仁、夜交藤、生龙骨、生牡蛎等；虚烦不得眠者，加用酸枣仁、灵芝、茯神、枸杞子、柏子仁、木香等。

3. 心肾阳虚证

临床表现：胸闷气短，动则尤甚，乏力易倦，倦怠懒言，形寒肢冷，尿少浮肿，或胸闷涩痛，纳呆，腹胀，右胁下隐痛胀满，唇紫，舌淡暗或紫甚则青紫，苔白或微腻，脉沉细，或疾或促，或结或代。

治法：温阳益气，化瘀利水。

方药：真武汤加减。

膏方调治基本用药：

补益心气：太子参、黄芪、党参、黄精、白术、茯苓等。

温补心阳：毛冬青、万年青根、五加皮、桂枝、肉桂、附子、细辛等。

补肾壮阳：菟丝子、肉苁蓉、淫羊藿、狗脊、巴戟天、鹿角等。

利水消肿：茯苓、泽泻、车前子、玉米须、葶苈子、猪苓、泽兰等。

活血化瘀：丹参、桃仁、红花、莪术、当归尾、穿山甲、瓜蒌皮、郁金、枳实、延胡索等。

理气健脾：白扁豆、薏苡仁、山药、陈皮、砂仁、佛手、谷芽、麦芽等。

精细料及其他：生晒参、红参、高丽参、蛤蚧、紫河车、阿胶、鹿角胶等。

随症加减：水液伤阴致使口干舌燥者，则加用生津不滋腻之品，如麦冬、玉竹、北沙参、白茅根等；气急短气、呛咳喘促者，予茯苓、杏仁、紫苏子、桔梗宣肺利水；水湿壅盛、形盛邪实者，予防己、椒目等泻实祛湿；水气凌心，症见心中澹澹大动、喘不得卧、动则尤甚者，加红参、制附子、葶苈子等。

【注意事项】

1. 慢性心功能不全患者病程较长，病情轻重不一，变化多端，极易出现阴阳离决、喘脱等危候，应用膏方治疗时必须严格掌握适应证。

2. 对于慢性心功能不全急性加重期、重度心功能不全（心功能Ⅳ级）者，坚持既往治疗方案，膏方治疗作为辅助治疗手段，病情变化时应及时就医。

3. 慢性心功能不全常继发于各种心脏器质性疾病过程中，应坚持原发病的治疗。

（上海中医药大学附属龙华医院　苑素云　周　端）

第四节　慢性阻塞性肺疾病

【概述】

慢性阻塞性肺疾病（简称慢阻肺，COPD）系指呼吸系统多种慢性疾病所致的临床综合征，包括慢性支气管炎、肺气肿等。慢性支气管炎是气管、支气管黏膜及其周围组织的慢性非特异性炎症，临床上以咳嗽、咳痰或伴喘息及反复发作的慢性过程为特征。反复发作的慢性支气管炎可导致终末细支气管远端气腔过度膨胀伴有气道壁破坏，逐渐形成慢性阻塞性肺气肿，进而发展成肺心病。该病临床常继发于慢性支气管炎、支气管哮喘和支气管扩张等。

肺胀病名首见于《灵枢》，《灵枢·胀论》篇说："肺胀者，虚满而喘咳。"《金匮要略·肺痿肺痈咳嗽上气病脉证治》篇指出本病的主症为："咳而上气，此为肺胀，其人喘，目如脱状。"此外，《痰饮咳嗽病脉证并治》篇描述的证候"咳逆倚息，气短不得卧，其形如肿"，也与本病相类似。在病机方面，《诸病源候论》记载肺胀是由于"肺虚为微寒所伤则咳嗽，嗽则气还于肺间则肺胀，肺胀则气逆，而肺本虚，气为不足，复为邪所乘，壅否不能宣畅，故咳逆，短乏气也"。《丹溪心法·咳嗽》篇说："肺胀而咳，或左或右不得眠，此痰夹瘀血碍气而病。"在治则方面，《证治汇补·咳嗽》篇认为："又有气散而胀者，宜补肺，气逆而胀者，宜降气，当参虚实而施治。"目前本病可归属于"咳嗽""喘证""肺胀"等范畴，尤与"肺胀"相类似。

【病因病机】

本病的发生，多因久病肺虚，痰浊潴留，每因再感外邪诱使疾病发作或加重。

1. 久病肺虚

内伤久咳、支饮、喘哮、肺痨等肺系慢性疾患，迁延失治，痰浊潴留，气还肺间，日久导致肺虚，成为发病的基础。病变首先在肺，继而影响脾、肾。若肺病及脾，子耗母气，脾失健运，则可导致肺脾两虚；肺虚及肾，肺不主气，肾不纳气，可致气喘日益加重，呼吸短促，动则更甚。

2. 感受外邪

肺虚卫外不固，外邪六淫每每反复乘袭，导致肺气宣降不利，上逆为咳，升降失常则为喘。若病程中复感风寒，可成为外寒里饮或痰浊壅肺之证；感受风热或痰郁化热，可表现为痰热证。

病理因素主要为痰浊水饮与血瘀互相影响，兼见同病。痰的产生，当责之于肺、脾、肾。病初由肺失宣肃，脾失健运，津液不归正化而成，因肺虚不能化津，脾虚不能转输，肾虚不能蒸化，致使痰浊潴留，喘咳难已。若痰从寒化为饮为水，饮留上焦，凌心射肺，则咳逆上气，心悸气短，面浮肢肿。若痰浊蕴肺，肺气郁滞，不能治理调节心血的运行，无力推动，心脉失畅，瘀阻血脉。因此，本病在发展过程中，常常痰浊、血瘀、水饮错杂为患。

病理性质多属本虚标实，感邪则偏于邪实，平时则偏于虚实夹杂。早期多属气虚、气阴两虚，病由肺及脾；晚期气虚及阳，或阴阳两虚，累及肺、脾、肾、心，而标实以痰浊、血瘀和水饮为主。

【治疗特点】

中医膏方治疗适用于慢性阻塞性肺疾病稳定期、缓解期的患者（指服用膏方期间咳、痰、喘、发热症状基本无发生），或相对缓解期的患者（指服用膏方期间上述症状未有急性发作，但出现轻度的咳嗽、咳痰、喘息、气短胸闷、面浮肢肿等症状者）。其治疗目标是减轻症状，阻止病情发展，改善肺功能，改善活动能力，提高生活质量。

对于慢性阻塞性肺疾病近阶段反复感染者，症见发热甚至高热，痰多色黄，呼吸急促等，影像学提示急性肺部感染，建议患者先服中药汤剂治疗，暂时不宜服用膏方。

对于慢性阻塞性肺疾病病程较短，属肺气虚或肺脾气虚者，患者常常由于感受外邪诱发本病，见咳嗽、咳痰，并伴有面色萎黄、胃纳不佳，神疲肢软等症，宜采用补肺固表、健脾和中法或健脾化痰法，常用处方为玉屏风散、六君子汤加减，或用朱丹溪的"参术饮"等。通过补肺健脾膏方的调理，达到"正气存内，邪不可干"的目的，既可以提高机体免疫功能，防止感冒，又可以化痰，因为痰湿往往通过脾阳的运化功能而消除。

对于慢性阻塞性肺疾病病程较长，属肺肾两虚或脾肾两虚或肺、脾、肾俱虚的情况，患者除有肺虚、脾虚证候外，更见动则喘促，此时病程已久，久病及肾，肾不纳气。根据辨证，既要补肺健脾，更要补肾纳气，常用处方为平喘固本汤、补肺汤、六君子汤、附子理中汤加减，偏肾阴虚者，可选左归丸加减。偏肾阳虚者，可选右归丸加减。此外，由于阴阳互根、气血同源、五脏相关、久病痼疾之时，尤应注意气血阴阳相兼为病及五脏之间的转化。

对于慢性阻塞性肺疾病合并有心衰，症见面浮肢肿、口唇青紫、心悸、咳喘等，此乃肺脾肾阳气衰微，气不化水，水邪泛滥，上凌心肺所致，宜采用温肾健脾，化饮利水的方法，常用处方以真武汤合五苓散为主，辅以温肺化饮、活血化瘀之品。针对痰饮水湿较重，舌苔厚腻的患者，宜先用芳香化湿、健脾利水的开路方，待痰饮水湿渐去，舌苔厚腻渐化之时，再以膏方调理，则事半功倍。

对于慢性阻塞性肺疾病的膏方治疗强调虚实兼顾原则，本病的辨证属本虚标实，稳定期以本虚为主，但痰饮和血瘀始终贯穿在疾病的发展过程中，因此，治疗应抓治本、治标两个方面，既要重视肺脾肾心的调补，又要根据病邪的性质，或化痰降气，或清肺化痰，或化饮利水，或活血化瘀。

此外，膏方细料应用方面常包含参、糖、胶。参调补一身气血阴阳，如生晒参、红参、西洋参、党参、太子参、南沙参、北沙参、玄参等，在辨证施治时当详察患者的体质、症情，选择合适的参。阳虚怕冷的老年患者选用红参；阴虚内热者选用西洋参；气虚神疲者选用生晒参。不宜用人参者，可分别选用党参、太子参、沙参、玄参等益气养阴润肺。糖的作用不仅仅在于改善口味，还关系到膏方的赋形，且有一定的治疗作用。对于慢性阻塞性肺疾病中脾胃虚寒者宜选用饴糖；肺燥痰热者宜选用冰糖；合并糖尿病者可用木糖醇或元贞糖。胶是滋补之品，阿胶药性温和，能养阴补血；龟甲胶滋阴补血；鳖甲胶养阴补血活血；鹿角胶温阳补虚。其他细料的应用方面，若阴虚明显，口干舌红，可用铁皮石斛；若肺肾两虚，可用冬虫夏草、紫河车、核桃仁、龙眼肉、黑芝麻等补益肺肾；若肾不纳气，可用参蛤散等补气纳肾。只有正确使用精细料及辅料，才能收到良好的效果。

【辨证调治】

1. 痰浊壅肺证

临床表现：咳嗽痰多，色白黏腻或成泡沫，短气喘息，稍劳即著，怕风易汗，脘痞纳少，倦怠乏力，舌质偏淡，苔薄腻或浊腻，脉小滑。

治法：化痰降气，健脾益肺。

方药：苏子降气汤、三子养亲汤、六君子汤加减。

膏方调治基本用药：

化痰降气：陈皮、半夏、前胡、白前、厚朴、紫苏子、旋覆花等。

温化寒痰：半夏、天南星、白附子、白芥子等。

健脾化痰：白术、茯苓、陈皮、半夏、薏苡仁、厚朴、怀山药等。

止咳平喘：紫菀、款冬花、百部、白果、葶苈子、桑白皮、苦杏仁等。

理气助运：绿萼梅、佛手、谷芽、麦芽、鸡内金、六神曲、莱菔子等。

精细料及其他：生晒参、西洋参、阿胶、龟甲胶、鹿角胶、饴糖、白冰糖等。

随症加减：肺脾气虚，症见自汗、短气乏力、痰量不多者，宜健脾益气，补肺固表，选用黄芪、党参、白术、茯苓、甘草；痰从寒化为饮，又常常容易外感风寒，形成表寒里饮证，症见咳喘痰多、色白如泡沫者，可宗小青龙汤意加麻黄、桂枝、细辛、干姜等散寒化饮；饮邪郁而化热，可用小青龙加石膏汤清解郁热；痰浊夹瘀，症见唇甲紫暗，舌暗有瘀斑、瘀点者，加桃仁、丹参、赤芍等。

2. 痰热郁肺证

临床表现：咳逆喘息气粗，烦躁，胸满，痰黄或白，黏稠难咯，或身热微恶寒，有汗不多，尿黄，便干，口渴，舌红，舌苔黄或黄腻，边尖红，脉数或滑数。

治法：清肺化痰，降逆平喘。

方药：越婢加半夏汤、桑白皮汤加减。

膏方调治基本用药：

清肺化痰：黄芩、川贝母、瓜蒌皮（仁）、竹茹、天竹黄、竹沥、前胡、桔梗、海藻、昆布、蛤壳、海浮石等。

宣肺平喘：麻黄、杏仁、射干、桔梗、甘草、陈皮等。

降逆平喘：紫苏子、葶苈子、桑白皮、白果等。

润肺止咳：紫菀、款冬花、百部等。

养阴生津：沙参、麦冬、玉竹、天花粉、知母、芦根等。

理气助运：枳壳、绿萼梅、佛手、六神曲、谷芽、麦芽、山楂等。

精细料及其他：生晒参、西洋参、铁皮石斛、阿胶、龟甲胶、饴糖、白冰糖。

随症加减：痰黄如脓或腥臭者，酌情加鱼腥草、开金锁、薏苡仁、冬瓜子；腑气不通，症见大便秘结者，加大黄、芒硝以通腑泻热。

3. 肺脾气虚证

临床表现：咳嗽气短，倦怠乏力，咳痰量多易出，面色㿠白，食后腹胀，大便溏薄或食后即泻，苔薄白或薄白腻，舌质胖，边有齿痕，脉细弱。

治法：补肺健脾，止咳化痰。

方药：玉屏风散合六君子汤加减。

膏方调治基本用药：

补肺固表：黄芪、太子参、炙甘草、白术、防风等。

健脾益气：党参、白术、茯苓、甘草、怀山药、莲子肉、白扁豆等。

健脾化湿：苍术、砂仁、白豆蔻、薏苡仁、厚朴、藿香、佩兰等。

止咳化痰：五味子、桑白皮、紫菀、款冬花、陈皮、半夏等。

消食助运：陈皮、谷芽、麦芽、六神曲、山楂、鸡内金等。

精细料及其他：生晒参、红参、西洋参、铁皮石斛、阿胶、龟甲胶、鳖甲胶、鹿角胶、饴糖、白冰糖。

随症加减：痰湿偏盛，症见咳痰量多者，加白芥子、紫苏子、莱菔子等以降气化痰；气虚及阳，症见畏寒肢冷、尿少肢肿者，加附子、肉桂、干姜、钟乳石、泽泻、猪苓等以温阳利水；表虚自汗、营卫不和者，可选用桂枝汤或黄芪加桂枝汤；兼有阴虚低热，症见舌红苔少者，加麦冬、玉竹、生地黄。

4. 肺肾两虚证

临床表现：呼吸浅短难续，声低气怯，甚则张口抬肩，倚息不能平卧，咳嗽，痰白如沫，咯吐不利，胸闷，心慌，形寒汗出，舌淡或暗紫，脉沉细数无力，或有结代。

治法：补肺纳肾，降气平喘。

方药：平喘固本汤、补肺汤加减。

膏方调治基本用药：

补肺益气：黄芪、党参、太子参、炙甘草、白术等。

纳肾平喘：熟地黄、核桃仁、灵磁石、沉香等。

降气化痰：紫苏子、白芥子、旋覆花、陈皮、半夏、前胡、白前、厚朴等。

健脾助运：怀山药、茯苓、谷芽、麦芽、莱菔子、鸡内金、六神曲、山楂等。

精细料及其他：生晒参、西洋参、红参、蛤蚧、冬虫夏草、铁皮石斛、阿胶、龟甲胶、鳖甲胶、鹿角胶、饴糖、白冰糖。

随症加减：阳虚肺寒者，加肉桂、附子、钟乳石振奋阳气，干姜、细辛温肺化饮；肾元亏虚，加鹿茸、淫羊藿、巴戟天、肉苁蓉、杜仲、补骨脂、菟丝子、沙苑子、胡芦巴等温阳补肾；阴虚血亏者，加南沙参、北沙参、天冬、麦冬、石斛、玉竹、女贞子、墨旱莲、枸杞子、山茱萸、黄精、百合、当归、熟地黄、白芍、何首乌等养阴补血；气虚瘀阻，症见颈脉动甚、口唇发绀、面色黧黑者，加当归、赤芍、川芎、丹参、苏木、三七等活血通脉；气阴两虚者，加人参（或党参）、麦冬、五味子等益气养阴。

5. 阳虚水泛证

临床表现：面浮，下肢肿，甚则一身悉肿，腹部胀满有水，心悸，喘咳，咯痰清稀，胃脘痞满，纳差，尿少，怕冷，面唇青紫，苔白滑舌胖质暗，脉沉细。

治法：温肾健脾，化饮利水。

方药：真武汤合五苓散加减。

膏方调治基本用药：

温补肾阳：附子、肉桂、淫羊藿、巴戟天、肉苁蓉、杜仲、补骨脂、菟丝子、沙苑子、续断、益智仁等。

健脾利水：黄芪、防己、白术、茯苓、猪苓、泽泻、生姜等。

化瘀行水：泽兰、红花、桃仁、北五加皮等。

行气助运：陈皮、枳壳、沉香、佛手、大腹皮、谷芽、麦芽、莱菔子、鸡内金、六神曲、山楂等。

精细料及其他：生晒参、红参、西洋参、蛤蚧、冬虫夏草、阿胶、龟甲胶、鳖甲胶、鹿角胶、饴糖、白冰糖。

随症加减：痰涎壅盛，症见胸闷气急、苔腻者，此为"上实下虚"之候，宜选用苏子降气汤，加紫苏子、白芥子、厚朴、半夏、陈皮、生姜、前胡、当归、肉桂、甘草等；气从少腹上冲者，加紫石英、磁石、沉香等镇纳之；兼外感风寒症见喘咳不已者，加麻黄、桂枝、细辛、干姜等，散寒解表，肺平，温里化饮；体表不固，症见反复感冒者，可加玉屏风散。

【注意事项】

1. 对于近阶段反复感染、病情变化较多者，建议先服中药汤剂调治。
2. 服用膏方期间出现急性感染时，应暂停膏方，先进行抗感染和对症治疗。
3. 服用膏方期间，既有的 COPD 基础治疗方案不可任意变动，请遵医嘱。
4. 对于伴有腹胀纳呆、舌苔厚腻、大便溏薄者，建议先服开路方健脾开胃。

（上海中医药大学附属龙华医院　郑敏宇）

第五节　支气管哮喘

【概述】

支气管哮喘（简称哮喘）是由多种细胞（如嗜酸性粒细胞、肥大细胞、中性粒细胞和 T 淋巴细胞、气道上皮细胞等）和细胞组分参与的气道慢性炎症性疾病。这种慢性炎症使易感者对各种激发因子具有气道高反应性，并可引起气道狭窄。其表现为反复发作性的喘息、呼吸困难、胸闷或咳嗽等症状，常在夜间和（或）清晨发作、加剧，常出现广泛多变的可逆性气流受限，多数患者可自行缓解或经治疗后缓解。支气管哮喘的原因不明，多数学者认为与遗传因素、变态反应、气道炎症、气道高反应性及神经因素等相互作用有关。中医常依其症状按"哮病"进行辨证论治。

《黄帝内经》虽无哮病之名，但有"喘鸣"的记载，与本病的发作特点相似。如《素问·阴阳别论》说"……起则熏肺，使人喘鸣。"《金匮要略·肺痿肺痈咳嗽上气病脉证治》篇所云"咳而上气，喉中水鸡声，射干麻黄汤主之"，即指哮病发作时的证治。《痰饮咳嗽病脉证并治》篇将其归属于痰饮病范畴，称为"伏饮"证，此后还有"呷嗽""哮吼"等形象性的病名。朱丹溪首创"哮喘"之名，阐明病机关键在于伏痰，提出未发以扶正气为主，既发以攻邪气为急的治疗原则，为后世治疗本病奠定了基础。

【病因病机】

哮病的发生，为宿痰内伏于肺，复加外感、饮食、情志、劳倦等因素，引动内伏之宿痰，以致痰阻气道，肺气上逆所致。

1. 外邪侵袭

外感风寒或风热之邪，未能及时表散，邪蕴于肺，壅阻肺气，气不布津，聚液生痰。其他如吸入花粉、烟尘，影响肺气宣降，津液凝聚，痰浊内蕴，亦可导致哮证。

2. 饮食不当

贪食生冷，寒饮内停，或嗜食酸咸甘肥，积痰蒸热，或因进食腥膻发物，而致脾失健运，饮食不归正化，痰浊内生，上干于肺，壅阻肺气，亦可致成哮证，故古有"食哮""鱼腥哮""卤哮""糖哮""醋哮"等名。

3. 体虚病后

素体不强，或病后体弱，如幼年患麻疹、顿咳，或反复感冒，咳嗽日久等，以致肺气耗损，气不化津，痰液内生；或阴虚火旺，热蒸液聚，痰热胶固。

哮病的病理因素以痰为主，为发病的"宿根"。痰的产生责之于肺不能布散津液，脾不能运输精微，肾不能蒸化水液，以致津液凝聚成痰，伏藏于肺，如遇气候突变、饮食不当、情志失调、劳累等多种诱因，均可引起发作。这些诱因每多互相关联，其中尤以气候为主。

若长期反复发作，在间歇期症状也难以全部消失，常有轻度哮喘、气短、疲乏等，乃因寒痰伤及脾肾之阳，或痰热耗灼肺肾之阴，病情由实转虚，出现肺、脾、肾气虚及阳虚，或肺肾阴虚之候，且三脏之间互相影响，阴阳互根，气血同源，致后期虚实夹杂、病机多变。

【治疗特点】

体质虚弱、过敏体质、气道高反应性是支气管哮喘病常见的"宿根"，常导致哮喘因感受外邪、饮食不慎、过度劳累而反复发作。中医膏方治疗适用于哮喘非急性发作期（间歇、轻度或中度）。根据辨证，或以扶正为主，或攻补兼施，融治疗、保健、养生为一体，通过膏方调治，起到"治未病"的作用。

中医膏方治疗哮喘时，强调辨证施治，细察体质差异，分别施以益气、养血、滋阴、温阳之法，并结合具体症状，兼顾温肺化饮、清肺化痰、降气平喘、活血化瘀等方法，扶正祛邪，平衡阴阳，调畅气血。且膏方治疗亦从益肺、健脾和补肾入手，注意分清寒哮与热哮。

支气管哮喘病程不长、发作症状较轻者，以"玉屏风散"及"参芪汤""芪枣汤"为代表，常用中药为黄芪、白术、防风、太子参等可以补益肺气，祛风固表，增加免疫功能，对感冒有预防作用，防止哮喘复发。

若常常咳嗽、咳痰并伴有胸闷气短、面色萎黄、胃纳不佳、神疲肢软等脾虚表现者，采用健脾化痰法或健脾和中法，常用处方为六君子汤加减，辅以降气平喘、醒脾化湿、消食助运等药物。

支气管哮喘病程较长者，即使在非急性发作期也常见动辄喘促、腰酸耳鸣、夜尿清长等肾元亏虚，肾不纳气之证，补肾益气是关键。若肾阴亏虚以补肾养阴为基本法则，常选"七味都气丸"及"左归饮"加减；若肾阳不振以温肾纳气为主，常常选择"金匮肾气丸""右归饮"合"参蛤散"加减；至于阴阳两虚者，应根据阴阳亏损的具体情况进行补益，以期达到阴阳平衡。

支气管哮喘伴有高血压、心脏病，膏方治疗选方用药时应慎用或不用麻黄，因麻黄会收缩血管致使血压升高、心率加快。若必须使用，可用黄荆子代替。黄荆子是马鞭科牡荆属黄荆的果实，性温，味辛苦，有祛风化湿、降气平喘的功效，而无麻黄的副作用。

此外，细料应用方面，传统膏方常包含参、糖、胶，详细请参见慢性阻塞性肺疾病的使用注意事项。

【辨证调治】

1. 肺虚证

临床表现： 自汗，怕风，常易感冒，每因气候变化而诱发，发前喷嚏，鼻塞流清涕，气短声低，或喉中常有轻度哮鸣音，咳痰清稀色白，面色㿠白，舌苔薄白，质淡，脉细弱或虚大。

治法： 补肺固卫。

方药： 玉屏风散加味。

膏方调治基本用药：

补肺益气：黄芪、党参、太子参、炙甘草、白术等。

养阴润肺：南沙参、北沙参、天冬、麦冬、玉竹、石斛等。

止咳化痰：五味子、桑白皮、紫菀、款冬花、陈皮、半夏等。

消食助运：陈皮、谷芽、麦芽、六神曲、山楂、鸡内金、莱菔子等。

精细料及其他：生晒参、西洋参、铁皮石斛、冬虫夏草、阿胶、龟甲胶、鳖甲胶、鹿角、饴糖、白冰糖、蜂蜜等。

随症加减： 怕冷畏风明显者，加桂枝、白芍、生姜、大枣、甘草等调和营卫；气阴两虚，症见咳呛、痰少质黏、口咽干、舌质红者，可用生脉散加黄芪、北沙参、玉竹等益气养阴；阳虚甚者，加附子以助黄芪温阳益气；肺脾同病，症见食少便溏者，可用补中益气汤补益肺脾，升提中气。

2. 脾虚证

临床表现： 平素食少脘痞，大便不实，或食油腻易于腹泻，往往因饮食不当而诱发，倦怠，气短不足以息，语言无力，舌苔薄腻或白滑，质淡，脉细软。

治法： 健脾化痰。

方药： 六君子汤加减。

膏方调治基本用药：

补气健脾：黄芪、党参、白术、茯苓、甘草、怀山药、白扁豆等。

化痰止咳：陈皮、半夏、射干、桑白皮、紫菀、款冬花、百部、前胡等。

健脾化湿：苍术、砂仁、白豆蔻、薏苡仁、厚朴、藿香、佩兰等。

消食助运：陈皮、谷芽、麦芽、六神曲、山楂、鸡内金、莱菔子等。

精细料及其他：生晒参、红参、西洋参、铁皮石斛、阿胶、龟甲胶、鳖甲胶、鹿角胶、饴糖、白冰糖、蜂蜜等。

随症加减： 脾阳不振，症见形寒肢冷者，可加附子、干姜以振奋脾阳；脾胃阴虚，症见口干舌燥、大便燥结者，可加沙参、麦冬、生地黄、玉竹等；痰多气促者，合三子养亲汤化痰、降气定喘。

3. 肾虚证

临床表现： 平素短气息促，动则为甚，吸气不利，心慌，脑转耳鸣，腰酸腿软，劳累后喘哮易发。或畏寒，肢冷，自汗，面色苍白，舌苔淡白，舌质胖嫩，脉沉细；或颧红，烦热，汗出黏手，舌质红少苔，脉细数。

治法： 补肾摄纳。

方药： 金匮肾气丸、七味都气丸加减。

膏方调治基本用药：

温肾助阳：附子、肉桂、淫羊藿、菟丝子、杜仲、巴戟天、肉苁蓉等。

敛肺纳肾：五味子、核桃仁、紫石英、蛤蚧等。

健脾助运：白术、茯苓、谷芽、麦芽、鸡内金、六神曲、山楂。

精细料及其他：生晒参、西洋参、红参、蛤蚧、冬虫夏草、铁皮石斛、核桃仁、龙眼肉、黑芝麻、紫河车、阿胶、龟甲胶、鳖甲胶、鹿角胶、饴糖、白冰糖。

随症加减： 阳虚明显者，加补骨脂、仙茅、鹿角片、钟乳石等温肾壮阳；阴虚明显者，去温补之品，配麦冬、当归、熟地黄、龟甲胶滋阴养血；肾虚不能纳气者，加核桃仁、紫河车、冬虫夏草、紫石英，予参蛤散补肾纳气；痰多气喘者，加紫苏子、白芥子、旋覆花、陈皮、半夏、前胡、白前、厚朴降气化痰；肾虚血瘀者，症见口唇发绀、面色黧黑者，加当归、赤芍、川芎、丹参、三七活血通脉。

4. 寒哮证

临床表现： 呼吸急促，喉中哮鸣有声，胸膈痞满如塞，咳不甚，痰少咯吐不爽，面色晦暗，口不渴，或渴喜热饮，天冷或受寒易发，形寒怕冷，舌苔白滑，脉弦紧或浮紧。

治法： 温肺散寒，化痰平喘。

方药： 射干麻黄汤加减。

膏方调治基本用药：

宣肺平喘：麻黄、射干、桔梗等。

温肺散寒：干姜、细辛、半夏等。

化痰止咳：紫菀、款冬花、甘草、白芥子、五味子等。

化痰利气：紫苏子、白前、杏仁、橘皮等。

泻肺平喘：桑白皮、葶苈子、地龙等。

消食助运：陈皮、谷芽、麦芽、六神曲、山楂、鸡内金、莱菔子等。

精细料及其他：生晒参、红参、西洋参、蛤蚧、冬虫夏草、紫河车、核桃仁、龙眼肉、黑芝麻、阿胶、龟甲胶、鳖甲胶、鹿角胶、饴糖、白冰糖。

随症加减： 表寒里饮、寒象较甚者，可选用小青龙汤，配杏仁、紫苏子、白前、橘皮等化痰利气；病久阳虚，症见发作频繁、发时喉中痰鸣如鼾、气短不足以息、咯痰清稀、面色苍白、汗出肢冷、舌苔淡白、脉沉细者，当温阳补虚，降气化痰，用苏子降气汤，配黄芪、山茱萸、紫石英、诃子、沉香之类；阳虚甚者，加用附子、肉桂、淫羊藿、菟丝子、杜仲、巴戟天、肉苁蓉、补骨脂等温补肾阳。

5. 热哮证

临床表现：气粗息涌，喉中痰鸣如吼，胸高胁胀，咳呛阵作，咳痰色黄或白，黏浊稠厚，咯吐不利，烦躁不安，汗出，面赤，口苦，口渴喜饮，无恶寒，舌质红，苔黄腻，脉滑数或弦滑。

治法：清热宣肺，化痰定喘。

方药：定喘汤加减。

膏方调治基本用药：

宣肺定喘：麻黄、射干、杏仁等。

清热泻肺：桑白皮、葶苈子、地龙等。

清化痰热：黄芩、海蛤壳、海浮石、川贝母、开金锁、天竹黄、竹沥、海藻、昆布、桔梗、鱼腥草等。

化痰降逆：陈皮、半夏、紫菀、款冬花、紫苏子、旋覆花、前胡、白前、厚朴等。

收敛肺气：白果、五味子等。

消食助运：谷芽、麦芽、六神曲、山楂、鸡内金、莱菔子等。

精细料及其他：西洋参、生晒参、铁皮石斛、阿胶、龟甲胶、饴糖、白冰糖、蜂蜜。

随症加减：表寒重者，可配桂枝、生姜解表散寒；兼肺热内盛，可加石膏、知母，以解肌清里；若肺气壅实，症见痰鸣息涌不得卧者，加葶苈子、地龙泻肺平喘；阴虚，症见口干、舌红少津者，加沙参、麦冬、玉竹、天花粉、芦根养阴生津；内热壅盛，症见大便干结、舌苔黄腻者，可用大黄、芒硝、枳实通腑利肺。

【注意事项】

1. 对于近阶段反复感染、病情变化较多者，建议先服中药汤剂调治。
2. 对于伴有腹胀纳呆、舌苔厚腻、大便溏薄者，建议先服开路方健脾开胃。
3. 服用膏方期间，既有的哮喘基础治疗方案不可任意变动，请遵医嘱。
4. 服用膏方期间出现急性感染时，应暂停膏方，先进行抗感染和对症治疗。

（上海中医药大学附属龙华医院　郑敏宇）

第六节　慢性萎缩性胃炎

【概述】

慢性萎缩性胃炎是指胃黏膜固有腺体萎缩、数量减少，黏膜层变薄，黏膜肌层变厚的疾病，常伴有糜烂、胆汁反流及不同程度的肠上皮化生和（或）异型增生。其发病随年龄增长而增加。慢性萎缩性胃炎的病因迄今尚未十分明了，与遗传、免疫、幽门螺杆菌感染、胆汁反流、不良饮食习惯、情绪等多方面有关。中医常依其症状按"胃痛""胃痞""嘈杂""嗳气""泛酸"等进行辨证论治。

《灵枢·邪气脏腑病形》篇对慢性胃炎有"胃痛者，腹胀，胃脘当心而痛，上支两胁，膈咽不通，饮食不下，取足三里也"等描述，阐明了本病的主要病变部位、临床表现及治法，同时《黄帝内经》还进一步指明了胃痛的发生与脾及肝郁横逆犯胃有关。东汉张仲景提出"按之不痛为虚，痛者为实"。金代李东垣认为胃痛"皆因劳役过甚，饮食失节，中气不足，寒邪乘虚而入客之"，治疗上多采用益气温中与理气和胃之法。明代张介宾对胃痛的病因病机做了较为详尽的总结，着重强调了"气滞"这一病理因素，主张理气为主。《明医指掌·心痛》提出"胃脘湿热痛"的论点。清代叶天士认识到："初病在经，久痛入络，以经主气，络主血，则知其治气治血之当然。"

【病因病机】

慢性萎缩性胃炎可见胃痛、胃胀、嗳气、泛酸等表现，其病因主要与外感寒邪、饮食不节、七情失和、久病体虚诸劳等因素有关，有实有虚，或虚实夹杂，实则邪滞中焦，脾胃失和，虚则脾胃亏虚，胃络失养。

1. 寒邪客胃，气机郁滞

外感寒邪，客于胃腑，寒性凝滞，阳气被遏，气机不畅，寒主收引，胃络拘急，气血不通，胃脘不适，猝然暴作，或痛或胀。

2. 饮食不节，脾胃受损

暴饮暴食，宿食停滞；或过食生冷，寒积胃脘；或恣食肥甘辛辣厚味，湿热中阻；或饥饱失常，脾失健运，均可损及脾胃，以致脾胃气机不和，遂成胃痛或痞满不适。

3. 情志失畅，肝胃不和

抑郁恼怒，情志不畅，致肝失疏泄，横逆犯胃，气机阻滞，而成胃痞或胃痛。《沈氏尊生书·胃痛》云："胃痛，邪干胃脘病也……唯肝气相乘为尤甚，以木性暴，且正克也。"

4. 体虚久病劳累，脾胃虚弱

禀赋不足，或久病脾胃受损，或劳倦过度，均可导致脾胃虚弱，或为中焦虚寒，胃失温养，或为胃阴不足，胃失濡养，而致胃脘不适或胃脘隐痛。偏阳虚者，空腹病甚，得食则减，喜温喜按，手足欠温；脾虚有寒，水失运化，逆而上泛，则见泛吐清水。偏阴虚者，津液不足，伴见口干咽燥，大便干结，舌红少津。

总之，慢性萎缩性胃炎病变虽在胃，从脏腑辨证，整体着眼，当责之于肝、脾和少阳胆腑。《素问·至真要大论》云："少阳之胜，热客于胃。"《杂病源流犀烛》云："胃痛，邪干胃脘病也……惟肝气相乘为尤甚。以木性暴，且正客也。"慢性胃炎的证候，或偏重于肝（胆）胃失调，或偏重于脾胃不和。肝胃失调者，脾胃必弱；脾胃不和者，肝气易滞。这种病理影响贯穿于慢性胃炎病变的全过程。见胃之病，徒知治胃，将毫无裨益，必须审因辨证，综合治理。

慢性萎缩性胃炎病机特点多为气虚血瘀。胃为多气多血之腑，脾胃之气为中气，中气健旺，水谷生化精微，后天得以充养。慢性萎缩性胃炎发病，其一，是病程较长，反复发作，必致脾胃虚弱，升降失调，生化无权，气血俱虚，胃络失养，逐渐形成胃黏膜腺体萎缩。其二，慢性萎缩性胃炎通常是由浅表性胃炎发展而成，气滞日久，导致血络瘀滞，加之病情迁延，伤及中气，气血俱累，煦濡不周，逐渐形成胃黏膜腺体萎缩。其三，从临床表现及舌脉变化分析，以气虚血瘀为多见，如胃脘部隐痛或刺痛、多食则胀、嘈杂易饥、神疲乏力、腹鸣便溏、舌质暗、边有齿印等。胃镜下常表现为苍白、血管纹显露等，故慢性胃炎在胃腺体萎缩阶段，脾胃气虚常与胃络瘀阻同见，其辨证以"气虚血瘀"为主。

【治疗特点】

应用中医膏方治疗慢性萎缩性胃炎不仅能改善临床症状，增强体质，提高患者生活质量，还能不同程度逆转胃黏膜萎缩、肠化、异型增生，防止癌变。除了胃出血、可疑癌变或不能正常进食外，其他情况均能服用中医膏方治疗。

1. 健脾益气，理气通降

在本病的治疗方面，推崇《景岳全书》"非大加温补不可"的理论，主张通补兼施、标本兼顾，常以健脾益气、理气通降作为慢性萎缩性胃炎治疗的大法。气虚者以炙黄芪、党参、白术、茯苓、甘草等为主，以恢复脾胃的正常生理功能，使脾升胃降，枢机运转正常，气血生化有源，则病邪可祛。补气药剂量较大，炙黄芪常用至300克，同时配以大剂通降之品如枳壳300克等，可缓其满中之弊，加入陈皮、半夏等降通醒胃之品，其效倍捷；阴虚者可视大便情况而选择用药，便溏者多选用酸甘化阴之品，以白芍、乌梅、甘草、北沙参等为主；便秘者常取叶天士之法，多选用增液汤之生地黄、玄参、麦冬等；其他如血瘀者用药以莪术、丹参、郁金、延胡索、炙刺猬皮，以及失笑散等为主；湿重者予苍术、厚朴等；湿热重者予黄连、黄芩等；胃中灼热者加蒲公英等。

2. 瘀血为患，活血化瘀

慢性萎缩性胃炎的发生发展离不开瘀血为患。本病病程较长，各种致病因素均可影响脾胃功能，导致脾胃虚弱，脾虚气滞，日久则气滞血瘀，气血同病。如《脾胃论》所云："脾胃不足皆为血病。"王清任认为："血管无气，必停而为瘀。"叶天士亦谓："初病在气久病络。"所以，在临证中常加莪术、丹参、白芍、红花、当归、郁金、延胡索、乌药、九香虫、五灵脂、炙刺猬皮等活血通络之品以疏通血脉、祛瘀消滞。对于久痞不愈、寒热错杂之证，可合用辛开苦降之半夏泻心汤治疗，以柴胡畅达厥阴，升少阳清气，佐以黄芩苦降而泄胆热，即苦降泻热，同时加炮姜以辛开通痞。

3. 调理脾胃，注重情志

朱丹溪有"气血冲和，万病不生，一有怫郁，诸病生焉，故人身之病，多生于郁"之言，张介宾亦有"因病而郁，因郁而病"之说，都强调了疾病与情志之间相互影响的密切关系。调节情志重在调理心、肝两脏。慢性萎缩性胃炎往往伴有精神情志因素，因此，在治疗过程中应予以兼顾。

（1）养心以助脾胃：人的精神思维活动和"心"有着密切联系，心神不安时常见脾胃运化失常。反之，胃肠病日久，常导致气血生化乏源而难以补养心气、心血，又易产生心神不安之象。因此，临床上患者可伴多思多虑、心烦紧张、夜寐不安，甚则神思恍惚、表情淡漠、悲忧善哭等心神不安之症，对此临证中多参以养心安神之法，使五脏安和，以助脾胃功能的恢复。处方首选甘麦大枣汤，其他药物如茯神、远志、黄连、百合、龙骨、牡蛎等亦常可选用。

（2）疏肝以调脾胃：精神情志活动，除由心所主之外，还与肝有关。《临证指南医案》云："肝为起病之源，胃为传病之所。"肝与脾胃之间关系十分密切。若肝木过旺，势必乘克脾胃之土，而致脾胃受纳、运化失司，痛、胀、呕、泻诸症出现。正如《医学正传·胃脘痛》所言："木气被郁，发则太过，故民病有土败木贼之候。"因此，在本病的治疗中应注重情志对肝脾的影响，常采用疏肝之法，以解郁缓急，调理脾胃气机，促进脾胃运化功能。疏肝之品多选用柴胡、郁金、香附、八月札、佛手、枳壳之类。肝体阴而用阳，故又配以味酸之白芍柔肝敛肝。

4. 辨证与辨症、辨病相结合

在临证中要注重中医辨证与辨症、辨病相结合，用药时常能起到事半功倍的效果。若胃酸过多，可选用煅瓦楞子、乌贼骨、白螺蛳壳以制酸；若胃酸减少或缺如，可选用山楂、乌梅、木瓜等以助酸；若兼见胆汁反流者，可加旋覆花、柴胡、郁金以疏肝利胆；若食积不化者，加焦山楂、焦神曲；若便溏者，加赤石脂、禹余粮、益智仁、山药；属寒痛气滞，多用高良姜、炮姜、肉桂；属肝热犯胃作痛，多用川黄连、白芍、吴茱萸、延胡索等；属血瘀作痛，可用莪术、当归、延胡索、丹参、郁金等活血止痛。此外，胃中灼热者加蒲公英等。

临证还可根据现代药理研究成果选用药味。如幽门螺杆菌阳性者，可适当选加黄芩、蒲公英、半枝莲等药物，可直接抑杀幽门螺杆菌。中药对幽门螺杆菌的作用，除对其有直接抑杀作用外，更重要的是扶正祛邪，提高胃黏膜的抗病能力。如对于肠上皮化生不典型增生者，往往在辨证基础上适当选加具有一定防癌、抗癌作用的清热理气活血之品，如薏苡仁、半枝莲、藤梨根、石见穿、八月札、白花蛇舌草、山慈菇、露蜂房等。

此外，合理的饮食亦可调养脾胃，"三分药，七分养"，应格外重视患者的饮食宜忌。在诊疗过程中当嘱患者忌烟、酒、浓茶、咖啡、可乐饮料及葱、蒜、韭、辣、生冷之品，宜食清淡柔润易消化的食物，并注意少食多餐，饥饱适中；并常根据食物的性味、患者的体质和疾病的证型来指导患者采用合理饮食，如阳虚体质或胃中有寒者可选羊肉、生姜、花椒、龙眼肉等温热性质的食品，阴虚体质或胃有积热者可选用山药、百合、薏苡仁、莲子等健脾益胃。药食结合治疗慢性萎缩性胃炎在临床上得到了很好的验证。

【辨证调治】

1. 脾虚气滞证
临床表现：胃脘胀闷，攻撑作痛，脘痛连胁，嗳气频作，每因情志因素而作，大便不畅或偏溏，舌淡红，苔薄白，脉细弦。

治法： 健脾和胃，理气畅中。

方药： 六君子汤合柴胡疏肝散加减。

膏方调治基本用药：

健脾和胃：黄芪、党参、白术、茯苓、陈皮、半夏等。

理气畅中：柴胡、郁金、枳壳、香附、八月札、路路通、香橼皮、佛手等。

活血化瘀：当归、莪术、延胡索、九香虫、炙刺猬皮、失笑散等。

清热散结：黄芩、半枝莲、藤梨根、石见穿、蜀羊泉、白花蛇舌草、菝葜等。

消食开胃：山楂、六神曲、谷芽、麦芽、鸡内金、薏苡仁等。

补益肝肾：黄精、女贞子、墨旱莲、梅子、杜仲、山茱萸、菟丝子、补骨脂等。

精细料及其他：生晒参、西洋参、阿胶、龟甲胶、鹿角胶、饴糖、冰糖等。

随症加减： 泛酸、嘈杂者，可酌加乌贼骨、煅瓦楞子、白螺蛳壳、浙贝母等以制酸；嗳气频作者，可酌加旋覆花、旋覆梗、紫苏梗、降香、刀豆子等；咽梗有痰者，可酌加玉蝴蝶、凤凰衣、蝉蜕、半夏、厚朴等；大便干结、排之困难者，酌加枳实、大腹皮、火麻仁、柏子仁、决明子等；大便偏软、容易腹泻者，酌加怀山药、白扁豆、益智仁、芡实、莲子肉、赤石脂、禹余粮等；夜寐不安、心烦焦虑者，可酌加炙甘草、淮小麦、大枣、知母、百合、茯神、五味子、煅龙骨、煅牡蛎等；更年之际冲任失调，症见烘热汗出、情绪失畅者，可选加淫羊藿、肉苁蓉等。

2. 气虚血瘀证

临床表现： 胃脘疼痛，犹如针刺，痛有定处，按之痛甚，食后加剧，舌质紫暗或有瘀斑，苔薄白，脉涩或弦细。

治法： 益气补中，活血化瘀。

方药： 六君子汤合失笑散加减。

膏方调治基本用药：

益气补中：黄芪、党参、白术、茯苓、陈皮、半夏等。

活血化瘀：丹参、桃仁、红花、当归、莪术、失笑散、三七、白及等。

理气畅中：柴胡、郁金、香附、枳壳、八月札、路路通、川楝子等。

清热散结：芙蓉叶、半枝莲、藤梨根、石见穿、蜀羊泉、白花蛇舌草、菝葜等。

消食开胃：山楂、六神曲、谷芽、麦芽、鸡内金、薏苡仁等。

益肝肾：黄精、女贞子、墨旱莲、枸杞子、杜仲、山茱萸、菟丝子、补骨脂等。

精细料及其他：生晒参、西洋参、阿胶、龟甲胶、鹿角胶、饴糖、冰糖等。

随症加减： 胃脘隐痛、泛酸者，可加炒白芍、延胡索、乌贼骨、煅瓦楞子等制酸止痛；口干咽燥、口气不爽者，可酌加黄连、连翘、玉竹、石斛等。

3. 胃阴亏虚证

临床表现： 胃痛隐隐，嘈杂易饥，口干咽燥，大便干结，舌红少津，脉细数。

治法： 滋养胃阴，凉润和中。

方药： 一贯煎合芍药甘草汤加减。

膏方调治基本用药：

滋养胃阴：沙参、太子参、麦冬、生地黄、熟地黄、黄精、怀山药、白扁豆、玉竹、黄芪、白芍、甘草等。

凉润和中：石膏、知母、芦根、玄参、火麻仁、柏子仁、决明子等。

活血化瘀：丹参、桃仁、红花、川芎、当归、莪术、失笑散、白及等。

理气畅中：陈皮、佛手、玫瑰花、绿萼梅、八月札、柴胡、郁金、香橼皮等。

清热散结：蒲公英、藤梨根、蜀羊泉、白花蛇舌草、野葡萄藤、菝葜、石见穿等。

消食开胃：山楂、六神曲、谷芽、麦芽、鸡内金等。

补益肝肾：女贞子、墨旱莲、枸杞子、杜仲、山茱萸、桑椹等。

精细料及其他：西洋参、生晒参、黑芝麻、核桃泥、阿胶、龟甲胶、鳖甲胶、饴糖、蜂蜜等。

随症加减： 胃脘灼痛、嘈杂泛酸者，可酌加左金丸、乌贼骨、煅瓦楞子、白螺蛳壳、浙贝母等以制酸；嗳气频作者，可酌加旋覆花、降香、刀豆子等。

4. 脾虚湿热证

临床表现： 胃脘痞满，时有胃痛，嘈杂纳呆，泛泛欲吐，口干口苦，渴不欲饮，大便质黏，排之不爽，舌苔薄黄腻，脉滑细数。

治法： 健脾和胃，清热化湿。

方药： 香砂养胃片合清中汤加减。

膏方调治基本用药：

健脾化湿：黄芪、党参、白术、苍术、茯苓、陈皮、半夏、木香、砂仁、薏苡仁、白豆蔻等。

清热和胃：黄芩、黄连、藿香、芙蓉叶、蒲公英、山栀子等。

理气畅中：柴胡、郁金、枳壳、香附、八月札、路路通、香橼皮、大腹皮等。

活血化瘀：当归、莪术、延胡索、九香虫、炙刺猬皮、失笑散等。

清热散结：半枝莲、藤梨根、石见穿、蜀羊泉、白花蛇舌草、菝葜等。

消食开胃：山楂、六神曲、谷芽、麦芽、鸡内金等。

补益肝肾：黄精、女贞子、墨旱莲、枸杞子、杜仲、生何首乌、肉苁蓉等。

精细料及其他：生晒参、西洋参、阿胶、龟甲胶、饴糖、冰糖等。

随症加减： 泛酸、嘈杂者，可加乌贼骨、煅瓦楞子、白螺蛳壳、浙贝母以制酸；嗳气频作者，可酌加竹茹、旋覆梗、紫苏梗、降香、刀豆子等；脘腹胀痛、痞闷不舒、泛泛欲呕、咯吐痰涎、苔白腻或滑者，可用二陈汤合平胃散燥湿健脾，和胃降逆；咽梗有痰者，可酌加木蝴蝶、竹茹、牛蒡子、厚朴等；夜寐不安、心烦焦虑者，可酌加炙甘草、淮小麦、大枣、石菖蒲、远志、煅龙骨、煅牡蛎等。

5. 脾胃虚寒证

临床表现： 胃痛隐隐，喜温喜按，空腹痛甚，得食则减，泛吐清水，体倦乏力，手足欠温，大便溏薄，舌淡，或边有齿印，苔白，脉虚弱。

治法： 温中健脾，和胃止痛。

方药：黄芪建中汤加减。

膏方调治基本用药：

温中健脾：黄芪、党参、桂枝、白术、茯苓、陈皮、半夏、芡实、莲子肉、干姜、肉桂、附子等。

理气畅中：柴胡、郁金、枳壳、香附、八月札、路路通、木香等。

活血化瘀：当归、莪术、延胡索、九香虫、炙刺猬皮、炒蒲黄、五灵脂等。

清热散结：黄芩、半枝莲、藤梨根、石见穿、蜀羊泉、白花蛇舌草、菝葜等。

消食开胃：山楂、六神曲、谷芽、麦芽、鸡内金、薏苡仁等。

补益肝肾：黄精、女贞子、墨旱莲、杜仲、山茱萸、菟丝子、益智仁、巴戟天、淫羊藿等。

精细料及其他：生晒参、高丽参、龙眼肉、阿胶、鹿角胶、饴糖、冰糖等。

随症加减：泛酸、嘈杂者，可加吴茱萸、乌贼骨、煅瓦楞子、白螺蛳壳、浙贝母以制酸；嗳气频作者，可酌加旋覆花、旋覆梗、紫苏梗、降香、刀豆子等；腹泻严重者，酌加怀山药、白扁豆、益智仁、赤石脂、禹余粮等。

【注意事项】

1. 对于外感寒邪或饮食不节所致的胃脘不适或胃痛胃胀、恶心呕吐，甚至发热者，建议先有效控制急性胃炎。

2. 对于近期情志失畅，胃胀纳呆、舌苔厚腻、口苦口臭者，建议先服开路方健脾开胃。

3. 服用膏方期间，已经在用的叶酸、酵母仍可服用，如胃痛泛酸明显也可同时加服制酸剂，具体请遵医嘱。

（上海中医药大学附属龙华医院　龚雨萍）

第七节　肠易激综合征

【概述】

肠易激综合征是一组以腹痛、腹部不适伴排便习惯改变（腹泻、便秘或腹泻便秘交替）及大便性状异常为特征的临床症候群，有腹泻型、便秘型之分。本章主要讨论应用中医膏方治疗腹泻型肠易激综合征。肠易激综合征发病机制至今仍未完全阐明，可能与精神心理障碍、肠道感染、胃肠动力紊乱、内脏感觉异常、胃肠激素分泌异常、肠道黏膜免疫机制异常以及肠道菌群失调等有关。中医常依其症状按"泄泻""便秘""腹痛"等进行辨证论治。

《黄帝内经》中根据本证的症状特点，明确指明泄泻发病与风、寒、热、湿及饮食、情志等因素有关，在脏腑主要与脾胃、大小肠有关。《金匮要略》将泄泻病因病机概括为实热、虚寒、寒热错杂三大类，记载有三承气汤、泻心汤、乌梅丸等著名方剂；

王叔和在《脉经》中倡言"湿多成五泻";《普济本事方》以痼冷积滞立论;《丹溪心法》主痰积为泄;《景岳全书》提出了"泄泻之本无不由于脾胃"的论断,并重视元阴亏虚致泄;王清任倡言因瘀致久泄;《医宗必读》则提出了著名的治泄九法。

【病因病机】

腹泻型肠易激综合征的致病原因主要有感受外邪、饮食所伤、七情不和及脏腑虚弱等,但均因导致脾胃功能失常而产生本病。

1. 外邪夹湿,内侵困脾

六淫之邪,均能使人发生泄泻,其中以暑、湿、(风)寒、热较为常见,尤以感受湿邪致泻者为最多。脾喜燥而恶湿,外来湿邪最易困阻脾土,以致脾运失司,清浊不分,水谷混杂而下,发生泄泻。临证往往为诸邪与湿邪夹杂,合为暑湿、寒湿、风寒湿、湿热等内侵于人。正如《杂病源流犀烛》中所说:"湿盛则飧泄,乃独由于湿耳?不知风寒热虚,虽皆能为病,苟脾强无湿,四者皆不得干之,何自成泄?是泄虽有风寒热虚之不同,要未有不原于湿者也。"

2. 情志所伤,肝脾不和

忧郁恼怒,情志所伤,肝气郁结,失于条达,横逆乘脾;或思虑太过,暗耗脾气,脾运失职,水谷不分,混杂而下,变为泄泻。临证亦有素体脾气虚弱,土虚而肝木易于相对偏旺,一有变动,便可招致土气受困,肝脾两病而发为泄泻。

3. 饮食积滞,脾胃受伤

饮食过量,化为积滞;或恣食肥甘,滋生湿热;或过食生冷,寒湿伤中或误食不洁,化生浊邪等。

4. 劳倦伤脾,清阳不升

若长期饮食失调,或劳倦内伤,或思虑过度,或久病缠绵,或素体不足,或误用泻下之剂,均可导致脾胃虚弱,清阳不升,不能受纳水谷和运化精微,湿滞内生,清浊不分,遂成泄泻。

5. 年老虚损,命门火衰

年老体衰、阳气不足,或久病之后,或房室无度,多可肾阳受损、命门火衰,而致釜底无火、脾失温煦、运化失权而成泄泻。因其泄泻多在黎明之前,故又名五更泄。

总之,泄泻最主要的病机特点是脾虚湿胜。分而言之,外邪致泻以湿邪最为重要,其他诸多邪气需与湿邪兼夹,方易成泻;内因则以脾虚最为关键。病理因素主要为湿,病理性质为本虚标实。寒湿、湿热、食滞致泄等初起阶段则以邪实为主。泄泻的病位在脾胃、大肠、小肠。小肠分清泌浊、大肠传导功能均由脾主宰,内伤诸因,其他脏腑功能失调,只有影响到脾的运化,才可能致泻,因此,张介宾有"泄泻之本,无不由于脾胃"之说。

【治疗特点】

腹泻型肠易激综合征的病程可长达数年至数十年,多为慢性进展,起病隐匿,症状反复、迁延难愈。应用中医膏方治疗能改善临床症状，增强体质，提高患者生活质量。由于内脏敏感性增高，极少数患者可能对中药不耐受，药后反而腹泻加重，此类患者应慎用中医膏方治疗。

1. 健脾温中治本

张介宾曰："泄泻之本，无不由于脾胃。"肠易激综合征大部分病史较长，一年间多次反复发作腹痛或胀、腹泻、黏液样大便等。此或由饮食不节，或由情志失调，或感受外邪，均可致脾失运化，胃失和降而发生泄泻。久泻致虚，泻与虚互为因果，辨证时抓住脾胃虚弱这一关键环节，立健脾温中之法以治根本。临床常用四君子汤、附子理中汤化裁。药用炙黄芪、炒党参、炒白术、茯苓、炮姜、砂仁、炙甘草等。

2. 清肠化湿治标

《难经》谓"湿多成五泄"。无湿不成泻，脾胃为泻之本，湿乃泻之标，宜标本同治，健脾除湿并行不悖。脾健则湿无所生，湿除则无水行舟，其泻自止。因此，对于泻下清稀或白色黏液较多而无热象者，常加苍术、白芷、炒防风、砂仁、薏苡仁等化湿之品。而对于湿热下趋，停滞于肠，湿受阳蒸，化为湿热，临床表现为泄泻，大便黏滞不爽者，则予清肠之法，在健脾温中基础上选加白头翁、秦皮、广木香、红藤等。若湿阻气机，腹胀，大便黏滞不畅，则加大腹皮、枳壳等。肠易激综合征多为久泻，故临床慎用分利之法，以免损及脾阴。对于健脾温中与清肠化湿，宜辨证准确，权衡得失，做到苦寒不碍脾，清热不伤阴，助阳不碍邪，而后始能收功。

3. 灵活辨证治泻

肠易激综合征病史较长者，发生于清晨的泄泻，有腹痛即泻、泻后痛减的特点，且腹痛多较剧烈且有攻撑之感。据《张聿青医案》载："然肝亦有至晨而泻者，以寅卯属木，木气旺时辄乘土位也。"可用抑肝扶脾之法，重加白芍、陈皮、炒防风等。

4. 芍药甘草治痛

肠易激综合征，以痉挛性肠炎为多见。由于降结肠或乙状结肠痉挛，左下腹常有阵发性绞痛，疼痛的出现和持续时间不规则，对此，除应用延胡索、木香等一般理气止痛之品外，多重用仲景芍药甘草汤，缓急止痛。

5. 酸涩固涩治脱

凡泄泻日久，大便每日4次以上，质稀便溏者，往往可于方中加固涩之品，以治滑脱，轻则煨诃子、煨肉豆蔻、赤石脂之类，重则选用罂粟壳。此类药多温酸而涩，用之能收敛耗散之气阴，正如《本草纲目》谓："脱则散而不收，故用酸涩之药，以敛其耗散。"但固涩之品应与理气清肠之品同用，以使其涩而不滞，否则易生关门留寇之弊，且当中病即止。

【辨证调治】

1. 肝气乘脾证

临床表现：腹痛而泻，伴有腹中雷鸣，攻窜作痛，矢气频作，每于抑郁恼怒或情志紧张之时诱发，平素亦多胸胁胀闷、嗳气食少，或并脏躁之症，舌淡红，苔薄，脉弦或细弦。

治法：抑肝宁神，健脾扶土。

方药：痛泻要方、四逆散加减。

膏方调治基本用药：

抑肝柔肝：柴胡、郁金、白芍、陈皮、佛手、防风等。

宁心安神：五味子、远志、茯神、煅龙骨、煅牡蛎等。

健脾扶土：黄芪、党参、怀山药、炒扁豆、白术、带皮茯苓、半夏、甘草等。

理气化湿：木香、香附、枳壳、八月札、苍术、薏苡仁等。

消食开胃：焦山楂、焦神曲、炒谷芽、炒麦芽、鸡内金等。

补益肝肾：芡实、金樱子、淫羊藿、补骨脂、益智仁、女贞子、墨旱莲等。

精细料及其他：生晒参、西洋参、阿胶、鹿角胶、饴糖、冰糖等。

随症加减：腹泻严重者，可酌加煨葛根、石榴皮、煨肉豆蔻、赤石脂、禹余粮等；腹痛明显者，可加炒延胡索、川楝子、徐长卿、路路通等；更年之际冲任失调，症见烘热汗出、心烦焦虑者，可酌加炙甘草、淮小麦、大枣等。

2. 湿困脾土证

临床表现：泄泻清稀，甚如水样，或泻而不爽，大便质黏，腹痛肠鸣，脘闷食少，苔腻，脉濡或滑。

治法：化湿醒脾，涩肠止泻。

方药：藿香正气散加减。

膏方调治基本用药：

化湿醒脾：藿香、陈皮、半夏、苍术、白术、紫苏、厚朴、甘草等。

涩肠止泻：石榴皮、煨葛根、桔梗、赤石脂、禹余粮等。

健脾助运：黄芪、党参、茯苓、扁豆、木香、砂仁、薏苡仁、白豆蔻等。

理气止痛：炒延胡索、川楝子、制香附、路路通、木香等。

消食开胃：焦山楂、焦神曲、炒谷芽、炒麦芽、鸡内金等。

补益肝肾：芡实、金樱子、淫羊藿、补骨脂、益智仁、女贞子、墨旱莲等。

精细料及其他：生晒参、西洋参、阿胶、鹿角胶、饴糖、冰糖等。

随症加减：大便欠爽、腹中痞满作痛者，可加大腹皮、炒枳壳、八月札等以宽肠理气；热邪偏甚，症见痛泻交作、口苦口干重者，可酌加蒲公英、连翘、金银花、苦参等以清热解毒；湿热偏重者，可酌加黄芩、黄连、秦皮、白头翁、红藤、马齿苋等；寒湿偏重者，可酌加荆芥、防风、炮姜、丁香、肉桂等；湿热泄泻，日久不愈，症见口苦干呕、腹部冷痛、饮冷则泄泻更甚、苔薄黄腻等寒热错杂者，可予乌梅丸辛开苦降，寒热并调；夜寐不安、心烦焦虑者，可酌加炙甘草、淮小麦、大枣、五味子、茯神、煅龙骨、煅牡蛎等。

3. 脾胃虚弱证

临床表现：大便时溏时泻，迁延反复，完谷不化，饮食减少，食后脘闷不舒，稍进油腻则大便次数增加，面色萎黄，神疲倦怠，舌淡苔白，脉细弱。

治法：健脾渗湿，益气止泻。

方药：参苓白术散加减。

膏方调治基本用药：

益气健脾：党参、黄芪、怀山药、白扁豆、莲子肉、白术、茯苓、甘草等。

淡渗利湿：猪苓、泽泻、车前草、薏苡仁、砂仁等。

升清止泻：煨葛根、桔梗、石榴皮、赤石脂、禹余粮等。

理气止痛：炒延胡索、川楝子、制香附、路路通、木香等。

消食开胃：焦山楂、焦神曲、炒谷芽、炒麦芽、鸡内金等。

补益肝肾：芡实、金樱子、淫羊藿、补骨脂、益智仁、女贞子、墨旱莲等。

精细料及其他：生晒参、西洋参、龙眼肉、阿胶、鹿角胶、饴糖、冰糖等。

随症加减：脾阳虚衰、阴寒内盛，症见腹中冷痛者，可加附子、吴茱萸、肉桂等；少腹脐旁疼痛明显者，可予小茴香、台乌药等温散止痛；久泻脱肛者，可予补中益气汤益气升阳举陷；久泻不止、泄泻无度、次数频繁者，可予煨诃子、煨肉豆蔻、山茱萸等温涩止泻之品；夜寐不安、心烦焦虑者，可酌加炙甘草、淮小麦、大枣、茯神、五味子、煅龙骨、煅牡蛎等。

4. 肾虚不涩证

临床表现：黎明五更之前腹痛肠鸣即泻，泻下完谷，泻后则安，形寒肢冷，腰膝酸软，舌淡苔白，脉沉细。

治法：温补脾肾，固涩止泻。

方药：四神丸加减。

膏方调治基本用药：

温补脾肾：吴茱萸、补骨脂、肉豆蔻、芡实、金樱子、淫羊藿、益智仁、山茱萸、菟丝子、墨旱莲等。

酸涩止泻：煨诃子、煨肉豆蔻、五味子、乌梅、石榴皮等。

益气健脾：党参、黄芪、白术、茯苓、怀山药、白扁豆、莲子肉等。

理气止痛：炒延胡索、川楝子、制香附、路路通、木香等。

消食开胃：焦山楂、焦神曲、炒谷芽、炒麦芽、鸡内金等。

精细料及其他：生晒参、高丽参、阿胶、鹿角胶、饴糖、冰糖等。

随症加减：腹泻严重者，可酌加煨葛根、桔梗、赤石脂、禹余粮等；命门火衰、阴寒内盛者，可加用附子、干姜等；久泻伤阴、阴阳两伤者，当以调补脾肾之阴为主，兼顾补气健脾助运，方用张介宾胃关煎（熟地黄、山药、扁豆、白术、干姜、吴茱萸、炙甘草）加减，方中山药为温润之要药，用量宜大；久泻虽止而腹痛仍作、固定不移、舌暗脉涩者，可加失笑散（炒蒲黄、五灵脂）、丹参、红花等；夜寐不安、心烦焦虑者，可酌加炙甘草、淮小麦、大枣、茯神、煅龙骨、煅牡蛎等。

【注意事项】

1. 对于寒湿困脾或食滞肠胃的腹痛腹泻，甚至呕吐、发热者，建议先有效控制急性肠胃炎症。

2. 对于近期情志失畅，胃胀纳呆，舌苔厚腻，口苦口臭者，建议先服开路方健脾开胃。

3. 服用膏方期间，已经在用的益生菌药物仍可服用，如有明显焦虑或抑郁也可同时口服抗焦虑、抗抑郁药，请遵医嘱。

（上海中医药大学附属龙华医院　龚雨萍）

第八节　强直性脊柱炎

【概述】

强直性脊柱炎是一种以骶髂关节及脊柱中轴关节病变为主的慢性进行性全身性免疫病，患者以夜间腰骶痛为主要症状，可不同程度累及心血管系统及眼、肺、肾等器官。强直性脊柱炎的发病与先天禀赋、后天的居住环境、感受外邪等多方面有关。本病起病隐匿，病势缠绵，致残率高，严重影响患者的生活、劳动。中医根据其临床表现称之为"腰痛""大偻""龟背风""竹节风""骨痹"等，现将之归属于中医"痹病"范畴。

《黄帝内经》认为本病主要是肾督阳虚，寒邪入侵，阳气不化，影响筋骨的荣养淖泽而致脊柱佝偻。如《素问·生气通天论》云："阳气者，开阖不得，寒气从之，乃生大偻。"张仲景在《金匮要略·血痹虚劳病脉证并治》中指出："虚劳腰痛，少腹拘急，小便不利者，八味肾气丸主之。"《金匮要略·腹满寒疝宿食病脉证治》篇中的大乌头煎实乃中医药治疗风湿病之滥觞。巢元方《诸病源候论》中云"肾主腰脚，肾经虚损，风冷乘之，故腰痛也""肾虚弱，则为风邪所乘，客于髀枢之间，故痛也"，指出髀枢疼痛与肾气不足外邪损伤有关。《丹溪心法》云"腰痛主湿热、肾虚、瘀血、挫闪、有痰积"，对腰痛的诸多病因有详尽的论述。《摄生总要》从壮阳填精法立论，纂辑了诸如"龟鹿二仙膏"等著名滋补强壮膏方，这些膏方至今仍在临床广泛使用。

【病因病机】

强直性脊柱炎引起的腰骶疼痛，主要是与禀赋不足、肾督厥冷、外感风寒湿邪、腰部外伤等病因有关。先天不足和后天失养均能引起肾精不足，又有肾阳虚和肾阴虚之别。本病以虚为本，多虚实夹杂，且常互为因果。先天肾精不足、督脉空虚是发病的关键，风寒湿热等因素起着诱发作用，正虚邪侵，邪恋损正，日久不愈，痰瘀内生，终致筋挛骨损，脊背强直废用。

1. 禀赋不足，肾精虚少

肾精者，立身之本。禀赋不足，肾精虚少，后天失养，肾精失充，气血亏虚，不能荣养筋骨肌肉，百骸作痛。正所谓"邪因虚生""虚处藏奸"，均可引起髓骨失养，而成筋骨之病。张介宾《类经》曰："骨痹者，病在阴分也，真阴不足则邪气留于其间。至虚之处，乃是留邪之所。"《石室秘录》中说："脊背骨痛者，以肾阴亏竭，不能上润于脑，河车之路干涩而难行，故而作痛。"

2. 外邪入侵，肾督厥冷

《素问·骨空论》云："督脉为病，脊强反折。"脊柱之病，首当责之于督脉。久居湿地，或久卧当风，或风吹冒雨，或水中作业、夏日贪凉露宿、汗出入水等均可感邪为病。外邪入侵，其病变呈渐进性，先是在表、在卫分，继而进入经络、血脉、筋骨，从而造成肌肉关节的疼痛、肿胀、僵硬，久而不愈，内舍脏腑，累及四肢和脊柱。

3. 腰部外伤，瘀血内停

外伤、跌仆堕坠之后，筋骨本已损伤，又加瘀血内停，恶血不去，再有喜怒不节、饮食不适等诱因，两相叠加，乃成寒痹。

强直性脊柱炎的早期、活动期属风寒湿邪久郁不解，生湿化热，痹着腰部，阻滞气血运行，形成湿热瘀互结；晚期及缓解期属邪气久滞不解，气血津液凝滞，痰瘀内生，消伐正气，肾精日衰；又肝肾同源，肾精不足，肝失濡养而致筋脉失养。病因有内外两端，内因是肾虚督空，风、寒、湿、热、痰、瘀是重要的致病因子，内外合邪，病乃发生。本病病位在督脉，其病变与肝肾密切相关。

【治疗特点】

强直性脊柱炎患者大多为中青年男性，应用膏方治疗强直性脊柱炎可以治病求本，减少复发，减轻症状，减少长期服用中药的不便，明显提高患者的生活质量。其治疗立足补肾壮督，活血通络，尤其符合膏方的应用特点，因此膏方治疗适合应用于强直性脊柱炎的不同阶段。

强直性脊柱炎治疗虽取法于痹，但有别于痹，治疗上应淡化外邪，切不可一味疏泄外邪，而应重视痰瘀，"通则不痛，不通则痛"，流畅血脉是关键。

对于肾督亏虚，虚实夹杂，时重时轻，缠绵难愈者，按虚实主次补益肾精，化痰活血可以有效地改善疼痛僵硬症状，畅通全身气血，调整阴阳平衡。阿胶、鹿角胶、龟甲胶、鳖甲胶等血肉有情之品，可有效地防止骨侵袭，修复骨损害。

强直性脊柱炎合并心、肺、肾、眼等并发症，此阶段病情复杂、虚实夹杂，宜坚持辨病与辨证相结合，在并发症得到控制、有效针对原发疾病治疗的基础上，此时应用膏方治疗，益肾强督、填精补髓，以有效减轻患者症状，减少复发。

应引起注意的是，强直性脊柱炎患者以青壮年发病多见，但多有身体虚羸、形倦体乏、筋挛肉缩之症，大补气血甚为重要，但膏方的处方用药应注意调畅中州，以平为期，顾护脾胃。以平为期可使正气易复，使病情稳定，再图缓功；在针对复杂的病机时，可以兼顾扶正和祛邪。应用补肾强督之药要避免阻碍胃气，另外，祛风湿药又多苦寒伤胃，尤须配用健脾护胃的药物预防脾胃损伤，如砂仁、白豆蔻、薏苡仁、陈皮、茯苓等。

在膏方的辅料应用方面，传统膏方的收膏多采用冰糖、阿胶、蜂蜜等作为基质和矫味剂，而对于强直性脊柱炎的调理还可选用益精填髓、温阳补气的血肉有情之品，如鹿角胶、龟甲胶、鳖甲胶等，叶天士认为"血肉有情，栽培身内精血"，可使药力更巨，效果尤佳。矫味剂可根据患者体质而分别选用饴糖、红糖或冰糖等。

【辨证调治】

1. 肾督亏虚，寒湿痹阻证

临床表现：腰骶、脊背疼痛，颈项酸楚重着，或晨起时腰背僵痛，活动不利，活动后痛减，阴雨天加剧，或伴双膝冷痛，或恶寒怕冷，大便溏，小便清长，舌淡苔薄白或白腻，脉沉迟或细弱。

治法：温肾壮督，散寒通络。

方药：独活寄生汤加减。

膏方调治基本用药：

健脾除湿：白术、苍术、薏苡仁、茯苓等。

散寒除湿通络：桂枝、羌活、独活、姜黄、鸡血藤、防风、乌梢蛇、青风藤、伸筋草等。

益肾壮督：桑寄生、淫羊藿、仙茅、巴戟天、杜仲、续断、骨碎补、补骨脂、狗脊等。

活血化瘀：川芎、红花、当归、地龙、赤芍、土鳖虫、王不留行、三七等。

化痰通络：白僵蚕、白芥子、制天南星、皂角刺、牡蛎等。

培元护胃：黄芪、六神曲、山药、香橼皮、麦芽、佛手、甘草等。

精细料及其他：龙眼肉、核桃仁、鹿角胶、龟甲胶等。

随症加减：湿甚者，加防己、泽泻、薏苡仁淡渗利湿；风甚者，加秦艽、防风、川芎；痛甚者，加露蜂房、蜈蚣、延胡索、徐长卿；寒甚者，加制川乌、肉桂、麻黄；关节痛处微肿、苔薄黄，邪有化热之象者，则合用桂枝芍药知母汤。

2. 肝肾阴虚，湿热痹阻证

临床表现：腰背疼痛，晨起时强直不适、活动受限，患处肌肤触之发热，夜间腰背疼痛加重，翻身困难，或伴有低热，夜间肢体喜放被外，口苦口渴不欲饮，便秘尿赤，舌红、苔黄腻少津，脉滑数或细数。

治法：补益肝肾，清化湿热。

方药：四妙散合左归丸加减。

膏方调治基本用药：

养阴清热：知母、黄柏、生地黄、白芍、石斛等。

补肾填精：熟地黄、何首乌、骨碎补、山茱萸、枸杞子、菟丝子、女贞子等。

祛湿通络：苍术、薏苡仁、秦艽、葛根、忍冬藤、青风藤、穿山龙。

活血化瘀：赤芍、丹参、牛膝、莪术、当归、川芎等。

化痰通络：地龙、土鳖虫、白僵蚕、蜈蚣、乌梢蛇等。

健脾护胃：山药、白术、薏苡仁、六神曲、香橼皮、砂仁、白豆蔻、佛手等。

精细料及其他：西洋参、铁皮石斛、龟甲胶、鳖甲胶等。

随症加减：关节肿胀甚者，加萆薢、泽泻、猪苓、防己祛湿通络；肌肤麻木不仁者，加海桐皮、豨莶草祛风通络止痛；痰瘀久留者，加全蝎、蜈蚣、露蜂房破瘀散结，通络止痛；关节热甚伴发热者，加忍冬藤、白花蛇舌草以清热解毒、祛湿通络；脊柱强直变形、转摇不能者，加穿山甲、乌梢蛇、天南星、白芥子以利气散结，通络止痛。

3. 肝肾亏虚，痰瘀痹阻证

临床表现： 腰骶及脊背部疼痛，颈项脊背强直畸形、俯仰转侧不利，活动受限，胸闷如束，伴有头晕耳鸣，低热形羸或畏寒肢冷，面色晦暗，唇舌紫暗、苔白腻或黄腻，脉细涩或细滑。

治法： 滋补肝肾，化痰祛瘀通络。

方药： 独活寄生汤合身痛逐瘀汤加减。

膏方调治基本用药：

补肾填精：熟地黄、何首乌、补骨脂、骨碎补、山茱萸、五味子、枸杞子、杜仲、菟丝子、巴戟天等。

活血化瘀：当归、王不留行、川芎、莪术、三七等。

化痰祛瘀：半夏、天南星、白芥子、落得打、皂角刺等。

祛湿通络：桑枝、牛膝、鸡血藤、羌活、独活、威灵仙、路路通、伸筋草、乌梢蛇、全蝎、蜈蚣、露蜂房等。

培元护胃：党参、炙黄芪、炒白术、六神曲、炒山药、香橼皮、佛手等。

精细料及其他：生晒参、鹿角胶、阿胶、龟甲胶、鳖甲胶、饴糖等。

随症加减： 肾气虚，症见腰膝酸软、乏力甚者，加鹿角霜、续断、狗脊益肾强督；肾阳虚，症见畏寒肢冷、关节拘急疼痛者，加附子、干姜，或合用阳和汤；肝肾阴虚，症见腰膝疼痛、低热心烦者，加生地黄、女贞子、玄参、地骨皮等滋阴凉血、清热除蒸；步履艰难者，加骨碎补、补骨脂、威灵仙补肾益精、壮骨止痛；脊柱僵直、弯曲变形者，加白僵蚕、狗脊、全蝎。

【注意事项】

1. 本病的关键在于先天禀赋不足，督脉空虚，肾气虚弱，故在膏方治疗各个阶段应始终贯穿补肾壮督、活血通络之大法。

2. 服用膏方过程中如出现病情变化，应当暂停服用，采用中西医结合治疗先控制病情，再根据实际情况由医生决定是否继续服用。

3. 服用膏方期间出现热证或者胃肠不适，应暂停使用。

4. 服用膏方期间也可配合中药外治、灸法、推拿、功能训练康复等综合治疗。

（上海中医药大学附属龙华医院　茅建春　胡令潮）

第九节　干燥综合征

【概述】

干燥综合征是以累及唾液腺、泪腺等全身外分泌腺为主的自身免疫病，并可累及呼吸系统、消化系统及皮肤、阴道等外分泌腺，还可出现肺间质、肾间质等系统损害及血管炎。其临床主要表现为口、眼干燥、猖獗齿等，无合并其他自身免疫病的，为原发性干燥综合征；若在另一些结缔组织病如类风湿关节炎、系统性红斑狼疮、系统性硬化症等基础上出现干燥综合征，则称为继发性干燥综合征。本节主要讨论原发性干燥综合征。

中医古代文献中无此病名，目前多数学者认为本病属于燥证范畴，多称"燥毒症""顽燥""虚劳""燥痹"，又因其可能累及周身，称之为"周痹"。《素问·阴阳应象大论》云："热胜则肿，燥胜则干。"《小品方》有单地黄煎（生地黄），是最早的滋补膏方。《备急千金要方》中的金水膏、地黄煎是滋养胃阴、清虚热的著名膏方。叶天士有"上燥治气，下燥治血，慎勿用苦燥之品，以免劫胃津"之说，《丹溪心法》亦云"燥结血少，不能润泽，理宜养阴"，对干燥证的认识逐步完善和深入。

【病因病机】

本病多因先天不足，素体薄弱，复加感受外邪，或后天失于调摄所致。中医学认为本病虚实夹杂，缠绵难愈。病之根本乃在于阴津亏耗，化生、输布异常，不能正常滋养濡润脏腑筋骨、四肢百骸、经络九窍。

《临证指南医案》曰："燥为干涩不通之疾，内伤外感宜分。"外燥成因相对简单，常兼外感症状，此时不宜用膏方治疗，当分凉燥、温燥分证治之；而内燥成因复杂，多为阴虚之体，内伤积劳，神气内耗，渐至精血虚少，诸脏失濡，气阴亏虚；亦有热邪内积，日久阴津亏耗，化为内燥。燥自内生，或因调养不当；或因大病久病，精血津液亏损，机体孔窍无以濡润；或因三焦气化不利，中焦脾胃枢转失司，津液运化敷布失常；或因劳累过度，真阴亏耗，燥疾随之而生。

1. 正虚感邪，阴虚津亏

素体阴虚，复感燥热之邪，燥伤肺阴；阴虚津亏，脏腑失于滋养，九窍失于濡润，发为本病。因燥邪所伤脏腑不同，其表现各异，有心肺阴虚、脾胃阴虚、肝肾阴虚等。

2. 燥邪内盛，积热成毒

外燥与内燥合而侵袭人体，燥盛成毒，煎灼津液，耗伤气血，导致脏腑功能失调，生理或病理产物堆积体内过多，败坏形体而成"毒"。

3. 久病体弱，气阴两虚

久病体弱，迁延不愈，元气大耗，或思虑劳倦过度，心脾两伤，耗伤气血；燥邪伤津，以致阴损及气，脾气虚则津液失于输布，脾开窍于口，口干乃脾胃失运，津液生成不足。

4. 禀赋不足，肝肾亏虚

禀赋不足者，肝肾常亏虚，加之调养失当，脏腑功能羸弱，气血阴阳不足，往往诱发干燥。《景岳全书·虚损》云："肾水亏，则肝失所滋而血燥生。"病久肾阴难复，可见关节疼痛，又齿为骨余，可见牙齿齐根脱落，齿根发黑的"猖獗齿"。

5. 燥热内结，瘀血阻络

燥热内结从而津液不能荣养口、目、肌肤、脏腑，干燥之甚可见口渴不欲饮，甚则手指青紫，皮肤脆薄。《血证论》云："有瘀血，则气为血阻，不得上升，水津因不得随气上升。"可见本病不仅因津液亏损不能濡润而成，还有因瘀血阻络，气虚不能化津，以致输布障碍而进一步加重。正如叶天士《临证指南医案·燥》指出："燥为干涩不通之疾。"

总之，干燥综合征的病机虚为本，实为标，虚当责之于气阴。气旺则津生，且输布流畅，气虚则津液亏损，津失敷布。实当责之于瘀、毒互结为患，促成本病错综复杂，缠绵难愈。其病位在口、眼、鼻、咽等清窍，与肺、脾、肝、肾脏腑密切相关。未累及脏腑者，较为易治，已导致脏腑功能受损、气血逆乱者较为难治。

【治疗特点】

应用中医膏方治疗本病可改善口干、鼻干、眼干等临床症状，提高患者生活质量。中医膏方治疗干燥综合征适用于治疗病情稳定者。如阴虚燥热、气阴两亏、瘀血阻滞等型，而对于外感燥邪、湿热郁滞型，一般宜先服用轻宣润燥、清化湿热中药汤剂，待湿热消散，再予膏方调治。

对于本病合并肺、肾、骨骼关节等并发症者，如间质性肺炎、肾结石、关节痛等，当坚持辨病与辨证相结合，分清轻重缓急，根据实际情况来进行治疗。

生津增液、滋阴润燥之品宜选用生地黄、玉竹、南沙参、北沙参、麦冬、石斛等，同时应结合患者具体情况，佐以活血化瘀、健脾和胃等药物。因滋阴之品，多重浊黏腻，多用久用不无滋腻碍脾之虞，可选用佛手、香橼皮、八月札等理气不伤阴之品。活血化瘀之味，亦当用甘寒或苦微寒、辛苦温之丹参、莪术、赤芍、牡丹皮、丝瓜络等。若用温热之当归、川芎、红花之类，其用量宜小，以免阴液未复而再损。大苦大寒之品，如非实热，宜慎用、少用，以苦能化燥之故。

干燥综合征病变过程中体现着"因燥而伤阴""因燥而化毒""因燥而留瘀"等特点，故而滋阴同时勿忘清化燥毒，多选甘寒、甘凉之品如金银花、白花蛇舌草、蒲公英、青蒿等。

干燥综合征治疗时需注意调畅中州、化生阴津，只有脾胃健运，方能气血充盈，五脏有养，九窍得润。故健脾和胃在干燥综合征膏方治疗中至为重要，白术、茯苓、山药、薏苡仁、八月札、绿萼梅、佛手、香橼等为常用健脾理气之品。

总之，本病治疗以益气生津、滋肾养阴为主，辅以凉血解毒、养阴润燥等法，补中有清、阴阳互济。膏方的细料可添加西洋参、燕窝、铁皮石斛、冬虫夏草之品，采用蜂蜜、阿胶等作为基质和矫味剂，兼用龟甲胶、鳖甲胶等清凉甘润之品收膏，冰糖矫味。

【辨证调治】

1. 阴虚津亏证

临床表现： 眼干目涩，口咽干燥，面部炙热，唇红口干，易于破溃，或干咳少痰，可伴发热、便秘，唇舌破溃，舌红脉细小而数。

治法：清肺益胃，清热凉血。

方药：沙参麦冬汤合竹叶石膏汤加减。

膏方调治基本用药：

养阴生津：生地黄、玉竹、南沙参、北沙参、麦冬、石斛、五味子、枸杞子、女贞子、乌梅等。

凉血解毒：牡丹皮、赤芍、水牛角、丹参、土茯苓、芙蓉叶等。

清热化痰：浙贝母、开金锁、天竹黄、桑白皮、瓜蒌皮等。

健脾和胃：扁豆、白术、茯苓、薏苡仁、山药、黄芪、麦芽、神曲等。

养阴理气：八月札、佛手、香橼皮、绿萼梅。

精细料及其他：西洋参、阿胶、龟甲胶、鳖甲胶、枫斗、燕窝等。

随症加减：潮热、盗汗明显者，加银柴胡、青蒿；烦躁不安者，加焦山栀子、淡豆豉；大便溏薄者，去生地黄、玄参，增加炒白术、薏苡仁的用量；病久体弱、多脏同病真阴受损者，方用六味地黄丸、大补阴丸、左归饮、二至丸等。

2. 气阴两虚证

临床表现：口眼干燥，气短懒言，神疲乏力，或有腹胀纳差，心悸气短，肢体酸软，易感冒，大便稀溏，舌淡少苔，脉细弱。

治法：益气养阴。

方药：生脉饮加减。

膏方调治基本用药：

健脾益气：黄芪、太子参、黄精、白术、茯苓、白扁豆、薏苡仁、山药等。

滋养肾阴：熟地黄、女贞子、石斛、玉竹、墨旱莲、枸杞子等。

养阴活血：赤芍、白芍、牡丹皮、莪术、丹参等。

健脾和胃：香橼皮、佛手、六神曲、山楂、鸡内金等。

精细料及其他：西洋参、生晒参、阿胶、龟甲胶、鳖甲胶、蜂蜜等。

随症加减：心悸不适、失眠者，加柏子仁、酸枣仁养心安神；纳差者，加焦麦芽、焦山楂、焦神曲、鸡内金开胃和中；胃脘不适、痞满嘈杂者，可合麦门冬汤以养胃生津；脾失健运，症见大便溏薄者，加山药、芡实以健脾止泻；眼干明显者，加密蒙花、菊花、谷精草清肝明目；阴损及阳者，除益气养阴外，当阴阳并调，适当加入淫羊藿、巴戟天、肉苁蓉、菟丝子等药温振阳气，开通玄府，阳中求阴；筋脉失荣，精亏髓空，症见骨、关节变形者，当养血荣筋，填精益髓，甚至加土鳖虫、全蝎、白僵蚕等虫蚁搜剔之品。

3. 肝肾阴虚证

临床表现：眩晕耳鸣，口干目涩，视物模糊，腰膝酸软，形体瘦削，烦热盗汗，少寐多梦，关节疼痛，筋脉挛急，夜寐不宁。舌红少苔，脉沉弦或细数。

治法：滋养肝肾，养阴生津。

方药：一贯煎合六味地黄丸加减。

膏方调治基本用药：

滋阴补肾：女贞子、墨旱莲、山茱萸、何首乌、枸杞子等。

养阴生津：石斛、玄参、生地黄、北沙参等。

清热活血：青蒿、地骨皮、赤芍、知母、水牛角等。

通络止痛：木瓜、伸筋草、路路通、延胡索、白芍、甘草等。

养阴和胃：绿萼梅、香橼皮、佛手、六神曲、山楂、鸡内金等。

精细料及其他：西洋参、阿胶、龟甲胶、鳖甲胶、蜂蜜等。

随症加减： 眼干涩、视物模糊者，加石斛、菊花以清肝明目；心烦失眠多梦者，加百合、酸枣仁养心安神；腰膝无力者，加牛膝、川续断、狗脊补肾强腰、利筋骨；女子月经量少者，加益母草、莪术活血调经。

4. 阴虚热毒证

临床表现： 口干，眼干，咽干，咽痛，牙龈肿痛，鼻干鼻衄，目赤多眵，发颐或瘰疬，身热或低热羁留，下肢瘀斑、瘀点，色鲜红，大便干结，小便黄赤，舌干红或有裂纹，苔少或黄燥苔，脉弦细数。

治法： 清热解毒，润燥护阴。

方药： 犀角地黄汤加味。

膏方调治基本用药：

清热解毒：白花蛇舌草、金银花、蒲公英、连翘、板蓝根、地骨皮等。

养阴清热：山栀子、芦根、知母、地骨皮、青蒿、枸杞子等。

凉血活血：生地黄、赤芍、丹参、牡丹皮、紫草、生地榆、白茅根、水牛角等。

养阴生津：南沙参、麦冬、乌梅、女贞子、墨旱莲等。

养阴益胃：石斛、玉竹、扁豆、山药、山楂、鸡内金等。

精细料及其他：西洋参、铁皮石斛、燕窝、龟甲胶、鳖甲胶、冰糖等。

随症加减： 发热甚者，加鲜芦根以清热养阴；牙龈肿痛者，加黄连清胃泻火；低热缠绵、手足心热者，加地骨皮、白薇、银柴胡滋阴退热；咽部疼痛者，加蒲公英、牛蒡子清热利咽；若燥邪伤肺，症见痰少黏稠难以咯出，伴胸痛、发热者，可合清燥救肺汤止咳。

5. 阴虚血瘀证

临床表现： 口干咽燥，眼干目涩，皮肤枯糙，肌肤甲错，可见结节红斑、皮疹，腮腺肿大，四肢关节疼痛或活动不利，舌质暗，少津或有瘀点，脉细涩。

治法： 活血化瘀，滋阴通络。

方药： 桃红四物汤加减。

膏方调治基本用药：

活血化瘀：丹参、当归、赤芍、白芍、桃仁、牡丹皮、鸡血藤、梅花等。

养阴生津：生地黄、北沙参、麦冬、天冬、五味子、枸杞子、乌梅等。

清热解毒：白花蛇舌草、蒲公英、板蓝根、竹叶、玄参、紫草等。

化瘀散结：牡蛎、浙贝母、夏枯草、皂角刺、制天南星等。

培元护胃：薏苡仁、白术、茯苓、山药、黄芪、麦芽、神曲、扁豆、甘草等。

精细料及其他：西洋参、冬虫夏草、阿胶、龟甲胶、鳖甲胶等。

随症加减： 面色紫暗明显者，加水蛭、穿山甲破血消瘀；目干涩伴头痛明显者，加菊花、谷精草、木贼草清肝明目；皮肤有瘀斑、瘀点者，加三七、茜草化瘀消斑；瘀热互结，见瘀斑色红、口干欲冷饮、便秘、舌暗红有瘀斑、苔黄脉细数者，则以大黄䗪虫丸加减以祛瘀生新。

【注意事项】

1. 服用膏方治疗本病过程中如出现咳嗽气急等病情变化，应暂停膏方，请专科医师根据实际情况调整用药。

2. 适当结合针灸，有助于疏通经络气血运行，有利于津液的输布，针药结合是目前治疗本病的新方向。

3. 在服用膏方过程中，注意食物疗法，可嘱患者常服百合、莲子、银耳、枸杞子、百合粥、鲜藕萝卜汤、菊花茶、决明子茶等。忌食辛辣食品，不吸烟、不饮酒。

4. 干燥综合征患者还需重视情志调摄，做到思想放松，情绪稳定，心情舒畅。

（上海中医药大学附属龙华医院　茅建春　胡令潮）

第十节　痛风

【概述】

痛风是嘌呤代谢紊乱，产生尿酸过多和（或）尿酸排泄减少，血尿酸浓度持续增高所致的一组疾病。临床特点为高尿酸血症、反复发作的急性单关节炎、尿酸钠盐形成的痛风石沉积、痛风性慢性关节炎等，其严重者可导致关节活动障碍和畸形、肾尿酸性结石、痛风性肾病和肾功能不全等。本病有原发性痛风和继发性痛风之分。本节主要讨论原发性痛风。

古代医家对于痛风有较多的论述。传统中医将痛风归属于"痹病""历节""白虎历节"或"脚气"等范畴。张仲景《金匮要略》中记载"病历节不可屈伸疼痛，皆由风湿、风血相搏所致"，并形象描述了痛风的特点，如"走痛于四肢关节如虎啮之状"。王焘《外台秘要》中记载："大多是风寒暑湿之毒，因虚所致，将摄失理，昼静而夜发，发时彻骨绞痛。"《兰室秘藏》指出本病与饮食有关："自内而致者，以肥甘过度，酒醴无节，或多食乳酪湿热等物，致令热重下焦，走注足胫，而日渐肿痛，或上连手节者。"《格致余论·痛风论》曰："痛风者，大率因血受热，已自沸腾，其后或涉冷水，或立湿地，或扇风取凉，或卧当风，寒凉外搏，热血得寒，汗浊凝涩，所以为痛，夜则痛甚，行于阴也。"

【病因病机】

痛风一病，主要因饮食不节、先天禀赋等使肝肾功能失调，脾失健运，导致痰浊内生，日久从热而化，形成湿热痰浊内蕴，湿热痰浊流注关节、肌肉骨骼，气血运行受阻形成痹痛历节。

1. 嗜食醇美，痰浊内生

平素嗜食膏粱厚味，或饮酒过度，日久脏腑功能受损，特别是脾胃运化功能受损。脾失健运则升清降浊无权，饮食不化，精微反酿痰浊，痰浊阻滞经络，血行不畅，血滞为瘀，发为痛风。《万病回春》亦云："一切痛风，肢节痛者，痛属火，肿属湿，所以膏粱之人，多食煎炒、炙煿、酒肉，热物蒸脏腑，所以患痛风，恶疮痈疽者最多。"《张氏医通·痛风》指出："肥人肢节痛，多是风湿痰饮流注。"可见古人也认识到了饮食在痛风发作中的关键影响。

2. 先天禀赋，助湿生热

素体阳盛，脏腑积热，湿热内伏，聚而成肿，壅于血脉，循于经络，攻于骨节，发为痛风；禀赋不足（多有家族史），脾肾虚弱，升降出入失职，分清泌浊失司（尿酸的生成与排泄失去平衡），湿邪痰浊聚而化热，阻滞于骨骼、经脉、关节所致。本型多见于痛风急性期。正如《永类钤方》云："体虚之人，受风寒湿毒之气，使血气筋脉凝滞，传于骨节四肢间，肉色不变，骨如虎噬之痛，昼静夜剧。"《备急千金要方》也提到："热毒气从脏腑出，攻于手足则热、赤肿、疼痛也。"以上说明了湿热熏蒸发为痛风的病因病机。

3. 邪郁病久，痰瘀痹阻

患病日久，脾虚湿聚为痰或热灼津液为痰，痰浊阻滞，瘀血内生。痰瘀相搏，凝聚骨节，致痛风渐重。正如清代林珮琴在《类证治裁·痹证》中说："久而不痊，必有湿痰败血，瘀滞经络。"

4. 湿热久羁，肝肾阴虚

痛风日久，湿热伤阴，或房劳过度，肝肾精亏，阴虚火旺，熏灼津液，脉络瘀滞，湿热伤筋灼骨，形成本证。正如《金匮要略·中风历节病脉证并治》所说："味酸则伤筋，筋伤则缓，名曰泄，咸则伤骨，骨伤则痿，名曰枯。枯泄相搏，名曰断泄。荣气不通，卫不独行，荣卫俱微，三焦无所御，四属断绝，身体羸瘦。独足肿大，黄汗出，胫冷，假令发热，便为历节也。"

本病属本虚标实之证。先天禀赋不足，肝肾亏虚，脾失健运为本；湿热痰浊血瘀，闭阻经脉为标。应该注意的是痛风性关节炎与外感风寒湿热等六淫外邪无直接关系，不同于一般的痹病，病因病机有独特之处，所谓"痛风非风，责之湿热瘀毒"。

【治疗特点】

应用中医膏方治疗痛风可控制尿酸水平，减轻痛风发作症状，减少痛风发作频率，提高患者生活质量。痛风缓解期以脾失健运、肝肾不足为主，可以服用膏方治本。急性期多属于实邪为患，不太适合服用膏方，待病情稳定，才可用膏方以图缓功。

对于痛风病情稳定或稍有反复或病程较长的患者，迁延日久肝脾肾诸脏虚损，痰瘀痹阻，此时用膏方以调补肝肾、健脾助运为主，辅以泄浊祛瘀、通络止痛等法。

对于痛风病引起心、肾等并发症者，如冠心病、痛风性肾病、尿酸性肾结石等，此阶段病情复杂，当辨病与辨证相结合，分清主次缓急。

痛风患者常伴有肥胖、高脂血症、高血压、糖尿病等代谢异常疾病，其缓解期膏方治疗的处方用药应注重培补脾气。培补脾气可以运化体内的水湿之气，有助于痰瘀毒邪的排除；在运用清热化痰、活血化瘀等中药的时候，应用培补脾气的中药可以振奋后天之本，运化水湿痰浊。临床常选用黄芪、白术、茯苓、山药、粳米等。另外，调护宣教也是防止痛风复发的又一关键措施，有利于膏方的持续服用而发挥更好的疗效。

在膏方的辅料应用方面，对于血尿酸偏高者，应慎用鹿角胶、龟甲胶、鳖甲胶等，必须使用时，黄酒烊化时煎煮时间宜延长，最好用水化。对于痛风合并高脂血症、糖尿病、肥胖症或有倾向者应适当调整，减少用糖量，或者改用木糖醇、元贞糖代替。

【辨证调治】

1. 痰浊阻滞证

临床表现：受累关节肿大、畸形、僵直、重着、活动受限，部分患者受累关节周围或耳壳处见块瘰硬结，伴倦怠乏力、脘闷纳呆，舌质淡、舌苔白腻，脉沉细或沉迟。

治法：健脾燥湿，祛痰化浊。

方药：四妙丸合涤痰汤加减。

膏方调治基本用药：

活血化瘀：赤芍、水蛭、川芎、丹参、全蝎等。

祛湿化痰：萆薢、陈皮、半夏、天南星、皂角刺、土茯苓等。

补气健脾：茯苓、白术、黄芪、山药、薏苡仁、白扁豆等。

软坚散结：白僵蚕、山慈菇、夏枯草、牡蛎等。

祛风湿止痹痛：骨碎补、威灵仙、羌活、独活、桑寄生、杜仲等。

理气护胃：砂仁、白豆蔻、肉豆蔻、木香、山楂、六神曲等。

精细料及其他：生晒参、阿胶、饴糖、木糖醇等。

随症加减：关节疼痛明显者，加延胡索、露蜂房、乌梢蛇等；血瘀明显者，加王不留行、莪术、路路通、蒲黄等；关节肿甚者，加伸筋草、鸡血藤、防己、泽兰、泽泻等；腰膝酸痛明显者，加川续断、菟丝子等；头晕耳鸣、口干口苦者，加石菖蒲、知母、竹茹等。

2. 痰瘀痹阻证

临床表现：关节疼痛反复发作，日久不愈，时轻时重，关节肿痛固定不移，强直畸形，屈伸不利，皮下结节，或皮色紫暗。舌淡暗，苔白腻，脉沉涩。

治法：活血化瘀，化痰通络。

方药：四妙丸合桃红饮加减。

膏方调治基本用药：

化痰除湿：苍术、薏苡仁、半夏、土茯苓、萆薢等。

活血化瘀：莪术、川芎、丹参、路路通、牛膝等。

软坚散结：白芥子、浙贝母、制天南星、皂角刺、白僵蚕等。

通络止痛：延胡索、露蜂房、全蝎、徐长卿、威灵仙等。

健脾护胃：茯苓、扁豆、陈皮、砂仁、白豆蔻等。

精细料及其他：生晒参、阿胶、饴糖、木糖醇等。

随症加减：久病体虚者，酌加党参、黄芪等补益元气；关节疼痛剧烈者可加乌梢蛇、穿山甲以通络止痛；瘀血严重者，加王不留行、红花以活血化瘀。

3. 肝肾阴虚证

临床表现：关节肿大变形，关节周围硬石累累、关节疼痛，活动受限、屈伸不利，腰膝酸软，潮热盗汗，心烦失眠，小便频数，时有尿急、尿痛。舌红、苔少，脉细数。

治法：滋补肝肾，清利湿热。

方药：知柏地黄丸加减。

膏方调治基本用药：

补肝益肾：桑寄生、山茱萸、生地黄、熟地黄、女贞子、墨旱莲等。

清热化湿：牡丹皮、知母、黄柏、赤芍、土茯苓等。

祛湿通络：威灵仙、羌活、独活、桑枝、牛膝等。

活血化瘀：当归、丹参、川芎、牛膝、莪术等。

固护单胃：白术、茯苓、薏苡仁、黄芪、六神曲、怀山药、佛手等。

精细料及其他：西洋参、铁皮石斛、阿胶、龟甲胶、鳖甲胶、冰糖、木糖醇等。

随症加减：尿血者，加白茅根、小蓟等清热利尿，凉血止血；尿中夹有砂石者，加石韦、海金沙、金钱草等以利尿通淋；心烦失眠者，加五味子、莲子等。

【注意事项】

1. 痛风为本虚标实之证，攻伐之药不宜过猛，以防伤正；补虚之品不宜滋腻，以防生湿。因虚实同巢，需谨记"过犹不及"，选用一些平和之药。

2. 服用膏方期间，仍需注意饮食控制。嘱患者戒食高嘌呤的食物，如动物内脏、海产品、贝壳食物、肉类、浓汤等。高胆固醇的食物，如鱼虾类、肥肉、鱿鱼、墨鱼、骨髓等含嘌呤量高，应尽量不食；菠菜、豆类、蘑菇、香菇、花生等也有一定量嘌呤，亦应少吃。

3. 在服用膏方期间，仍需禁用或少用影响尿酸排泄的药物，如阿司匹林、利尿剂等。

4. 服用膏方期间且出现痛风急性发作，需停服膏方，及时就诊。

（上海中医药大学附属龙华医院　茅建春　胡令潮）

第十一节 糖尿病

【概述】

糖尿病是由多种病因引起的，以慢性高血糖为特征的内分泌代谢疾病。高血糖是由于胰岛素分泌缺陷和（或）其生物效应降低（胰岛素抵抗）所致。其发病与遗传、自身免疫、环境因素有关。

糖尿病在中医学中属"消渴"范围。其记载很早，论述亦多。如《素问·奇病论》曰："此肥美多所发也，此人必数食甘美而多肥也，肥者令人内热，甘者令人中满。故其气上溢，转为消渴。"《金匮要略·消渴小便不利淋病脉证并治》篇说："男子消渴，小便反多，以饮一斗，小便一斗。"《备急千金要方·消渴》说："其所慎者三：一饮酒，二房事，三咸食及面。"《儒门事亲·三消论》说："消渴者……耗乱精神，过违其度之所成也。"

【病因病机】

糖尿病的常见发病因素为禀赋异常、五脏柔弱、素体阴虚、过食肥甘、情志失调、久坐少动、运动量减少等。禀赋异常为内因，情志饮食为外因，内外因相合而致糖尿病。

1. 饮食因素

多食肥甘，滞胃碍脾，中焦壅滞，升降受阻，运化失司，聚湿变浊生痰，日久化热伤津，导致糖尿病。

2. 久坐少动

久坐少动，活动减少，脾气呆滞，运化失常；脾气既耗，胃气亦伤，脾胃虚弱，脾不散精，精微物质不归正化，则为湿为痰、为浊为膏，日久化热导致糖尿病。

3. 情志失调

情志失调，肝失疏泄，则中焦气机郁滞，形成肝脾气滞、肝胃气滞；脾胃运化失常，饮食壅而生热，滞而生痰，变生糖尿病。

糖尿病的初期多以阴虚为本，燥热为标，治宜滋阴清热；中期以气阴两虚为本，痰阻血瘀为标，治宜益气养阴、祛瘀化痰；后期脏腑虚损，变症百出，多责之痰湿血瘀，治当健脾补肾、化痰除湿祛瘀。

【治疗特点】

中医膏方治疗糖尿病注重"未病先防，既病防变"。

糖尿病患者体质有阴虚、阳虚、气虚、血虚以及五脏六腑虚损的不同，中药有补气、补血、补阴、补阳的功效侧重。扶正补虚要根据阴阳、脏腑、气血失调而产生不同的证型入手，切忌蛮补。补虚以健脾益肾为要，调摄气血，填精补髓，平衡阴阳则身健体壮。扶正有助于达邪，祛邪即可以安正，两者相辅相成。且"顽疾多痰，久病必瘀"，故在糖尿病并发症阶段的膏方中应多配伍应用祛痰化瘀之品。

中医膏方治疗糖尿病，除了辅助控制血糖外，更能够改善各种症状，增强患者的体质，预防和延缓糖尿病及其并发症的发生、发展，延长患者的寿命。

中药降糖作用相对比较温和、持久，不良反应小，尤其对防治各种慢性并发症，在控制症状、改善客观指标及远期疗效等方面均具有一定的优势。

中医治疗糖尿病肾病，强调早期施治，重视分期辨证，能延缓或逆转其进程，可使早期微量蛋白尿得到消除，并能有效地延缓进入肾衰竭和控制肾衰竭的进展。

中医膏方治疗糖尿病周围神经病变，可有效地改善患者肢体痛、麻、冷、胀等症状，延缓病变进展，补充了现代医学对糖尿病周围神经病变早、中期临床诊治方法的不足。中医膏方中各种糖类的应用，不仅能便于收膏、利于保存，而且能减轻药物的苦味。此外，糖也有一定的补益作用，饴糖可养胃，蜂蜜能润燥通腑。糖尿病患者，部分因糖调节受损者除避免用甘草、大枣、枣泥、龙眼肉等含糖量较高的药食两用之物，更应避免使用糖类配料，以免升高血糖。处方时也可选择少量无糖的甜味添加剂，如元贞糖、甜菊糖、木糖醇、阿斯巴甜等。此类甜味剂可以增加膏方的甜味，一般不会明显提高血糖水平。其中元贞糖含有一定热量，过多服用也可使血糖升高。甜味剂的添加，必须严格按照产品使用说明，按量取用，不得随意超量，以免产生副作用。有些糖尿病患者因长期忌甜食，已不习惯甜味饮食，故配制膏方时可既不加糖类也不加甜味剂，也可由患者在每次服用膏方时根据自己的口味适量添加少量甜味剂。

糖尿病患者应控制总热量和脂肪的摄入（尤其是超重或肥胖者），膏方中应限制芝麻、核仁等高脂肪食物，可酌情适当增加胶类的配伍便于浓缩、收膏。

【辨证调治】

1. 痰（湿）热互结证

临床表现：形体肥胖，腹部胀大，口干口渴，喜冷饮，饮水量多，脘腹胀满，易饥多食，心烦口苦，大便干结，小便色黄，舌质淡红，苔黄腻，脉弦滑。或见五心烦热、盗汗，腰膝酸软，倦怠乏力，舌质红，苔少，脉弦细数。

治法：清热化痰。

方药：小陷胸汤加减。

膏方调治基本用药：

清热泻火：黄连、黄芩、栀子、赤芍、牡丹皮、夏枯草、龙胆等。

化痰通络：橘红、陈皮、半夏、胆南星、路路通、皂角刺等。

疏肝理气：柴胡、川楝子、八月札、郁金、玫瑰花、绿萼梅等。

精细料及其他：西洋参、生晒参、羚羊角粉、阿胶、龟甲胶、鳖甲胶、木糖醇等。

随症加减：口渴喜饮者，加生石膏、知母；腹部胀满者，加炒莱菔子、焦槟榔；偏湿热困脾者，治以健脾和胃、清热除湿，用六君子汤加减。

2. 热盛伤津证

临床表现：口干咽燥，渴喜冷饮，易饥多食，尿频量多，心烦易怒，口苦，溲赤便秘，舌干红，苔黄燥，脉细数。

治法：清热生津止渴。

方药：消渴方或白虎加人参汤加减。

膏方调治基本用药：

滋阴生津：天花粉、生地黄、葛根、麦冬、知母、北沙参、黄精、玉竹、枸杞子、藕汁、甘草等。

清热泻火：黄连、石膏、黄芩、栀子、赤芍、牡丹皮、夏枯草、龙胆等。

精细料及其他：西洋参、生晒参、羚羊角粉、阿胶、龟甲胶、鳖甲胶等。

随症加减：肝胃郁热者，用大柴胡汤加减，可用柴胡、白芍、枳实等；胃热、口干者，用三黄汤加减，应用制大黄等；肠热便秘者，用增液承气汤加减，重用玄参、石斛、制大黄等；热盛津伤甚者，用连梅汤加减，重用乌梅、玄参等。

3. 气阴两虚证

临床表现：咽干口燥，口渴多饮，神疲乏力，气短懒言，形体消瘦，腰膝酸软，自汗盗汗，五心烦热，心悸失眠，舌红少津，苔薄白干或少苔，脉弦细数。

治法：益气养阴。

方药：玉泉丸或玉液汤加减。

膏方调治基本用药：

益气养阴：太子参、黄芪、天花粉、葛根、麦冬、何首乌、玉竹、枸杞子、玄参、葛根等。

滋阴清热：生地黄、熟地黄、知母、桑椹、女贞子、墨旱莲、天花粉等。

活血通络：赤芍、丹参、牡丹皮、地龙、桃仁、红花等。

精细料及其他：西洋参、生晒参、羚羊角粉、阿胶、龟甲胶、鳖甲胶等。

随症加减：倦怠乏力甚者，重用黄芪；口干咽燥甚者，加生地黄、石斛。

4. 肝肾阴虚证

临床表现：小便频数，浑浊如膏，视物模糊，腰膝酸软，眩晕耳鸣，五心烦热，低热颧红，口干咽燥，多梦遗精，皮肤干燥，雀目，或蚊蝇飞舞，或失明，皮肤瘙痒，舌红少苔，脉细数。

治法：滋补肝肾。

方药：杞菊地黄丸或麦味地黄丸加减。

膏方调治基本用药：

滋补肝肾：熟地黄、黄精、枸杞子、山茱萸、桑椹、女贞子、灵芝、何首乌等。

养阴清热：菊花、赤芍、牡丹皮、知母、黄柏、墨旱莲、地骨皮等。

精细料及其他：西洋参、核桃粉、黑芝麻、阿胶、龟甲胶、鳖甲胶等。

随症加减：视物模糊者，加茺蔚子、桑椹；头晕明显者，加桑叶、天麻；瘀阻经络者，加地龙、全蝎；瘀阻血脉者，加水蛭。

5. 阴阳两虚证

临床表现：小便频数，夜尿增多，浑浊如脂如膏，甚至饮一溲一，五心烦热，口干咽燥，神疲，耳轮干枯，面色黧黑，腰膝酸软无力，畏寒肢冷，四肢欠温，阳痿，下肢浮肿，甚则全身浮肿，舌质淡，苔白而干，脉沉细无力。

治法：滋阴补阳。

方药：金匮肾气丸加减。

膏方调治基本用药：

滋肾填精：熟地黄、山茱萸、黄精、枸杞子、菟丝子等。

温肾益阳：制附子、桂枝、肉桂、肉苁蓉、仙茅、巴戟天等。

健脾化湿：党参、白术、山药、泽泻、茯苓、薏苡仁等。

精细料及其他：生晒参、鹿角胶、阿胶、龟甲胶、鳖甲胶等。

随症加减：阳虚甚者，可加仙茅、淫羊藿、巴戟天；浮肿者，可加猪苓、车前子；兼痰浊壅盛，症见脘腹满闷者，加广木香、枳壳；恶心口黏者，加砂仁、荷叶。

【注意事项】

1. 血糖波动较大、血糖较高时宜先积极有效地控制血糖。
2. 服用膏方期间，既有的降糖治疗方案不可任意改动，请遵医嘱。

（上海中医药大学附属龙华医院　李　红）

第十二节　毒性弥漫性甲状腺肿

【概述】

毒性弥漫性甲状腺肿是一种伴甲状腺激素（TH）分泌增多的器官特异性自身免疫病，是以遗传为背景，在环境因素的作用下，诱发细胞免疫和体液免疫功能发生紊乱的一种最常见的自身免疫性甲状腺疾病。临床表现除甲状腺肿大和高代谢症候群外，尚有突眼以及较少见的胫前黏液性水肿、指端粗厚等，可次第或单独出现。该病在甲状腺功能亢进中占80%～85%，且多发于女性。

毒性弥漫性甲状腺肿在中医学中归于"瘿病"范畴，相当于中医学的"瘿气"。古代医家认为该病与情志、内伤及地域因素有关，但与情志因素关系最为密切。明代陈实功《外科正宗·瘿瘤论》提出："夫人生瘿瘤之症，非阴阳正气结肿，乃五脏瘀血、浊气、痰滞而成。"《医学入门·瘿瘤篇》中有典型描述：瘿气，今之所谓瘿囊者是也，由忧虑所生。忧虑伤心，心阴虚损，症见心悸、失眠、多汗、舌光红。七情不遂，则肝郁不达，郁久化火化风，症见性情急躁、眼球突出、面颊升火、脉弦、震颤。肝火旺盛，灼伤胃阴，阴伤则热，热则消谷善饥。若肝旺犯脾，脾失运化，症为大便溏泄、消瘦疲乏。

【病因病机】

本病的发生主要与情志、体质、饮食等因素有关。《诸病源候论》说："瘿者，忧患气结所生。"《济生方》说："瘿病者，多由喜怒不节，忧思过度，而成斯焉。"

1. 情志所伤

长期忧郁恼怒致肝气郁结，肝失条达，气机郁滞，久则津聚痰凝，壅结颈前，气血运行不畅，血脉瘀阻，而成气郁、痰凝、血瘀之患。

2. 饮食所伤

水土失宜，饮食失调或五味偏嗜，或属于高山地区，水土不服，脾胃运化功能失调。

3. 体质因素

素体阴虚，内热伤津耗液，炼液成痰而致本病。素体阴虚之人，或产后气阴俱亏，或女子发育、哺乳期间，尤易耗伤肝经阴血，故本病以青年、中年女性较多见。

本病主要由情志内伤、饮食等因素损伤肝气，肝旺克脾，脾失运化，气机郁滞，津聚痰凝，痰气交阻，壅结于颈前而成瘿瘤；凝结眼部而成目突；痰气郁结日久，化火伤阴，则出现心烦不寐、口干目涩、消谷善饥、心悸不宁等心、肝、胃阴虚之证；风阳内动，则见手抖；邪热内迫，津液外泄则可见恶热、自汗；阴虚及肾，则出现女子闭经、男子阳痿、性功能减退等肾精亏损之证。重症患者阴虚之证随病程长而加重，出现烦躁不安、高热、脉疾等"甲亢危象"，为病情危重的表现。

总之，本病初起多实，其主要病理因素为气滞、肝火、痰凝，而以气郁为先；久病多虚或虚实夹杂，虚者以阴虚为主，其病位在颈前，与肝、肾、心、脾、胃关系密切。

【治疗特点】

中医膏方适用于各种原因、各个年龄的甲状腺毒症患者，对于改善甲状腺肿大、突眼具有明显优势，可辅助控制甲状腺功能，改善甲状腺毒症的临床症状，提高患者生活质量，还可改善服用西药引起的毒副反应如白细胞减少、肝损伤、皮疹等。

中医膏方在治疗甲状腺毒症过程中，一方面要根据临床症状及体征来辨证施治，另一方面还要通过临床的一些客观指标来验证中医的治疗效果。由于甲状腺毒症的病情较复杂，治疗过程中必须观察全局，抓住问题的主要矛盾，灵活运用。

毒性弥漫性甲状腺肿伴甲亢初期，多有肝失疏泄、胃热亢盛，故治宜疏肝解郁、清泻胃火与肝火，兼以养阴、安神除烦等，痰热偏盛者，可加清化痰热之品。

毒性弥漫性甲状腺肿伴甲亢中期，气阴两虚，虚实兼见，治以疏肝健脾、益气养阴、化痰散结，兼以滋阴补养五脏之亏耗，益气固元，益气可选用西洋参、太子参、黄精、黄芪等补气而不温燥助火之品，但不宜用之过早、量不宜过大，以免助热伤阴，致病情反复。如眼突目干，可加清肝明目、化痰散结、活血之品。

毒性弥漫性甲状腺肿伴甲亢后期，由于肝病传脾，致脾肾两虚，兼夹痰瘀，治宜滋补肝肾、化痰祛瘀散结。

现代医学阐明了使用如海藻、海带、昆布等含碘高的药物，虽然可以暂时抑制甲状腺激素的释放和改善甲状腺肿大的症状，但最终会导致甲亢复发反跳，因此，不宜使用含碘高的中药治疗甲亢。

在甲亢的发病过程中，以火热和痰浊病理因素较明显，很多甲亢患者尽管势较盛，但在早期和中期舌苔白腻或湿润。脾为后天之本，是气血生化之源。因此，在治疗中必须时时顾护脾土，顾护正气，否则中气易虚，更易化生痰湿。正气亏损，也会影响甲亢的治疗效果，延迟甲亢的康复。脾虚时可加用太子参、黄芪、茯苓、炮姜、白术、苍术、木香、砂仁等。

此外，在膏方的辅料应用方面，毒性弥漫性甲状腺肿尤其早期可用龟甲胶、鳖甲胶收膏，不但滋阴且能软坚散结，须少用鹿角胶等温热之品。

【辨证调治】

1. 气郁痰凝证

临床表现：颈前瘿肿，咽中如有物堵，胸闷太息，胁肋胀满，烦躁郁怒舌质淡红苔白腻，脉弦滑。

治法：行气化痰。

方药：半夏厚朴汤加减。

膏方调治基本用药：

疏肝理气：柴胡、青皮、香附、川楝子、荔枝核、佛手、香橼、玫瑰花、厚朴、紫苏叶等。

化痰散结：半夏、天南星、白附子、白芥子、川贝母、浙贝母、海浮石、猫爪草、山慈菇、瓜蒌等。

健脾助运：生黄芪、茯苓、白术、鸡内金、怀山药、薏苡仁等。

活血化瘀：郁金、莪术、川芎、红花、桃仁、乳香、没药、丹参、王不留行等。

精细料及其他：生晒参、三七粉、龟甲胶、鳖甲胶、饴糖等。

随症加减：多食易饥者，加石膏、知母、黄连清泻胃热；痰热偏盛者，可以温胆汤加减；心悸、汗出怕热者，加五味子、浮小麦、百合、龙骨、牡蛎养阴清热、镇静安神；情绪焦急者，加栀子、淡豆豉、黄连清心除烦；夜寐不宁者，加酸枣仁、柏子仁、合欢花养心解郁安神。

2. 肝火亢盛证

临床表现：烦躁不安，性急易怒，恶热自汗，面红口苦，口渴多饮，颈前瘿肿，心悸失眠，手指颤抖，舌红苔黄，脉来洪数。

治法：清肝泻火，散结消瘿。

方药：龙胆泻肝汤、珍珠母汤加减。

膏方调治基本用药：

清肝泻火：生栀子、龙胆、黄芩、车前草、柴胡等。

凉血泻热：牡丹皮、赤芍、紫草、玄参等。

清心安神：莲子心、淡竹叶、黄连、珍珠母、龙齿、酸枣仁、远志、灵芝、磁石、夜交藤等。

散结消瘿：白芥子、浙贝母、半夏、天南星、白附子、川贝母、海浮石、猫爪草、山慈菇、瓜蒌等。

益气培元：西洋参、太子参、黄精、黄芪等。

养阴滋液：南沙参、北沙参、天冬、麦冬、百合、石斛、生地黄、玉竹、女贞子、墨旱莲、枸杞子等。

活血化瘀：郁金、莪术、川芎、红花、桃仁、乳香、没药、丹参等。

培元护胃：白术、茯苓、薏苡仁、黄芪、六神曲、怀山药、香橼、佛手等。

精细料及其他：西洋参、铁皮石斛、黑芝麻、龟甲胶、鳖甲胶、冰糖、蜂蜜等。

随症加减：心烦易怒、口苦口干、小便黄赤者，重用黄连、连翘、栀子等清心除烦之品；便秘、口臭者，加用生大黄、决明子、火麻仁等。

3. 阴虚火旺证

临床表现：形体消瘦，咽干口苦，烦躁易怒，恶热多汗，多食善饥，舌颤手抖，寐少梦多，小便短赤，舌质红绛，苔薄黄，或苔少舌裂，脉弦细数。

治法：滋阴降火。

方药：当归六黄汤、左归丸、二至丸加减。

膏方调治基本用药：

滋阴养液：南沙参、北沙参、天冬、麦冬、百合、石斛、生地黄、玉竹、女贞子、墨旱莲、枸杞子等。

清泻虚火：知母、黄柏、地骨皮、白薇、青蒿、龙胆、黄芩、黄连等。

清心安神：莲子心、淡竹叶、黄连、珍珠母、龙齿、酸枣仁、远志、灵芝、磁石、夜交藤等。

益气培元：西洋参、太子参、黄精、黄芪等。

护胃健脾：白术、茯苓、薏苡仁、黄芪、六神曲、怀山药、香橼、佛手等。

精细料及其他：西洋参、铁皮石斛、黑芝麻、龟甲胶、鳖甲胶、冰糖、蜂蜜等。

随症加减：夜寐不安、入睡困难者，加酸枣仁、合欢花、夜交藤、木香、远志等；手足心热、烘热盗汗者，加地骨皮、知母、关黄柏、女贞子、墨旱莲等。

4. 气阴两虚证

临床表现：神疲乏力，口干咽燥，气促汗多，五心烦热，肢软身重，胃纳不佳，面红口苦，或兼大便溏薄，舌苔薄白，舌质偏红，脉沉细数。

治法：益气养阴。

方药：补中益气汤合生脉散加减。

膏方调治基本用药：

益气补虚：西洋参、太子参、黄精、黄芪等。

滋阴养液：南沙参、北沙参、天冬、麦冬、百合、石斛、生地黄、玉竹、女贞子、墨旱莲、枸杞子、五味子、玄参等。

护胃健脾：白术、茯苓、薏苡仁、黄芪、六神曲、怀山药、香橼、佛手等。

清心除烦：黄连、莲子心、淡竹叶等。

精细料及其他：西洋参、生晒参、三七粉、龟甲胶、鳖甲胶、冰糖、蜂蜜等。

随症加减：眼突目干者，可加桑叶、菊花、枸杞子等。

清肝明目；肝肾阴虚明显者，可加用一贯煎；胃阴不足者，可加用沙参麦冬汤或竹叶石膏汤。

【注意事项】

1. 若甲状腺激素水平较高，宜同时使用抗甲状腺功能亢进药物。
2. 服用膏方期间，既有的抗甲状腺功能亢进治疗方案不可任意改动，请遵医嘱。
3. 服用膏方期间出现急性心脑血管意外时，应暂停使用。

（上海中医药大学附属龙华医院　李　红）

第十三节　肾病综合征

【概述】

肾病综合征是以高度浮肿、大量蛋白尿（目前定义为多于 3.5 克/日）、高脂血症及低蛋白血症（血清白蛋白低于 30 克/升）为主要表现的一类临床综合征。肾病综合征可由多种肾小球疾病引起，可分为原发性及继发性两大类。

一般将肾病综合征归属于中医的"水肿病"范畴中。水肿是指体内水液运化失司，外溢肌肤、内停胸腹，引起眼睑、头面、四肢、腹背甚至全身浮肿。古代文献中有许多对于水肿病的描述，内容包括发病机制、临床表现以及治疗方法等。《素问·水热穴论》提出水肿发病的关键："故其本在肾，其末在肺。"《素问·至真要大论》云："诸湿肿满，皆属于脾。"明代张介宾认为："凡水肿等证，乃肺脾肾三脏相干之病，盖水为至阴，故其本在肾；水化于气，故其标在肺；水唯畏土，故其制在脾。今肺虚则气不化精而化水，脾虚则土不制水而反克，肾虚则水无所主而妄行。"关于治疗方法，《素问·汤液醪醴论》提出"平治于权衡，去菀陈莝……开鬼门、洁净府"等原则，《金匮要略·水气病脉证并治》对水肿的治疗指出，当"腰以下肿，当利小便，腰以上肿，当发汗乃愈"。此外，《金匮要略·水气病脉证并治》又有云"血不利则为水"，指出虽病于水，而实出于血，治水先治血，活血化瘀则血通水去。

【病因病机】

肾病综合征所致的水肿病，其病因主要与外邪侵袭、饮食起居失常、劳倦内伤等方面有关，有单一原因发病者，也有兼杂致病者。

1. 风邪侵袭

风邪侵及肌表，内及于肺，肺失宣降，水道通调不利，风遏水阻，形成本病。

2. 饮食不节

饮食不当，损伤脾胃，运化失司，水湿壅盛，发为本病。

3. 劳倦内伤

劳累过度，纵欲不节，耗气伤精，累及脾肾。脾肾两虚，不能化气行水，水湿泛溢而成本病。

4. 瘀血阻滞

久病入络，血不利则为水，水液停滞而成本病。

水肿的形成多由机体脏腑水液代谢功能失调而致，与多个脏腑有关，尤以肺、脾、肾三脏最为关键。其中肾为本，肾主水，肾虚则膀胱气化不利，水湿内停，发为水肿。肺乃水之上源，肺失宣降，水道通调失常，水液停聚，发为水肿。脾主制水，脾虚则传输失司，水湿壅盛，发为水肿。肺、脾、肾三脏功能失调还可互相影响，终致三焦水道失畅，水湿泛溢肌肤。此外，瘀血阻滞，水湿、湿热壅塞，损伤三焦水道，往往可使水肿迁延不愈，加重病情，因此，本病总属本虚标实之病证。肾病综合征的临床表现除了水肿以外，还包括大量蛋白尿。蛋白尿的产生被认为主要是由于肾主藏精，肾虚则无以固涩精微、精气外泄所致。另外，脾主升清，脾虚则气血生化乏源，可出现低蛋白血症。

【治疗特点】

应用中医膏方治疗肾病综合征可控制尿蛋白的漏出，提高血浆白蛋白，改善水肿等临床症状，还可减轻激素及免疫抑制药物治疗时所出现的副作用，提高患者生活质量。膏方适用于病情相对稳定的、肾功能无明显减退的肾病综合征患者。

肾病综合征患者常表现为持续的水肿、低蛋白血症，病程较长，往往多为虚实夹杂，病情复杂难治。其应用膏方进行治疗，主要原则以补益脾肾、利水消肿为主，辅以理气、活血、清热之法。

1. 敦土制水，温肾利水

"诸湿肿满，皆属于脾。"脾主运化水湿，如若多种原因引起脾气亏虚，运化功能失常或湿邪过盛、脾为湿困均可致水失土制、水液泛溢形成水肿。此外，脾虚则水谷精微运化乏力，也不利于血浆蛋白的生成，治疗上当采用黄芪、党参、白术、茯苓等健脾助运之品，益气健脾以利湿，敦土以制水。

温阳利水之法在治疗肾性水肿的过程中尤为重要。肾为先天之本，肾阳不足，命门火衰，不能化气行水，遂使膀胱气化失常，开阖不利，水液内停而致水肿。此时常用附子、肉桂温补肾阳、化气行水，以期离照当空，阴霾立散。或病情尚为轻浅或有气津亏耗者则多以淫羊藿、巴戟天、菟丝子、肉苁蓉等温润之品代替附桂之燥烈。脾虚者得温阳之药，则火能生土，而水有所归矣；肾虚者得温阳之药，则坎阳鼓动，而水有所摄矣。

2. 活血理气以治水

自古以来众多医家均认为水肿的形成与血液流畅与否有着密切联系。现代医学研究证实肾病综合征患者大多存在高凝状态，且由于该病病程较长，"久病致瘀、久病入络"，故治疗当"治水先治血，活血化瘀则血通水去"。有研究证明活血化瘀药能改善肾血流量，改善微循环，有利于水肿的消除。因此，在治疗时方中常需加入丹参、当归、白僵蚕、益母草、水蛭等活血化瘀通络的药物进行治疗。

"大气一转，其气乃散"，气机顺畅，则水湿自消。"气为血之帅"，气能行血，益气能加强活血化瘀的作用。这两种方法配合使用，如能贯彻始终即能明显提高水肿的治疗效果。

3. 扶正祛邪，滋阴利水

糖尿病肾病早期、狼疮性肾病等继发性肾病综合征临床上可出现水肿病合并明显阴虚症状。滋阴利水法适宜于肾阴不足，水热互结所致的小便不利、面浮肢肿。邪热伤肺，进而伤肾，肾阴亏虚，阴虚内热，水热互结，膀胱气化不行则小便不利，发为水肿。《金匮要略·消渴小便不利淋病脉证并治》云："脉浮发热，渴欲饮水，小便不利者，猪苓汤主之。"该方用阿胶滋肾养阴，滑石、猪苓、茯苓、泽泻利尿泻热，共奏扶正祛邪、滋阴利水之功。

除了以上三种主要的治疗原则以外，肾病综合征患者常伴有高脂血症等代谢异常疾病，且浮肿明显者可出现腹胀、胃纳差等胃肠道水肿症状，制膏时要慎用滋腻滑肠之品，应加入健脾理气的药物预防脾胃损伤，如紫苏、陈皮、槟榔、大腹皮等。

而对于长期使用免疫抑制剂治疗的肾病综合征患者，脾胃克伐太过，以致胃气衰惫，膏方中加以理气和胃之品，如陈皮、木香、砂仁、白豆蔻、谷芽、麦芽等，可以减少胃肠道的不良反应。在接受免疫治疗的同时，适当配合膏方治疗，可以减少西药的毒副作用，并能提高疗效。需要注意的是，早期使用大剂量激素及免疫抑制药物时，患者不宜服用膏方。

对肾病综合征病情较轻，临床表现相对稳定，水肿不明显的患者，此时用膏方以健脾益肾，防止复发。治疗主要以培补脾肾为主，改善患者体质、调节免疫功能，另外，尚需适当配以少量清热利湿活血药物。

此外，在膏方的辅料应用方面，传统膏方的收膏多采用冰糖、阿胶、蜂蜜、鹿角胶等，气血不足者多选用阿胶，阳虚甚者用鹿角胶，阴虚甚者用龟甲胶。糖的选用也应有所区别，脾胃功能欠佳者用饴糖，阳虚气虚者用红糖，阴虚者用冰糖，合并有高血压、高脂血症者则应选用木糖醇、元贞糖等。对于本病膏与辅料的选用，可适当减少胶类用量，用少量琼脂替代，以防止增加肾脏负担。

【辨证调治】

1. 水湿浸渍证

临床表现：全身水肿，按之没指，小便短少，身体困重，纳呆，大便不实，恶心，苔白腻，脉濡缓，起病缓慢，病程较长。

治法：健脾化湿，通阳利水。

方药：五皮饮合胃苓汤加减。

膏方调治基本用药：

化湿利水：桑白皮、陈皮、大腹皮、茯苓皮、生姜皮、猪苓、泽泻等。

燥湿健脾：茯苓、白术、苍术、厚朴等。

温阳化气：桂枝、肉桂等。

活血化瘀：丹参、当归、川芎、红花、桃仁、益母草、白僵蚕、水蛭等。

精细料及其他：西洋参、生晒参、紫河车、阿胶、龟甲胶、鳖甲胶、木糖醇等。

随症加减： 脾虚肿甚而喘者，可加麻黄、杏仁、葶苈子宣肺泻水而平喘；脘闷、纳呆较甚者，加砂仁、白豆蔻、木香等行气健脾；恶心、呕吐明显者加用紫苏、川黄连、半夏等。

2. 脾虚水泛证

临床表现： 下肢浮肿，腹胀纳差，口干不欲多饮，乏力，大便溏或不畅，面色萎黄，舌质淡胖，苔薄白，脉细或濡。

治法： 健脾利湿，益气活血。

方药： 自拟健脾利水方。

膏方调治基本用药：

益气健脾：黄芪、党参、白术、薏苡仁、黑豆等。

补益肾气：山药、黄精、山茱萸、淫羊藿等。

利水渗湿：猪苓、茯苓、薏苡仁、冬瓜皮等。

活血化瘀：丹参、当归、川芎、红花、桃仁、益母草、白僵蚕、水蛭等。

精细料及其他：西洋参、生晒参、紫河车、阿胶、龟甲胶、鳖甲胶、木糖醇等。

随症加减： 内热重者，可加用清热解毒药：白花蛇舌草、半枝莲、芙蓉叶等；腹胀明显、大便不通者，可加用大腹皮、大黄行气泻浊。

3. 阴虚内热证

临床表现： 浮肿，头痛、头晕，口干且苦，尿色深黄，量少，或有血尿，舌红苔黄，脉滑数。

治法： 滋阴益肾，利水消肿。

方药： 知柏地黄丸加减。

膏方调治基本用药：

益肾填精：熟地黄、山茱萸、山药、菟丝子等。

滋阴降火：龟甲、知母、黄柏等。

清利水邪：猪苓、茯苓、泽泻、滑石等。

活血化瘀：丹参、当归、川芎、红花、桃仁、泽兰、益母草、三七等。

健脾益胃：白术、茯苓、薏苡仁、六神曲等。

精细料及其他：西洋参、生晒参、羚羊角粉、阿胶、龟甲胶、鳖甲胶、木糖醇等。

随症加减： 五心烦热、潮热颧红、舌红少苔、脉细数者，可加鳖甲、牡丹皮、地骨皮等；盗汗明显者，可加用生牡蛎、糯稻根；兼失眠、多梦、健忘诸症者，加阿胶、酸枣仁等交通心肾，养心安神。

4. 脾肾气虚证

临床表现： 浮肿反复，神疲乏力，易感冒，腰膝酸软，面色少华，纳差，大便溏薄，夜尿频多，舌淡或边有齿痕，苔薄白，脉细。

治法： 健脾益气，益肾固精。

方药：参芪地黄汤加减。

膏方调治基本用药：

益气健脾：黄芪、党参、白术、山药、薏苡仁、黑豆等。

益肾固精：黄精、熟地黄、山茱萸、杜仲、桑寄生、川续断、狗脊等。

活血化瘀：丹参、当归、川芎、益母草、红花、桃仁、水蛭、白僵蚕等。

精细料及其他：西洋参、生晒参、紫河车、阿胶、龟甲胶、鹿角胶、鳖甲胶、木糖醇等。

随症加减：脾气虚弱，症见浮肿明显者，可加用黄芪、桂枝益气温阳，或可加用补骨脂、附子温肾助阳加强气化；肾失固摄，症见夜尿增多者，可酌加芡实、桑螵蛸等。

5. 脾阳虚衰证

临床表现：身肿反复，腰以下为甚，按之凹陷不起，畏寒怕冷，脘腹胀闷，纳呆，大便溏薄，面色萎黄，神疲乏力，小便短少，舌淡，苔白腻或白滑，脉沉缓或沉弱。

治法：温运脾阳，以利水湿。

方药：实脾饮加减。

膏方调治基本用药：

温阳散寒：干姜、附子、草果等。

健脾益气：黄芪、党参、白术、山药、薏苡仁等。

利水渗湿：茯苓、木瓜、防己、玉米须等。

理气行水：木香、厚朴、大腹皮、陈皮等。

精细料及其他：西洋参、生晒参、阿胶、鹿角胶、木糖醇等。

随症加减：湿邪较盛者，加苍术、砂仁；小便短少者，可加用桂枝、肉桂温阳化气。

6. 肾阳衰微证

临床表现：浮肿，腰以下尤甚，按之凹陷不起，日久不愈，腰膝冷痛，畏寒怕冷，气促，尿少，乏力，面色晦滞，舌淡胖，苔白，脉沉细无力。

治法：温肾助阳，化气利水。

方药：金匮肾气丸合真武汤加减。

膏方调治基本用药：

温补肾阳：肉桂、附子、淫羊藿、巴戟天、菟丝子等。

健脾燥湿：黄芪、白术、苍术、茯苓、陈皮等。

利水消肿：防己、泽泻、车前子、冬瓜皮等。

活血化瘀：丹参、当归、川芎、益母草、红花、桃仁、水蛭、白僵蚕等。

精细料及其他：生晒参、紫河车、阿胶、鹿角胶、木糖醇等。

随症加减：喘促明显、不能平卧者，加用野山参、葶苈子。

【注意事项】

1. 在患者急性起病或病情多变阶段慎用膏方。

2. 肾虚兼有舌苔厚腻、腹胀、便溏等脾胃功能失健者，因在服用膏方前使用开路方。

3. 服用膏方期间，已有的免疫治疗方案不可任意改动，请遵医嘱。

4. 在服用膏方期间发生感冒、发热等感染症状时，应暂停服用，待感染控制后再继续服用。症状轻微者，在用抗感染药物治疗的同时，可酌情减量服用膏方。

（上海中医药大学附属龙华医院　邓跃毅）

第十四节　慢性尿路感染

【概述】

慢性尿路感染是指病原体侵犯尿路黏膜或组织引起的尿路慢性炎症。根据感染部位，尿路感染可分为上尿路感染和下尿路感染，前者为肾盂肾炎，后者主要为膀胱炎。尿路感染好发于育龄女性，男女发病比例约为 1∶8。95% 以上的尿路感染是由单一细菌引起的。

慢性尿路感染多属于中医的"淋病"范畴，主要以"劳淋"为主，或可属"腰痛""虚劳"范畴。大多数患者既往有急性尿路感染发作病史，多有反复发作的尿频、尿急、尿痛等尿路刺激症状，也有部分患者可无明显症状，仅表现为尿检异常，持续多年。《证治汇补·下窍门》云："劳淋，遇劳即发，痛引气街，又名虚淋。"《景岳全书·淋浊》则认为："淋久不止，及痛淫皆去，而膏液不已，淋如白浊者，此惟中气下陷及命门不固之证也。"《临证指南医案·淋浊》对于淋病的治疗则指出："治淋之法，有通有塞，要当分类。"

【病因病机】

现在认为慢性尿路感染所致的"淋证"，其病因主要包括以下四方面。

1. 湿热下注，水道不利

外邪侵袭，由外入里，化为湿热，下注膀胱，发为淋证。

2. 久淋不愈，耗伤正气

淋证迁延日久，耗伤人体正气，脾虚而中气不足，气虚下陷，或肾气亏虚，膀胱气化不利，导致病情反复难愈。

3. 情志失调，气机不畅

情志不宁，忧郁易怒，肝胆火郁，湿热内生，侵袭下焦，致使淋证发作。

4. 劳倦内伤，房事不节

劳倦内伤，正气不足，房事不节则肾气亏损，下焦肾元不固而有淋证发病。

该病病机初期多为湿热实证，久病由实转虚，为本虚标实之证，虚者主要以脾肾亏虚、膀胱气化无权为主，实者多见气滞、血瘀、湿热为病，两者互为因果，不断消长变化，导致临床症状随之起伏，表现休作无常，病势缠绵难愈，部分患者终致"癃闭"

"关格"等诸证出现。

【治疗特点】

慢性尿路感染患者多病程较长、迁延难愈，病情复杂难治。中医膏方适用于治疗慢性尿路感染，以治本为主、标本兼顾，可减少尿路感染发作的次数，减少西药使用的频率，提高治疗效果以改善患者的生活质量，有些患者甚或可以痊愈。

1. 虚者补益

尿路感染之所以反复发作，缠绵难愈，其根本原因就是"正气亏虚"。治疗时，多以补益脏腑为基础。如临床表现以脾虚为主，可多加用健脾益气药物，如黄芪、白术、党参、山药等。如以肾虚为主，则可多选用熟地黄、山茱萸、杜仲、淫羊藿等益肾补精的药物。

2. 实者清利

在慢性尿路感染的治疗中，若只顾益气健脾扶正，湿热不除，则会出现补而生热，使邪气加重，疾病反复发作。因此，治疗时需加用清利湿热之品以辅助之，可使正气复、邪气除，但在药物的选择上应兼顾扶正功效，不可清利太过，可选用鹿衔草、紫花地丁、野菊花、凤尾草等药物。

3. 宣畅气机，活血化瘀

"六腑以通为用""不通则痛"。气机失畅，膀胱气化不利，可见少腹胀满、排尿不适等，且慢性尿路感染多见于女性，可随情志变化而发病，故治疗上可加用柴胡、陈皮、木香等理气之品。

"久病致瘀"，气滞可以致瘀，湿热留滞也可以致瘀，故病程后期患者多有瘀血证的表现，可搭配药物如桃仁、红花、当归、川芎、葛根等。

在膏方的辅料选择方面，收膏多采用冰糖、阿胶、蜂蜜、龟甲胶、鹿角胶等，气虚血虚者多选用阿胶，阳虚甚者用鹿角胶，阴虚甚者用龟甲胶、鳖甲胶。糖的选用也应分类，脾胃功能欠佳者用饴糖，阳虚气虚者用红糖，阴虚者用冰糖，合并有高血压、糖尿病、高脂血症等则应选用木糖醇、元贞糖等。

【辨证调治】

1. 气机失畅证

临床表现：小便涩滞时作，淋漓不尽，发病可随情志变化，神疲乏力，少腹拘急，苔薄白，脉多弦。

治法：疏肝理气，温肾利尿。

方药：逍遥散加减。

膏方调治基本用药：

疏肝理气：柴胡、香附、木香、枳壳、陈皮、青皮等。

补益肾气：杜仲、狗脊、枸杞子、怀牛膝、淫羊藿、桑寄生等。

利尿通淋：滑石、冬葵子、王不留行、紫花地丁、野菊花等。

活血化瘀：丹参、当归、川芎、红花、桃仁、赤芍、川牛膝等。

精细料及其他：西洋参、生晒参、阿胶、鹿角胶、龟甲胶、鳖甲胶、蜂蜜、冰糖等。

随症加减： 心情不畅、夜寐不安者，加用合欢花、远志、石菖蒲等。

2. 气虚血瘀证

临床表现： 少腹坠胀，尿有余沥，乏力，面色欠华，反复镜下红细胞增多，舌质淡暗，脉细涩无力。

治法： 补中益气，活血通淋。

方药： 补中益气汤加减。

膏方调治基本用药：

益气健脾：黄芪、陈皮、白术、升麻、柴胡、人参等。

活血化瘀：三七粉、丹参、当归、川芎、红花、桃仁、赤芍等。

利尿通淋：王不留行、紫花地丁、鹿衔草、瞿麦、凤尾草等。

精细料及其他：西洋参、生晒参、冰糖、蜂蜜、紫河车、阿胶、鹿角胶、龟甲胶、鳖甲胶等。

随症加减： 尿频、排尿无力者，可加用川续断、狗脊、黄精、桑寄生等；尿中红细胞较多者，可加琥珀粉、蒲黄、小蓟等。

3. 肾阴亏虚证

临床表现： 淋证日久，时作时止，神疲乏力，口干，盗汗，夜尿频数，舌质红，脉细数。

治法： 滋阴降火，补肾通淋。

方药： 知柏地黄丸加减。

膏方调治基本用药：

益肾填精：熟地黄、山茱萸、山药、枸杞子等。

滋阴降火：知母、黄柏、龟甲、墨旱莲、女贞子等。

利尿通淋：鹿衔草、紫花地丁、野菊花、凤尾草等。

精细料及其他：西洋参、生晒参、冰糖、紫河车、阿胶、龟甲胶、鳖甲胶等。

随症加减： 五心烦热、潮热颧红者，可加鳖甲、牡丹皮、地骨皮等。

4. 脾肾气虚证

临床表现： 小便不甚赤涩，点滴而出，淋漓不尽，遇劳即发，神疲乏力，腰膝酸软，腹胀便溏，舌淡，脉虚弱。

治法： 健脾益肾。

方药： 无比山药丸加减。

膏方调治基本用药：

健脾利湿：山药、茯苓、泽泻、薏苡仁、莲子肉等。

益肾固涩：熟地黄、菟丝子、杜仲、牛膝、五味子、肉苁蓉等。

清利通淋：仙鹤草、鹿衔草、车前草、石韦等。

活血化瘀：丹参、当归、川芎、红花、桃仁等。

精细料及其他：西洋参、生晒参、紫河车、阿胶、龟甲胶、鹿角胶、鳖甲胶、木糖醇等。

随症加减：脾气虚弱，症见少腹下坠明显者，可加用黄芪、白术、升麻益气升陷；患者尿检发现蛋白质者，可加用山茱萸、苍术、金樱子等。

5. 脾肾阳虚证

临床表现：淋证日久，小便赤涩不甚，但淋沥不已，遇劳即发，腰膝酸软，畏寒肢冷，头晕，耳鸣，夜尿频多，或出现面浮肢肿，舌质淡，苔薄白，脉沉细。

治法：温补脾肾。

方药：右归丸加减。

膏方调治基本用药：

温补肾阳：附子、鹿角片、肉桂、淫羊藿、巴戟天等。

健脾益气：黄芪、党参、白术、山药、莲子肉等。

固肾缩尿：益智仁、桑螵蛸、覆盆子、金蝉花等。

清利通淋：仙鹤草、鹿衔草、紫花地丁、茯苓等。

精细料及其他：生晒参、紫河车、阿胶、鹿角胶、饴糖、红糖、蜂蜜等。

随症加减：浮肿明显者，可加用泽兰、益母草、丹参、当归等药物活血利尿。

【注意事项】

1. 平时要注意增强抵抗力，尽量避免憋尿，保证充足的饮水量，消除各种易感因素，注意性生活卫生，防止重复感染。

2. 在尿路感染急性发作期间，一般需要停服膏方，但如患者症状轻微，可根据医嘱酌情减量续服膏方。

3. 如患者在膏方治疗期间需配合使用抗菌药物，要严格配合医嘱合理使用各类抗菌药物，切忌自行服药、换药、停药。

（上海中医药大学附属龙华医院　邓跃毅）

第十五节　慢性肾功能衰竭

【概述】

慢性肾功能衰竭是指所有原发性或继发性慢性肾脏疾病进行性肾功能损害所出现的临床综合征。其临床表现有水、电解质、酸碱平衡紊乱，糖、脂肪、蛋白质及氨基酸代谢障碍和各系统功能紊乱。

美国肾脏病学会《慢性肾脏病临床实践指南》把慢性肾脏疾病（CKD）分为以下5期。

第1期：肾脏损伤，肾小球滤过率（GFR）正常或升高，GFR≥90mL/min/1.73m^2。

第 2 期：肾脏损伤伴轻度 GFR 下降，GFR60～89mL/min/1.73m²。

第 3 期：中度 GFR 下降，GFR30～59mL/min/1.73m²。

第 4 期：重度 GFR 下降，GFR15～29mL/min/1.73m²。

第 5 期：肾衰竭，GFR<15mL/min/1.73m²。

CKD3～5 期的患者属于慢性肾功能衰竭的范畴。

中医学无慢性肾功能衰竭的病名。根据其病情进展各个阶段的临床特征，本病属"水肿""腰痛""虚劳""癃闭""溺毒""关格"等病证范畴。

【病因病机】

中医学认为，本病多由脾肾亏虚，湿浊、湿热、溺毒、瘀血、痰浊壅滞，三焦气机失畅，水道不利而致。本病具体而言可由水肿、腰痛、淋证、尿血等多种疾病发展而来，其病因归纳起来主要有以下三个方面。

（1）素因：即患者的体质因素，脾肾虚损是本病的素因。

（2）主因：由于各种原因导致肾脏失去分清泌浊的功能，使湿浊溺毒贮留体内而引发本病。

（3）诱因：慢性肾功能衰竭是由多种慢性肾脏疾病发展而来的，在其发展过程中，往往由于某些因素而使病程进展加快，病情恶化。

1. 感受外邪

外邪侵袭肺卫肌表，致使肺失宣降，治节失职，三焦水道不利，湿浊贮留增多，或湿热下注。原有脾肾亏损，猝感外邪，营卫失调，进一步损伤脾肾。

2. 劳累过度

《素问·举痛论》曰："劳则气耗。"《脾胃论》曰："形体劳役则脾病。"《素问·生气通天论》也提到："因而强力，肾气乃伤。"强力指超过自己体力的限度，或是房劳过度，或是过度疲劳，这些因素皆可使脾肾虚损进一步加重，促使脾肾衰竭而病情恶化。

3. 饮食不节

久嗜醇酒、肥甘、辛辣之品，导致脾胃运化功能失常，内湿自生，酿湿生热，阻滞于中，下注膀胱，气化不利。或饮食不足，饥饱失调，脾胃气虚，中气下陷，无以气化，此即《灵枢·口问》篇所谓："中气不足，溲便为之变。"

4. 情志内伤

惊恐、忧思、郁怒、紧张引起肝气郁结，疏泄失司，从而影响三焦水液的运送及气化功能，导致水道通调受阻。正如《灵枢·经脉》篇所云："肝足厥阴之脉……是主肝所生病者……遗溺，癃闭。"

慢性肾功能衰竭的病程较长，病机错综复杂，往往虚实互见，阴阳失调，寒热交错，既有正气的耗损，又有实邪的蕴结，属本虚标实、虚实夹杂之证。本虚为脾肾阳（气）虚，阳损及阴，可致气阴两虚及阴阳两虚；标实为湿浊、湿热、溺毒、瘀血、痰浊壅阻为主。脾肾阳（气）虚、湿浊壅阻三焦是慢性肾功能衰竭的主要病机特点。

慢性肾功能衰竭早期阶段的病机特点是正虚为主，夹有水湿、湿热、瘀血、痰浊等实邪，可用膏方扶正为主，酌情祛邪。

慢性肾功能衰竭晚期阶段，临床出现各种尿毒症症状，可见小便不通、恶心呕吐，甚至抽搐等，分别属中医的"癃闭""关格""溺毒"等。此阶段病机特点以邪实为主，浊邪壅塞，三焦气机升降失常，不宜服用补益类的膏方。

【治疗特点】

"正气存内，邪不可干。"人体的正气充盛，机体的免疫功能提高，抗病能力增强，由扶正达到抗邪祛邪，不治病而其病可愈，这就是慢性肾功能衰竭患者服用膏方的特色。中医膏方适用于慢性肾功能衰竭早、中期患者，可以减少患者体内毒素的生成，使之临床表现相对稳定。中医膏方治疗慢性肾功能衰竭应以补肺脾肾为主，同时辅以清热利湿、活血化瘀之药。

补益肺脾肾之药为膏方中的主药，其中常用养阴药有生地黄、熟地黄、女贞子、枸杞子、何首乌、山茱萸。温阳药常用杜仲、潼蒺藜、狗脊、附子、桂枝、炮姜、补骨脂、菟丝子等。杜仲、潼蒺藜、狗脊三味气味俱薄，温而不燥，与生地黄、熟地黄、女贞子、枸杞子合用，阴阳平补且无偏胜之虑；附子、桂枝、炮姜用于肾阳衰微者，尤其是附子与肉桂，必须严格掌握适应证及剂量与配伍。巴戟天、补骨脂、菟丝子用于肾阳内虚者，虽无燥热之弊，也须随证量病以进。补气药常用党参、太子参、白术、怀山药、甘草以及黄芪、肉苁蓉、野山参、高丽参、生晒参。

湿热之邪是慢性肾病治疗过程中的重要因素，不可忽视。不少肾功能衰竭患者常伴有脘痞、纳呆、腹胀、苔腻等脾不运湿的症状，此时投膏方予补益，不仅不利于滋补药发挥作用，反有闭门留寇之弊，须在服用膏方前祛湿清热、醒脾开胃。祛湿常以藿香、佩兰、砂仁、白豆蔻、川厚朴等芳香化湿，以茯苓、猪苓、车前子、通草等淡渗利湿，以苍术、黄连、半夏、黄柏苦温燥湿，如此分消走泄，湿去则热易透、瘀易散。清热常用金银花、连翘、蒲公英、紫花地丁、野菊花、白花蛇舌草等清热解毒，以金钱草、海金沙、石韦、灯心草、滑石、萹蓄清热通淋，通利小便，导邪下达；以半夏、陈皮、枳壳、佛手等运脾理气。

肾病患者，腰部常有疼痛，无非是由肾脏损伤，血行不畅所致。血凝则气滞，血行则气随，血与气分离不开，故欲补肾行血宣瘀，必佐温阳行气之品，在补肾的基础上加入活血化瘀药物，常选用桃仁、红花、丹参、牡丹皮、赤芍、川牛膝、三七，甚则虫类搜剔之品，如地龙、蜈蚣等，以活血行瘀，祛瘀生新，如此则气血调和，五脏安定，百病不生。

此外，应用膏方治疗慢性肾功能衰竭时选用辅料应注意：肾性贫血，营血内虚者阿胶用量可加至 400 克，夹痰夹湿或胃中痞胀者阿胶用量可减至 200 克，阴虚加龟甲胶，阳虚加鹿角胶，日晡潮热加鳖甲胶，蛋白尿或遗精滑泄加金樱子膏，痰多黏稠、大便溏泄者改用黄明胶。而对于合并高血压、高脂血症、糖尿病、肥胖症或有倾向者应适当调整，慎用或忌用冰糖、红糖、蜂蜜收膏，改用木糖醇、元贞糖代替。合并血尿酸增高或者痛风者，应慎用或禁用鹿角胶、龟甲胶、鳖甲胶。可用少量琼脂帮助收膏。

【辨证调治】

1. 脾阳亏虚证

临床表现：神疲乏力，纳差腹胀，面色无华，尿少，面部或下肢水肿，大便溏薄，舌质淡胖，苔薄白或白腻，脉沉细或濡细。

治法：温阳利水。

方药：防己黄芪汤合附子理中丸加减。

膏方调治基本用药：

温补脾阳：黄芪、附子、党参、防己、车前子、薏苡仁、茯苓、枸杞子、白术等。

活血化瘀：制大黄、丹参、当归、川芎、红花、桃仁、地龙等。

培元护胃：白术、六神曲、怀山药、陈皮、淡竹茹、佛手等。

利水消肿：防己、车前子、茯苓皮、泽泻、薏苡仁等。

固络涩精：金樱子、芡实、莲须、菟丝子、山茱萸等。

补气生血：黄芪、党参、当归、鸡血藤、熟地黄等。

精细料及其他：冬虫夏草、羚羊角粉、阿胶、龟甲胶、鳖甲胶、木糖醇等。

随症加减：湿抑中阳，症见纳差、呕恶者，酌加桂枝、干姜、半夏；水肿甚者，可酌加冬瓜皮、茯苓皮，并加重附子用量以助化气。

2. 肾阳虚损证

临床表现：面色晦滞，纳呆，水肿，尿少，形寒肢冷，腰膝酸软，足跟痛，舌质淡白如玉而胖，苔薄白，脉沉细。

治法：温补肾阳。

方药：济生肾气丸合真武汤加减。

膏方调治基本用药：

温补肾阳：肉桂、附子、白芍、茯苓、白术、泽泻、车前子、牛膝、生姜等。

活血化瘀：丹参、当归、川芎、红花、桃仁、地龙等。

培元护胃：白术、六神曲、怀山药、陈皮、淡竹茹、佛手等。

利水消肿：防己、车前子、茯苓皮、泽泻、薏苡仁等。

固络涩精：金樱子、芡实、莲须、菟丝子、山茱萸等。

补气生血：黄芪、党参、当归、鸡血藤、熟地黄等。

精细料及其他：冬虫夏草、羚羊角粉、阿胶、龟甲胶、鳖甲胶、木糖醇等。

随症加减：小便清长者，可去泽泻、车前子，酌加菟丝子、补骨脂等以温固下元；心悸、唇绀、脉结代者，可酌加桂枝、甘草、丹参等以温通心阳、活血化瘀；呕吐甚者，可用生姜汁滴舌。

3. 肝肾阴虚证

临床表现：头晕耳鸣，五心烦热，腰以下水肿，尿少黄赤，伴腰膝酸软，咽干，舌红少苔，脉弦细数。

治法：滋养肝肾。

方药：六味地黄丸加减。

膏方调治基本用药：

滋养肝肾：熟地黄、怀山药、山茱萸、泽泻、茯苓、牡丹皮、枸杞子、川牛膝、车前子、当归等。

活血化瘀：丹参、当归、川芎、红花、桃仁、地龙等。

培元护胃：白术、六神曲、怀山药、陈皮、淡竹茹、佛手等。

利水消肿：防己、车前子、茯苓皮、泽泻、薏苡仁等。

固络涩精：金樱子、芡实、莲须、菟丝子、山茱萸等。

补气生血：黄芪、党参、当归、鸡血藤、熟地黄等。

精细料及其他：羚羊角粉、阿胶、龟甲胶、鳖甲胶、木糖醇等。

随症加减：湿热下注而见小便短赤、淋漓涩痛者，可酌加石韦、萹蓄、土茯苓等以清利湿热。

4. 气虚血瘀证

临床表现：头晕心悸，面色萎黄，气短乏力，伴尿少肢肿，腰刺痛或鼻齿衄血，舌质暗或有瘀斑，脉细无力，或细涩。

治法：益气活血。

方药：八珍汤合血府逐瘀汤加减。

膏方调治基本用药：

益气活血：党参、炙黄芪、白术、当归、川芎、赤芍、桃仁、枳壳、川牛膝、丹参等。

培元护胃：白术、六神曲、怀山药、陈皮、淡竹茹、佛手等。

利水消肿：防己、车前子、茯苓皮、泽泻、薏苡仁等。

固络涩精：金樱子、芡实、莲须、菟丝子、山茱萸等。

精细料及其他：冬虫夏草、羚羊角粉、阿胶、龟甲胶、鳖甲胶、木糖醇等。

随症加减：腹痛即泻、手足欠温者，可酌加肉桂、炮姜；血瘀甚，症见舌下瘀斑、胸闷心悸者，可酌加三棱、莪术以行气破瘀。

5. 湿浊困脾证

临床表现：纳呆腹胀，面色无华，神疲乏力，四肢困重，尿少肢肿，大便溏薄，舌胖淡，苔厚腻，脉沉细或濡细。

治法：温阳健脾。

方药：实脾饮与香砂六君汤加减。

膏方调治基本用药：

温阳健脾：茯苓、猪苓、白术、生姜、熟附子、桂枝、苍术、草果、大腹皮、党参、广木香、香附、砂仁、半夏、陈皮等。

活血化瘀：丹参、当归、川芎、红花、桃仁、地龙等。

培元护胃：白术、六神曲、怀山药、陈皮、淡竹茹、佛手等。

利水消肿：防己、车前子、茯苓皮、泽泻、薏苡仁等。

固络涩精：金樱子、芡实、莲须、菟丝子、山茱萸等。

补气生血：黄芪、党参、当归、鸡血藤、熟地黄等。

精细料及其他：冬虫夏草、羚羊角粉、阿胶、龟甲胶、鳖甲胶、木糖醇等。

随症加减：气虚甚，症见神疲乏力、四肢困重明显者，可酌加黄芪；水肿甚者，可加冬瓜皮。

6. 湿热内蕴证

临床表现：尿少便秘，脘腹痞满，纳呆，口干不欲饮，舌质红，苔黄腻脉滑数。

治法：清热化湿，降逆泄浊。

方药：黄连温胆汤加减。

膏方调治基本用药：

清热化湿、降逆止呕：黄连、陈皮、半夏、茵陈、栀子、大黄、大腹皮、生姜皮、茯苓皮、通草、赤小豆、枳实、竹茹等。

活血化瘀：丹参、当归、川芎、红花、桃仁、地龙等。

培元护胃：白术、六神曲、怀山药、陈皮、淡竹茹、佛手等。

利水消肿：防己、车前子、茯苓皮、泽泻、薏苡仁等。

固络涩精：金樱子、芡实、莲须、菟丝子、山茱萸等。

补气生血：绞股蓝、党参、当归、鸡血藤等。

精细料及其他：冬虫夏草、羚羊角粉、阿胶、龟甲胶、鳖甲胶、木糖醇等。

随症加减：胸闷腹满甚者，可酌加葶苈子、防己；湿热下注，症见尿频而痛者，可加蒲公英、石韦；咽痛者，可加山豆根清热利咽。

【注意事项】

1. 在急性病期间不宜服用膏方，如各种急性感染，常有发热、腹泻、咽喉疼痛、咳嗽、尿道涩痛等，应在疾病治愈或基本缓解后再服用膏方。

2. 慢性肾功能衰竭患者，有明显的心力衰竭等严重并发症时，必须先予以内科药物治疗或进行血液透析、腹膜透析。

3. 慢性肾功能衰竭患者，在服用膏方的同时必须遵医嘱服用其他纠正电解质紊乱、酸中毒、肾性贫血的药物。

4. 慢性肾功能衰竭患者，有明显恶心、呕吐等胃肠道不适症状者，不宜服用膏方。

（浙江省中医院　马红珍）

第十六节　失眠

【概述】

失眠又称为睡眠障碍，临床表现以入睡困难，易醒，早醒，醒后不易入睡，醒后疲乏，白天困倦为主。临证轻者入寐困难，时寐时醒，醒后不能再寐，或寐而不酣；重者可彻夜不寐。人类的正常睡眠可分为两个时期，即非快速眼动睡眠期（NREM）和快速眼动睡眠期（REM）。健康人睡眠开始于 NREM，维持 70～100 分钟后转入 REM，再维持 20～30 分钟后又转入 NREM，如此重复 4～6 次。其中 NREM 睡眠是促进生长、消除疲劳及恢复体力的主要方式，而 REM 睡眠是神经系统发育到高级阶段的产物，与记忆和做梦有关。现代研究表明失眠患者不仅睡眠质量差，且伴有较多的心身症状，且失眠越严重，心身症状就越明显。

失眠，中医学称其为不寐，病名出自《难经·四十六难》，中医古籍中亦有"不得卧""不得眠""目不瞑""不眠""少寐"等名称。早在《黄帝内经》中就有通过阴阳、营卫气血学说对"寐寤"进行了比较深刻朴素的阐述，如《灵枢·口问》有"卫气昼日行于阳，夜半则行于阴。阴者主夜，夜者卧；阳者主上，阴者主下，故阴气积于下，阳气未尽，阳引而上，阴引而下，阴阳相引，故数欠。阳气尽，阴气盛，则目瞑。阴气尽而阳气盛，则寤矣"等描述。《黄帝内经》《伤寒论》等书对多种与失眠相关的疾病进行了详细论述，开创了失眠症的辨证论治，创立了半夏秫米汤、酸枣仁汤、黄连阿胶汤等多首名方，临床疗效确切，历代医家沿用不衰并加以不断发展。

【病因病机】

其病因病机主要有虚实两方面。实者为七情内伤、肝失条达、饮食失节、痰热上扰；虚者为心肾不交、水火不济、劳倦过度、心脾两虚。

1. 情志失调

七情内伤可致脏腑功能失调。情志不遂，肝气郁结化火，火热扰动心神以致不寐；五志过极亦可化火，热扰心神导致失眠；忧思过度，耗伤心脾，营血不足，心神失养可致失眠。

2. 饮食失节

饮食失节，宿食内滞，中焦运化失司，脾胃升降失权，"胃不和则卧不安"；过食肥甘，酿生痰热，痰热扰心以致失眠。

3. 素体亏虚

禀赋不足或素体虚弱，肾阴不足，则心火独亢以致失眠；肾阳衰惫，不能温煦心阳，心神失养亦致失眠；或肾精虚少，不能化生营血，心失濡养，心无所依亦致失眠。

【治疗特点】

膏方的主要作用，是为了"保健强身，抗病延年"。对失眠患者而言，合理服用膏方，可改善睡眠状态，提高生活质量。

1. 一方统领，随证加减，辨证又辨病

结合病因病机特点，一方统领，随证加减，充分体现了中医辨证论治与辨病论治相结合的特色。

加味甘麦大枣汤可以作为治疗该病的统领方。方中甘麦大枣汤药性平和，能解郁缓急、养心气、益心阴、泻心火、安心神，善治不寐伴情志抑郁、心烦焦躁者；不寐患者在睡眠不安时，常伴有乱梦纷扰、醒后头重目眩、胸脘痞满、纳呆恶心、舌苔白腻等一派痰浊内阻之象，正如王肯堂所云"有痰在胆经，神不归舍，亦令不寐"，故加用远志、石菖蒲化痰定志以安神。不寐病证不论病因如何总致心神失养，神明不安，盖心主血脉，主神志，而血液是神志活动的物质基础。《灵枢·本神》篇说："心藏脉，脉舍神。"心血充盈，血脉运行流畅，则心神充养，神明安宁，故方中加入丹参，取"丹参一味，功同四物"之义，以达养血活血、宁心安神之功。总之，加味甘麦大枣汤治疗不寐病证，确符合《黄帝内经》治疗"目不瞑"之原则："补其不足，泻其有余，调其虚实，以通其道，而去其邪……阴阳立通，其卧立至。"

2. 不寐多参郁，疏肝为要

《丹溪心法·六郁》曰："气血冲和，万病不生，一有怫郁，诸病生焉，故人身之病，多生于郁。"人的睡眠与觉醒状态，除了由心所主之外，与肝的关系极为密切。肝性条达，主疏泄而调情志，肝木冲和，气机调畅，才能气血和平，情悦神安，寐寤有时。

若情志波动，失其常度，或暴受惊骇，恼怒悲哀，抑郁太过，所求不得，则肝失疏泄、气机郁滞，气郁日久，可化火伤阴炼痰，或由气及血致瘀，变生多端。症见性情忧郁、多思不寐、烦躁易怒、胸中窒闷、哭笑无常、沉默痴呆或狂躁不宁等。其治疗以疏肝为法，药选柴胡、郁金、枳实、竹茹为主。柴胡轻清宣畅，郁金轻扬散郁，两药相配，疏肝最验，枳实、竹茹乃"温胆汤"之意，理气化痰，清热安神。且常配生地黄、白芍、知母、百合等甘寒之品，崇阴以制火，滋阴以清热，使肝木得养，肝体柔润，热清烦除，或用酸枣仁、五味子酸以收之，敛肝之过，此乃宗仲景之法，取《金匮要略》中专治百合病的百合地黄汤、百合知母汤及酸枣仁汤诸方之意。

其中百合病有"意欲食复不能食，常默然，欲卧不能卧，欲行不能行，饮食或有美时，或有不用闻食臭时，如寒无寒，如热无热"等恍惚不安、变幻莫测的表现，相当于现代医学的某些精神病变。该病虽有外感温热转致，但多为七情内伤而起，五志过极，阴液亏耗，治当滋阴清热安神。若肝火旺盛，再加龙胆、黑栀子、生大黄等以折其火，以助安神。

精神疾患，因郁致病，或因病致郁，或郁病更郁，症情难复，故一人得病，阖家为之不安。如郁结不解，徒恃药石，其效难取。故除辨证用药以外，心理疏导必不可少，正如《临证指南医案·郁证》所说："郁证全在病者能移情易性。"所以要求医生与家属配合协作，主动关心患者的心理疾苦，注意了解患者的郁结何在，耐心细致加以劝慰，鼓励其解除烦恼忧伤，避免情绪波动，保持心情愉快、胸怀宽畅，并指导其饮食宜忌，戒除一切不良嗜好，加强体育锻炼。

此外，在膏方的辅料应用方面，因阿胶具有养血安神作用而最常被选用作收膏剂，若伴有潮热盗汗、记忆力衰退等则可加用龟甲胶。妇女更年期脏躁，大便干结者，可加用蜂蜜，但有明显乳房小叶增生症、子宫肌瘤等患者则避免使用。而对于合并高脂血症、糖尿病、肥胖症者应慎用或忌用冰糖、红糖、蜂蜜收膏，改用木糖醇、元贞糖代替。合并血尿酸增高或者痛风者，应慎用或禁用鹿角胶、龟甲胶、鳖甲胶。

【辨证调治】

可在辨证与辨病相结合选用加味甘麦大枣汤的基础上，根据下面的辨证分型加减用药。

1. 肝郁化火证

临床表现：不寐，性情急躁易怒，不思饮食，口渴喜饮，目赤口苦，小便赤，大便秘结，舌红苔黄，脉弦而数。

治法：疏肝泻火，清脑安神。

方药：龙胆泻肝汤加减。

膏方调治基本用药：

清热泻火：龙胆、黄连、黄芩、栀子、牡丹皮、知母、大黄等。

疏肝解郁：柴胡、川楝子、八月札、玫瑰花、郁金、绿萼梅等。

清心除烦：淡竹叶、莲子心、夜交藤、柏子仁、龙齿、牡蛎、酸枣仁等。

精细料及其他：西洋参、阿胶、龟甲胶、鳖甲胶等。

随症加减：心神不宁者，可加茯神、龙骨、牡蛎镇惊定志，安神助眠；胸闷胁胀、善太息者，加郁金、香附疏肝解郁。

2. 痰热内扰证

临床表现：不寐头重，痰多胸闷，恶食嗳气，吞酸恶心，心烦口苦，目眩，苔腻而黄，脉滑数。

治法：化痰醒脑，清热安神。

方药：清火涤痰汤加减方。

膏方调治基本用药：

清热化痰：黄连、竹茹、胆南星、夏枯草、龙胆、姜半夏等。

清热泻火：黄连、黄芩、栀子、大黄、牡丹皮、赤芍等。

滋阴安神：麦冬、南沙参、北沙参、玄参、灵芝、何首乌、柏子仁、远志等。

精细料及其他：西洋参、冬虫夏草、龟甲胶、鳖甲胶等。

随症加减：痰食阻滞、胃中不和者，加半夏、神曲、山楂、莱菔子以消导和中；心悸不安者，加珍珠母、朱砂以镇惊定志；痰热重而大便不通者，可加服礞石滚痰丸降火泻热，逐痰安神。

3. 胃气失和证

临床表现：胸闷嗳气，脘腹不适而不寐，恶心呕吐，大便不爽，腹痛，舌苔黄腻或黄燥，脉象弦滑或滑数。

治法：和胃健脾，化滞安神。

方药：半夏秫米汤加减。

膏方调治基本用药：

理气和胃：陈皮、半夏、佛手、香橼、紫苏梗、枳壳、枳实、莱菔子等。

消食导滞：山楂、鸡内金、莱菔子、焦楂曲、谷芽、麦芽等。

精细料及其他：西洋参、冬虫夏草、龟甲胶、鳖甲胶等。

随症加减：宿食积滞较甚，症见嗳腐吞酸、脘腹胀痛者，可加服保和丸，以图消导和中安神之功。

4. 瘀血内阻证

临床表现：烦扰不安，头痛如刺，心慌心跳，夜不成寐，或合目而梦，且易惊醒，甚则数日毫无睡意，神情紧张，痛苦不堪，舌多暗紫，脉多弦细而涩。

治法：理气化瘀，通窍安神。

方药：血府逐瘀汤加减。

膏方调治基本用药：

活血化瘀：川芎、桃仁、红花、赤芍、三七、莪术、牛膝、当归、丹参、地龙、穿山甲、全蝎、蜈蚣等。

养心安神：淡竹叶、莲子心、夜交藤、柏子仁、龙齿、牡蛎、酸枣仁等。

精细料及其他：生晒参、西洋参、冬虫夏草、阿胶、鳖甲胶、龟甲胶等。

随症加减：胸闷不适、短气乏力者，加用全瓜蒌、郁金、檀香等；梦多纷纭、心神不宁者，重用珍珠母、琥珀粉、龙齿、牡蛎、柏子仁、酸枣仁等。

5. 心脾两虚证

临床表现：患者不易入睡，或睡中梦多，易醒再难入睡，兼见心悸健忘，头晕目眩，肢倦神疲，饮食无味，面色少华，舌质淡，苔薄白，脉细弱。

治法：补益心脾，养血安神。

方药：归脾汤加减。

膏方调治基本用药：

益气养血：太子参、党参、黄芪、当归、白芍、鸡血藤、益母草等。

健脾和胃：茯苓、白术、山药、薏苡仁、白扁豆、佛手、陈皮等。

养心安神：莲子心、夜交藤、柏子仁、龙齿、牡蛎、酸枣仁等。

精细料及其他：生晒参、西洋参、冬虫夏草、阿胶、鳖甲胶、龟甲胶等。

随症加减：失眠较重者，加五味子、合欢花、夜交藤、柏子仁以助养心安神，或加龙骨、牡蛎以镇静安神；血虚较甚，加熟地黄、白芍、阿胶以补血充脑；脘闷纳呆、舌苔厚腻者，加半夏、陈皮、茯苓、厚朴以健脾理气化痰。

6. 阴虚火旺证

临床表现：心烦不寐，心悸不安，头晕，耳鸣，健忘，腰酸，手足心发热，盗汗，口渴，咽干，或口舌糜烂，舌质红，少苔，脉细数。

治法：滋阴清心，养脑安神。

方药：黄连阿胶汤加减。

膏方调治基本用药：

滋阴养阴：南沙参、北沙参、麦冬、玄参、玉竹、黄精、白茅根、知母等。

清热泻火：赤芍、牡丹皮、栀子、黄连、黄柏、地骨皮、百合、银柴胡等。

养心安神：淡竹叶、莲子心、夜交藤、柏子仁、龙齿、牡蛎、酸枣仁等。

精细料及其他：生晒参、西洋参、冬虫夏草、阿胶、鳖甲胶、龟甲胶等。

随症加减：阳升面热微红、眩晕、耳鸣者，可加牡蛎、龟甲、磁石等重镇潜阳，阳升得平，阳入于阴，即可入寐；不寐较甚者，加柏子仁、酸枣仁养心安神。

7. 心胆气虚证

临床表现：不寐多梦，易于惊醒，胆怯心悸，遇事善惊，气短倦怠，小便清长，舌淡，脉弦细。

治法：益气镇惊，安神定志。

方药：安神定志丸加减。

膏方调治基本用药：

益气养心：太子参、党参、黄芪、茯苓、白术、灵芝、黄精、枸杞子等。

健脾和胃：茯苓、白术、山药、薏苡仁、白扁豆、佛手、陈皮等。

安神定志：郁金、珍珠母、夜交藤、柏子仁、龙齿、牡蛎、酸枣仁等。

精细料及其他：生晒参、西洋参、冬虫夏草、阿胶、鳖甲胶、龟甲胶等。

随症加减：血虚阳浮、虚烦不寐者，宜用酸枣仁汤，方中以酸枣仁安神养肝为主，川芎和血以助酸枣仁养心，茯苓化痰宁心以助酸枣仁安神，知母清胆宁神；病情较重者，可二方合用；心悸较甚者，在前方基础上加生牡蛎、朱砂以加强镇静安神之力。

8. 心肾不交证

临床表现：心烦不寐，头晕耳鸣，烦热盗汗，咽干，精神萎靡，健忘，腰膝酸软；男子滑精阳痿，女子月经不调，舌红少苔，脉细数。

治法：交通心肾，补脑安神。

方药：交泰丸加减。

膏方调治基本用药：

滋补肾阴：熟地黄、山茱萸、黄精、枸杞子、何首乌、桑椹、女贞子等。

健脾和胃：茯苓、白术、山药、薏苡仁、白扁豆、佛手、陈皮等。

养心安神：莲子心、夜交藤、柏子仁、龙齿、牡蛎、酸枣仁等。

精细料及其他：生晒参、西洋参、冬虫夏草、阿胶、鳖甲胶、龟甲胶等。

随症加减：以心阴虚为主者，可用天王补心丹；以肾阴虚为主者，可用六味地黄丸加夜交藤、酸枣仁、合欢皮、茯神之类，以安神宁志、补心滋肾。

9. 肝郁血虚证

临床表现：难以入睡，即使入睡，梦多易醒，或胸胁胀满，善叹息，易怒急躁，舌红苔黄，脉弦数。

治法：疏肝养心，安神镇惊。

方药：酸枣仁汤加减。

膏方调治基本用药：

疏肝理气：柴胡、八月札、玫瑰花、川楝子、香附、郁金、绿萼梅等。

养血和血：当归、枸杞子、炒白芍、山茱萸、黄精、鸡血藤、何首乌等。

养心安神：黄精、灵芝、柏子仁、酸枣仁、夜交藤、龙齿等。

精细料及其他：西洋参、冬虫夏草、阿胶、鳖甲胶、龟甲胶等。

随症加减：肝郁较甚、郁久化火较甚者，可参照肝郁化火证治，亦可用丹栀逍遥散加忍冬藤、夜交藤、珍珠母、柏子仁治之。

【注意事项】

1. 膏方适用于长期或反复发作，临床辨证以虚证或虚实夹杂的患者为主。

2. 如伴有较为严重的抑郁或焦虑症状，在服用膏方期间，原有的抗抑郁或抗焦虑药物必须按疗程继续服用，不可随意改动。

3. 调节情绪，改变不良生活方式，适当的体育锻炼是治疗失眠的最好方法。

（上海中医药大学附属龙华医院　袁灿兴）

第十七节　情志病

【概述】

中医学历史悠久，其中对人的情志、精神活动及相关的疾病有其独特的理论体系及诊疗方法。早在殷商时期，甲骨文中就已有"心疾""首疾"的记载，汉代以后逐渐形成了一套从病因病机到辨证论治的系统理论，并在内科杂病中有了专门的门类。

情志，主要指喜、怒、忧、思、悲、恐、惊七种情志活动，以及神、魂、魄、意、志、思、虑、智等精神状态，是人体生理、心理活动对外界环境的不同反应，也是脏腑功能活动的表现形式之一。其理论基础包括形神合一论、心主神明论、五脏情志论、人格体质论等。《素问·调经论》指出："夫心藏神，肺藏气，肝藏血，脾藏肉，肾藏志，而此成形。志意相通，内连骨髓，而成身形五脏。"《素问·阴阳应象大论》说："心在志为喜，肝在志为怒，脾在志为思，肺在志为忧，肾在志为恐。"五脏藏精，化气生神，神动于内，情现于外，因此脏腑气血津液是七情活动的物质基础。

情志病，病名首见于明代张介宾《类经》，系指发病与情志刺激有关，具有情志异常表现的病症。情志病包括郁病、脏躁、梅核气、百合病、癫狂、痫、不寐等，相当于现代医学的心理、精神疾病，包括抑郁症、焦虑症、恐惧症、躯体化障碍、神经衰弱等神经症及心身疾病、精神类疾病等。

【病因病机】

情志疾病，其成因较为复杂，可能与遗传、体质、七情内伤、外感并发及其他因素等有关。其中情志失调是最主要的因素，其总的病机是气机失调。气机失调，导致气血津液、脏腑功能失调，引起各种病变，并且影响疾病的发展和转归。其病位主要在肝，与心、脾、肾等有关。

1. 病因

（1）胎病：中医学认为，父母脏腑之病，可通过胎盘传入子代。《幼科发挥》云："小儿疾病有因父母禀受所生者，胎务是也。"《幼幼集成·胎病论》有"胎弱，胎毒，胎寒，胎热，胎搐"等论述。这与现代医学中遗传学的观点一致，也符合现代医学心理学关于个性存在遗传的观点。

（2）体质：中医学认为，人的体质主要秉承于父母，而后天环境亦有一定的影响，通常分为正常与病理两大类。正常体质：阴阳平和之健康男女。病理体质：①晦涩质：气血易阻滞者。②腻滞质：痰湿易盛者。③躁热质：阴血易亏损者。④迟冷质：阳气易衰者。⑤倦㿠质：气血易亏虚者。

（3）七情：喜、怒、忧、思、悲、恐、惊，谓之七情，为人的正常的思维情感活动。七情太过或不及，均可致病，此属内因。《素问·阴阳应象大论》曰："怒伤肝，喜伤心，思伤脾，忧伤肺，恐伤肾。"《丹溪心法》曰："气血冲和，万病不生，一有怫郁，诸病生焉，故人身诸病，多生于郁。"《类证治裁》曰："七情内起之郁，始而伤气，继必及血，终乃成劳。"因此，中医学认为情志疾病的发生多与七情有关，七情活动是否正常，对疾病的发生、发展及转归有着重要影响。七情为病，多伤及本脏，也可伤及他脏。

（4）六淫：风、寒、暑、湿、燥、火，谓之六淫，系自然因素，属外因。外邪入侵，伤及脏腑经络，引起各种感染性疾病及躯体性疾病，亦可致各种精神异常。张仲景《伤寒论》中多有记载，如阳明腑证、少阳经证、太阳蓄血证、亡阴证、亡阳证等均有精神症状的描述。《备急千金要方》曰："风入阳经则狂，入阴经则癫。"此"风"当属"外风"。

（5）其他因素：乱投药石、饥饱、劳倦、外伤等，均可引起精神异常，其中亦包括神经症样症候群，常见的有躯体慢性疾病后期、脑外伤后综合征等，如《肘后备急方》有"食莨菪令人狂"等描述。

2. 病机

（1）气滞血瘀

①气机郁结：肝主疏泄，调节情志。若反复持久的不良刺激，超过了机体对情志的调节，影响了肝主疏泄的功能，使肝失条达，肝气郁结，轻则情志不舒，烦躁郁闷；重则沮丧，坐立不安，搓手顿足，强迫思虑，强迫行为，胸胁苦满，心慌动悸，夜不能寐等。肝气郁结，克犯脾胃，则见头晕、纳差、腹胀便溏，或胃脘胀闷、嗳气少食等。痰气郁结则可见"梅核气"。

②瘀血内阻：肝主疏泄，又藏血调血，与气血运行关系密切。若情志不遂，气机失调，气血运行受阻，气滞血瘀，瘀血内阻，神明不能内守，则精神抑郁，性情急躁，胸胁憋闷胀痛；血滞不养心神，则心悸，失眠，健忘。妇女则可因冲任不调，瘀血阻于胞宫而致少腹胀痛。

气滞血瘀的观点受到近代许多医家的推崇，所以疏肝理气、活血化瘀也就成为现代临床的重要治疗大法。

（2）痰迷心窍：痰与精神情志疾病的关系，早在《黄帝内经》中就有记载。金元时期，张从正、朱丹溪明确提出了痰致癫狂的病理机制，以后逐渐成为中医对精神情志疾病认识的基础理论。

痰可分为"有形之痰"和"无形之痰"，而精神情志疾病多责之于"无形之痰"。肝主疏泄，气机调畅，则津行正常。若情志内伤，气郁化火，炼津成痰，上扰清窍，则会出现情志异常，如抑郁苦闷、惊恐不安、记忆减退、夜寐易惊等。若痰浊扰胆，胆"主决断"功能失常，不能控制自己的主观意识和动作，则表现为犹豫不决、动作迟缓、决策判断力下降、强迫思考、强迫动作等。若痰火扰心，则心烦心悸、烦躁不宁、入睡困难等。

（3）火热过盛：《素问·至真要大论》曰："诸躁狂越，皆属于火。"强调了狂躁易怒、焦躁不宁一类精神障碍是由于火热过亢引起的。刘完素指出："多喜为癫，多怒为狂，本火热之所生也。"他主张治"癫狂"必须予以泻火，该理论成为中医认识和治疗精神障碍的重要根据。

情志疾病多与"内火"有关。肝郁化火，痰火扰心则见胸胁苦满、心烦口苦、郁闷紧张、多思多虑、失眠多梦、胆怯犹豫等；心肝火旺则见激动易怒、头晕耳鸣、心慌惊恐、烦闷不寐、健忘、强迫行为、强迫思虑等。

（4）心血不足：心主血脉而藏神，脾主运化是气血生化之源。七情内伤，耗伤气血，而致精神异常。《医学正传》曰："大抵狂为痰火实盛，癫为心血不足。"李梴则认为是"此血虚神耗也"，说明精神情志疾病有属虚证的一面。

若心理压力过大，思虑劳神太过，损伤脾气心血，机体失养，则纳呆、消瘦、四肢乏力；继而神失所养，出现心悸、健忘、失眠；气血不足则郁闷悲观、神情不安、行动迟缓、头晕头痛，面色萎黄。此型患者多以失眠乏力为主要临床症状，以懒、笨、忧虑为特点。

（5）精髓不足：脑为髓之海，肾主骨生髓，滋充脑髓，以养元神。若老年体弱，肝肾渐亏，或心身疾病日久不愈，损及于肾，精髓化生不足，元神脑府失养，则如《灵枢·海论》篇所言："脑转耳鸣，胫酸眩冒，目无所见，懈怠安卧。"在此基础上，如有社会、心理因素影响，导致肝郁气滞血瘀，表现为精力减退、神疲乏力、失眠或嗜睡、记忆减退、工作学习能力下降，对于老年患者还可出现精神呆滞、虚烦不宁、反应迟钝、行为举止异常等。该理论对认识及膏方调治情志疾病的慢性状态具有较好的指导意义。

【治疗特点】

随着社会发展，生活、工作节奏加快，人们承受的生理、心理、社会压力不断加大，导致各种身心疾病日渐增多，且大多病程日久，病势缠绵，易反复发作，而膏方在防病、防变、调治、补虚等方面有着独特的效果，必要时也可采用中西医结合的方法进行治疗。

情志病的病因复杂，发病多样，其病机主要是气机失调，病位主要在肝，与心、脾、肾等有关。

初起多为肝气郁结，心脾失调，此时膏方以疏肝理气、健脾养心为主。

若肝郁化火，炼液成痰，上扰心神，见精神紧张、烦躁易怒、头痛眩晕等，此时膏方应以疏肝理气、清热泻火、镇静安神为主，辅以化痰开窍。若伴有瘀血内阻，则应酌加活血化瘀之品。

随着病情发展，后期累及诸多脏腑，表现为心、脾、肝、肾等诸脏虚损，或虚实夹杂，此时膏方应以补益心脾、滋补肝肾、养心安神为主，辅以活血化瘀等。

情志病多伴有躯体病变，或身心同病，如胃肠、心脏、脑病、内分泌、肿瘤等疾病，患者常有紧张、焦虑、烦躁、抑郁、疑心、悲观及心悸、失眠等症状。此时膏方调治，应结合原发病或躯体疾病的治疗，采用"急则治标，缓则治本"的原则，综合评判。

此外，在膏方调治情志病的过程中，应时时处处注意顾护胃气，保护脾胃功能，酌加行气消导之品，如枳壳、陈皮、佛手、紫苏梗、炒谷芽、炒麦芽、焦山楂、焦神曲、炙鸡内金、莱菔子等。

投入辅料时，应根据患者的体质，兼顾寒热、虚实，勿使过于滋腻，或过温上火。若有高血压、糖尿病、高脂血症、肥胖等，应慎用或不用蜂蜜、冰糖、蔗糖收膏，改用木糖醇（量不宜大，以防腹泻）、元贞糖；高尿酸血症或痛风患者，应慎用或不用龟甲胶、鳖甲胶、鹿角胶等。

【辨证调治】

1. 肝郁脾虚证

临床表现：精神抑郁，悲观失望，多愁善感，失眠多梦，多疑，烦闷，注意力不集中，强迫思维，伴胸胁满闷，食欲不振，便溏，女子月经不调，舌质淡，苔薄白，脉细弦。

治法：疏肝解郁，理气健脾。

方药：柴胡疏肝散合归脾汤加减。

膏方调治基本用药：

疏肝解郁：柴胡、郁金、枳壳、制香附、白芍、青皮、川芎等。

理气健脾：党参、白术、茯苓、陈皮、紫苏梗、炙甘草等。

安神定志：酸枣仁、合欢皮、夜交藤、炙远志、浮小麦、丹参等。

行气消导：炙鸡内金、焦山楂、焦神曲、莱菔子等。

精细料及其他：生晒参、核桃仁、阿胶、饴糖等。

随症加减：肝气犯胃，胃失和降，症见嗳气频作、脘闷不舒者，可加旋覆花、代赭石、法半夏和胃降逆；肝气乘脾，症见腹胀、腹痛、腹泻者，可加苍术、厚朴、乌药健脾化湿，理气止痛；兼有血瘀，症见胸胁刺痛、舌有瘀斑者，可加当归、丹参、红花活血化瘀。

2. 肝郁化火证

临床表现：情绪不稳，烦躁，紧张易激惹，失眠，多梦，易醒，肌肉紧张，麻木，震颤，头痛，眩晕，或面红目赤，咽干，口苦，胸胁胀痛，便秘，舌边尖红，苔黄，脉弦或弦数。

治法：疏肝理气，清热泻火，镇静安神。

方药：丹栀逍遥散合柴胡加龙骨牡蛎汤加减。

膏方调治基本用药：

疏肝理气：柴胡、郁金、枳壳、当归、白芍、制香附、青皮等。

清热泻火：牡丹皮、炒山栀子、炒黄芩、枳实等。

镇静安神：生龙骨、生牡蛎、磁石、茯神、合欢皮、夜交藤等。

健脾和胃：党参、白术、半夏、陈皮、厚朴、焦山楂、焦神曲、炙鸡内金等。

精细料及其他：西洋参、核桃仁、阿胶、龟甲胶、鳖甲胶、蜂蜜等。

随症加减：热势较甚，症见口苦、大便干结者，可加龙胆、大黄泻热通腑；肝火犯胃，症见胁肋疼痛、嘈杂吞酸、呕吐者，可加黄连、吴茱萸清肝泻火、降逆止呕；肝火上炎，症见头痛目赤、耳鸣者，可加菊花、钩藤、白蒺藜等；热盛伤阴，症见舌红、少苔、脉细数者，可加生地黄、麦冬、怀山药等。

3. 心脾两虚证

临床表现：精神不振，多思多虑，失眠，多梦，易醒，健忘，胆怯，惊恐不安，附体妄想，心悸，乏力，纳差，腹胀，便溏，舌质淡，边尖有齿痕，苔薄，脉沉细弱。

治法：补益心脾，安神定志。

方药：归脾汤合八珍汤加减。

膏方调治基本用药：

补益心脾：党参、茯苓、焦白术、黄芪、炙甘草、当归、白芍、龙眼肉等。

安神定志：酸枣仁、炙远志、茯神、合欢皮、夜交藤、丹参等。

理气醒脾：木香、枳壳、苍术、陈皮、炒谷芽、炒麦芽、焦山楂、焦神曲等。

精细料及其他：生晒参、阿胶、饴糖、莲子肉等。

随症加减：心胸郁闷、情志不舒者，可加郁金、佛手片理气开郁；头痛者，可加川芎、白蒺藜祛风止痛；血虚生风，症见手足蠕动或抽动者，可加当归、生地黄、珍珠母、钩藤养血息风。

4. 肝肾阴虚证

临床表现：情绪不稳，烦躁，易怒，惊恐悲泣，虚烦，失眠，多梦，健忘，多疑，肢体抖动，抽搐或强迫行为，五心烦热，盗汗，心悸或耳鸣，腰酸腿软，遗精，月经不调，舌红或舌尖红，少苔或剥苔，脉细数。

治法：滋养肝肾，潜阳安神。

方药：天王补心丹、一贯煎加减。

膏药调治基本用药：

滋养肝肾：玄参、生地黄、麦冬、天冬、沙参、枸杞子、怀山药、女贞子等。

潜阳安神：酸枣仁、柏子仁、炙五味子、莲子心、煅牡蛎、琥珀粉、丹参等。

益气养血：人参、茯苓、白芍、当归等。

凉血清热：牡丹皮、知母、黄柏等。

行气消导：陈皮、炙鸡内金、炒谷芽、炒麦芽、莱菔子等。

精细料及其他：紫河车、核桃仁、黑芝麻、龟甲胶、鳖甲胶、蜂蜜等。

随症加减：心肾不交，症见心烦失眠、多梦遗精者，可加黄连、肉桂交通心肾；遗精较频者，可加芡实、金樱子补肾固摄。

5. 脾肾阳虚证

临床表现：精神萎靡，倦怠，少动，多卧少眠，易醒，胆怯，恐惧，兴趣减低，健忘，形寒或畏寒，纳差，腹泻，性欲减退，阳痿或月经不调，舌质淡，舌体胖，苔水滑，脉沉迟弱。

治法：温补肝肾，养心安神。

方药：十全大补汤、右归丸加减。

膏方调治基本用药：

温阳补肾：淡附片、肉桂、鹿角胶、巴戟天、菟丝子、杜仲等。

健脾益气：党参、白术、茯苓、炙甘草、炒薏苡仁等。

滋阴补肾，阴中求阳：熟地黄、怀山药、山茱萸、枸杞子等。

养心安神：当归、白芍、酸枣仁、合欢皮、炙远志、丹参等。

行气消导：枳壳、陈皮、炙鸡内金、炒谷芽、炒麦芽、莱菔子等。

精细料及其他：生晒参、紫河车、核桃仁、黑芝麻、鹿角胶、红糖等。

随症加减：脾肾亏虚，症见食少便溏、腰酸腰痛，甚或脏器下垂者，可加黄芪、升麻、柴胡、川续断、狗脊等；肾虚，症见阳痿、腰膝酸冷者，可加鹿茸、紫河车、补骨脂、牛膝等。

【注意事项】

1. 情志病病因繁多，发病复杂，治疗过程中影响因素较多，应向患者客观告知临床疗效、病情变化情况，出现新的病情应及时就医。

2. 情志病多由心生，治疗过程中应积极配合心理疏导治疗。

（江苏省南京市中医院　虞鹤鸣）

第二章　外　科 ▷▷▷▷

第一节　乳腺增生

【概述】

乳腺增生是乳腺组织发生不同程度的增生与复旧不全，导致乳腺结构紊乱，既非炎症也非肿瘤的良性增生性疾病。其主要表现为乳房胀痛和多发性乳房结块，并多随月经周期或情志改变而变化。乳腺增生是中青年妇女的常见病、多发病，其发病率居乳腺疾病首位，占60%～70%。该病属于中医学"乳癖"的范畴。

隋代《诸病源候论》云："癖者，癖侧在于两胁之间，有时而痛是也。"《医宗必读》注释："癖者，僻也，内结于隐僻处不可见。"说明乳癖是患于乳中隐僻之处的结核或痞块。《圣济总录·卷二十》云："妇人以冲任为本，若失于调理，冲任不和，或风邪所客，则气壅不散，结聚乳间，或硬或肿，疼痛有核。"明代《外科正宗》描述颇详："乳癖乃乳中结核，形如丸卵，或坠垂作痛，或不作痛，皮色不变，其核随喜怒消长。"清代《疡科心得集》曰："乳房属足阳明胃经，乳头属足厥阴肝经。男子房劳恚怒，伤于肝肾；妇人思虑忧郁，损于肝脾，皆能致疡。第乳之为疡有不同。有乳中结核，形如丸卵，不疼痛，不发寒热，皮色不变，其核随喜怒为消长，此名乳癖。"在《外科正宗》《疡科心得集》等中医外科经典著作中，其对乳癖的描述"乳中结核，形如丸卵，不疼痛，不发寒热，皮色不变"和现代医学中"乳腺纤维腺瘤"的临床特点非常一致，但"或坠垂作痛，或不作痛，皮色不变，其核随喜怒消长"的描述又和现代医学中"乳腺增生"的临床特点较为一致。自《中医外科学》（全国高等中医药院校规划教材）起明确"乳腺增生"属中医学"乳癖"范畴，而将"乳腺纤维瘤"划归为中医学"乳核"范畴。

《疡科心得集·卷中·辨乳癖乳痰乳岩论》曰："治法不必治胃，但治肝而肿自消矣。逍遥散去姜、薄，加瓜蒌、半夏、人参主之。"清代翁藻《医钞类编·卷二十一》曰："初起气实者宜清肝解郁汤，气虚者宜香贝养荣汤，郁法伤脾食少不寐者宜归脾汤，外用木香饼灸法消之甚效。"阐述了乳癖的辨证论治。

【病因病机】

1. 肝气郁结

肝主疏泄，肝气宜舒畅而条达，宜升发而疏散。若情志不畅，郁久伤肝，致气机郁滞，蕴结于乳房脉络，经脉阻塞不通，不通则痛，故乳房疼痛；肝气郁久化热，灼津为痰；肝郁气血运行失畅，气滞痰凝血瘀结聚成块，故见乳房结块，每随喜怒而消长。陈实功认为本病多因"恼怒伤肝，郁结而成也"，强调乳癖的发生与肝气郁结有关。

2. 肝郁脾虚

脾胃为后天之本，气血生化之源，水湿津液运化之枢纽。肝属木，主疏泄，脾属土，主运化。木郁则土衰，肝病易传脾。若思虑太过伤脾，或肝郁横逆犯脾，脾失健运，升降失常。若一旦肝郁脾虚，生化、气化、运化失常，津液失于收纳、敷布，水湿失于运化，内聚即为痰浊，痰浊凝结于乳房而发为乳癖。《医宗金鉴》曰："乳中结核梅李形……症由肝脾郁结成。"

3. 肝肾不足，冲任失调

肾为五脏之本，肾气化生天癸，天癸激发冲任，冲任下起胞宫，上连乳房，冲任之气血，上行为乳，下行为经。若肝肾不足，冲任失调，气血瘀滞，结聚于乳房，则引发本病。

本病之基本病理变化，不外虚实两端，病理属性为本虚标实。肾气不足，冲任失调为病之本；肝郁气滞，痰瘀交阻于乳络为病之标。本病的病位在乳，其病变与肝肾及冲任两脉尤为相关。

【治疗特点】

乳癖是慢性疾病，属于本虚标实之病，治疗周期较长，适宜服用膏方调治，但在服用膏方前应结合相关的辅助检查等排除其他乳腺疾病。

乳癖之本，应是肝、脾、肾与冲任。实证多因肝郁气滞，或肝郁痰凝积聚乳房所致；虚证多因肝肾阴虚，冲任失调所致。对于情绪抑郁、心烦易怒、工作压力颇大的患者归属于肝郁气滞型，应从肝入手辨治，疏肝理气为主；对于工作生活压力大，长期体力透支，容易疲劳，肝郁克脾，脾虚生痰，痰瘀互结，留滞乳络，苔腻、纳呆的患者，归属于脾虚痰结型，治疗应从脾入手，健脾化痰为主；对于月经不调，经前乳胀结块加重，腰酸疼或经临少腹坠疼，情绪不适的患者，归属冲任失调、肝肾不足型，以调摄冲任、补益肝肾为治。在辨证论治中，治肝、治脾、治肾（冲任）各有侧重，均应注重调畅气机。在大量补益肝肾、益气健脾的中药中，佐以疏肝理气、活血化瘀、化痰散结的中药，标本同治。

因乳癖患者常肝旺侮脾，而胶类药多甘润滋腻，要适当配伍理气运脾之品，否则往往会由于过于滋腻而出现"呆补"的不良反应；同时应注意少用辛香燥热之品，以防伤阴。

【辨证调治】

1. 肝郁痰凝证

临床表现：多见于青壮年妇女，乳房肿块随喜怒消长，伴有胸闷胁胀，善郁易怒，失眠多梦，心烦口苦，苔薄黄腻，脉弦滑。

治法：疏肝解郁，化痰散结。

方药：逍遥蒌贝散加减。

膏方调治基本用药：

疏肝理气：柴胡、青皮、郁金、香附、陈皮、延胡索、佛手、橘核、绿萼梅、玫瑰花等。

养肝活血：当归、白芍、丹参、川芎、三棱、莪术、桃仁、鸡血藤等。

化痰散结：海藻、瓜蒌、茯苓、浙贝母、夏枯草、牡蛎、龙葵、制天南星等。

健脾化湿：黄芪、党参、茯苓、半夏、白术、苍术、泽泻、薏苡仁、山药、紫苏梗、谷芽、麦芽、砂仁、白豆蔻等。

精细料及其他：生晒参、藏红花、铁皮石斛、核桃仁、阿胶、饴糖、冰糖等。

随症加减：肝郁化火者，加牡丹皮、山栀子、龙胆；乳房胀痛明显者，加延胡索、川楝子、制乳香、制没药、八月札等；便溏、纳呆者，加山药、白扁豆；舌苔厚腻者，加薏苡仁、陈皮；心烦易怒、口苦者，加山栀子、牡丹皮、黄芩；头晕者，加天麻、钩藤、石决明、生牡蛎、枸杞子、菊花；痛经或乳房刺痛明显者，加延胡索、香附、丝瓜络、赤芍、王不留行；病程较长、肿块质地偏硬者，加莪术、八月札。

2. 冲任失调证

临床表现：多见于中年妇女，乳房肿块于月经前加重，经后缓解，伴眩晕耳鸣，面白无华，腰酸乏力，神疲倦怠，畏寒肢冷，月经失调，量少色淡，或闭经，舌淡，苔薄白，脉沉细。

治法：调摄冲任，和营散结。

方药：二仙汤合四物汤加减。

膏方调治基本用药：

温肾助阳：鹿角片、仙茅、淫羊藿、肉苁蓉、巴戟天、益智仁、菟丝子等。

滋肾养阴：山茱萸、黄精、熟地黄、生地黄、女贞子、墨旱莲、枸杞子等。

疏肝养肝：柴胡、青皮、郁金、绿萼梅、玫瑰花、当归、白芍等。

活血化瘀：川芎、桃仁、丹参、三棱、莪术等。

健脾和中：黄芪、党参、白术、木香、山药、茯苓、陈皮、半夏、紫苏梗、砂仁、白豆蔻等。

精细料及其他：红参、生晒参、冬虫夏草、灵芝、藏红花、阿胶、鹿角胶、饴糖、冰糖等。

随症加减：月经量少色淡者，加党参、女贞子；经闭者，加莪术、红花；形寒畏冷、汗出气怯者，加黄芪、茯苓、党参；腰膝酸软者，加桑寄生、杜仲、菟丝子；肿块质地较硬者，加生牡蛎、海浮石、山慈菇、土鳖虫、石见穿等；乳头溢液色黄浊者，加鹿衔草、蒲公英、忍冬藤、薏苡仁；乳头溢液色白者，加白果、芡实；乳头有血性分泌物者，加茜草、白茅根、槐花、乌贼骨；伴有妇人癥瘕（子宫肌瘤、卵巢囊肿）者，加小茴香、川楝子、当归尾、王不留行、莪术、土茯苓；伴有瘿肿（结节性甲状腺肿）者，加三七、当归、桃仁、泽兰、海浮石、莱菔子、山慈菇、八月札等；白带清稀量多者，加芡实、白果、续断；足跟、足跖、腰部酸痛者，加牛膝、威灵仙、鸡血藤、骨碎补；尿频、夜尿频多者，加山茱萸、桑螵蛸。

3. 肝肾阴虚证

临床表现：经来乳房胀痛，可扪及乳房内有大小不等的肿块，伴头晕目眩，两目干涩，咽干口燥，五心烦热，潮热盗汗，失眠多梦，腰膝酸软，月经先后不定期或经闭，舌质红少苔，脉象细数。

治法：滋补肝肾，化痰散结。

方药：六味地黄丸加减。

膏方调治基本用药：

滋肾养阴：熟地黄、山茱萸、黄精、龟甲、枸杞子、墨旱莲、女贞子、天冬、知母等。

疏肝养肝：柴胡、香附、青皮、郁金、川楝子、陈皮、当归、白芍、枸杞子等。

化痰散结：浙贝母、夏枯草、生牡蛎、鳖甲、山慈菇、制天南星等。

顾护脾胃：生麦芽、山药、砂仁、六神曲、茯苓等。

精细料及其他：生晒参、藏红花、铁皮石斛、灵芝、核桃仁、阿胶、鹿角胶、龟甲胶、鳖甲胶、饴糖、冰糖等。

随症加减：肾阴虚火旺者，加知母、黄柏；潮热盗汗者，加地骨皮、鳖甲、青蒿；五心烦热、失眠多梦者，加丹参、栀子、酸枣仁、柏子仁、生地黄；目涩耳鸣、腰膝酸软、舌红少苔者，加枸杞子、何首乌、生地黄、麦冬、玄参；咽干口燥明显者，加生地黄、天花粉；乳头溢血者，加牡丹皮、栀子、茜草、仙鹤草。

【注意事项】

1. 少部分乳腺增生有恶变倾向，故在服用膏方期间，若发现乳房肿块增大、变硬或乳头有异常分泌物者，应及时到乳腺专科检查，以免贻误病情。

2. 月经期可暂停服用膏方。

（上海中医药大学附属龙华医院　陈红风）

第二节　乳腺癌

【概述】

乳腺癌是指发生于乳腺的小叶和（或）导管上皮的恶性肿瘤，目前已成为女性最常见的恶性肿瘤之一。未曾生育或哺乳、月经初潮早或绝经晚、有乳腺癌家族史、有乳腺增生病史等因素，是乳腺癌发病的危险因素。该病中医学多称为"乳岩"，文献中还有称"乳石痈""奶岩""石榴翻花发"等。

中医学对本病的认识首见于东晋葛洪所著的《肘后备急方·卷五》，"痈结肿坚如石，或如大核，色不变，或作石痈不消""若发肿至坚如石，名曰石痈"。"乳岩"之名首载于南宋陈自明所著的《妇人大全良方》，"若初起内结小核，或如鳖棋子，不赤不痛，积之岁月，渐大如巉岩，崩破如熟，或内溃深洞，血水滴沥。此属肝脾郁怒，气血亏损，名曰乳岩"。陈自明指出："乳岩初患，用益气养荣汤、加味逍遥、加味归脾，可以内消；若用行气破血之剂，则速其亡。"

元代以后，对乳岩的发生、发展、预后有了充分的认识。明代陈实功所著《外科正宗》记述："又忧郁伤肝，思虑伤脾，积想在心，所愿不得志者，以致经络痞涩，聚结成核；初如豆大，渐若棋子，半年、一年、二载、三载，不痛不痒；渐渐而大，始生疼痛，痛则无解。日后肿如堆栗，或如覆碗，紫色气秽，渐渐溃烂，深者如岩穴，凸者若泛莲；疼痛连心，出血则臭。"并指出预后及治疗："其时五脏俱衰，四大不救，名目乳岩，凡犯此者，百人必百死，如此症知觉若早，只可清肝解郁汤或益气养荣汤，患者再加清心静养、无挂无碍，服药调理只可苟延岁月。"

清代吴谦等编著的《医宗金鉴·外科心法要诀》还提出了乳岩晚期累及腋下与胸壁的症状："乳岩初起结核隐痛……耽延继发如堆栗，坚硬岩形引腋胸。"

【病因病机】

该病的病因病机，总不外乎六淫侵袭，肝脾气郁，冲任失调，导致脏腑功能紊乱，经络阻塞，气滞血瘀，痰湿壅盛，痰瘀互阻，瘀毒蕴结于乳房而成乳岩。此外，乳腺癌施行手术，或加化疗、放疗、内分泌治疗等，更加伤气耗阴，加重脏腑功能失调。

1. 七情内伤，肝脾不和

《丹溪心法》曰："（妇人）不得于夫，不得于舅姑，忧愁郁遏，时日积累，脾气消沮，肝气横逆，遂成隐核……名曰乳岩。"

肝喜条达而恶抑郁，如七情所伤，所愿不遂，肝失条达，气机不畅，气郁则气血瘀滞，脾伤则痰浊内生，痰瘀互结于乳房而发病，郁结日久，而成乳岩。

2. 肝肾不足，冲任失调

《景岳全书》谓："肝肾不足及虚弱失调之人，多有积聚之病。"冲为血海，任主胞胎。冲脉属肝，肝藏血，肝血充足则能濡养脏腑及下注冲脉；任脉属肾，肾藏精，肾精充沛，天癸至，则任脉通。肝气郁结，或肝肾两亏，则冲任失调，乳腺、胞宫失养，气机逆乱，气滞、血瘀、痰凝互结于乳络而发乳岩。

3. 脾失健运，气血两虚

过食膏粱厚味、辛辣之品、熏烤之物，以及酗酒等，影响脾胃功能，脾失健运，运化乏力，不能化生水谷精微，气血生化不足，形体羸弱，故正气虚衰，劳伤日久，脾胃俱伤，阴精不养，阳精无奉，肾气疲惫，无以灌养冲任，而易生乳岩。

4. 六淫邪毒

外邪乘虚入内，结聚于乳络，阻塞经脉，气血运行不畅，瘀血内停，痰浊内生，积久成形，乳岩遂成。

乳岩之病因虽有上述多种，但其基本病理变化，不外虚实两端。正虚为病之本，以脾胃虚弱、肝肾不足多见，而气郁、痰浊、瘀毒则为病之标。

【治疗特点】

中医药治疗乳腺癌术后状态，具有调整患者免疫功能，降低放疗、化疗毒副作用，延长生存期，改善生存质量，减少复发转移等作用。膏方是在中医辨证论治原则指导下，发挥扶正祛邪的作用，正适合乳腺癌术后的调治。

1. 适应证

乳腺癌术后患者处于稳定期，尤其是 3 年以后，此时适宜服用膏方调治。而在术后半年内，因手术、放疗、化疗干预较多，需要频繁更方，一般不适宜膏方调补；乳腺癌复发转移多出现在术后 1~3 年，如癌毒伺机复作，不宜服用膏方，以免助邪留寇。

2. 治疗要点

（1）病证结合，分清虚实：实证当辨肝郁气滞与痰瘀凝结。肝气郁滞者，治以疏肝解郁，佐以活血；痰瘀凝结者，治以理气化痰，活血散瘀。虚证当辨冲任失调与气阴两虚。冲任失调者，治以调理冲任，疏肝解郁；气阴两虚者，治以益气养阴，健脾补肾。

（2）扶正与祛邪：乳腺癌手术后康复周期较长，病情复杂，虚实并见。膏方治疗要处理好扶正与祛邪关系，以扶正为主，兼以解毒散结。对于年龄较大、体质较差的患者，不可滥补，也要注意祛邪不伤正。临床上常选用太子参、白术、生黄芪、山茱萸、生地黄、女贞子、沙参、麦冬、菟丝子等顾护正气，猫爪草、白花蛇舌草、半枝莲、龙葵、蒲公英、蛇六谷等清解余毒。

3. 中药及细料应用特点

（1）动静结合：膏方中多含补益气血阴阳的药物，其性黏腻难化，若一味纯补反而会妨碍气血运行。膏方用药强调动静结合，既需防止行气、活血、渗利温通之动药伤正，又需避免静药中阴柔滋腻之品的凝滞。临床上常用太子参、白芍、山药、鹿角胶、龟甲胶等静药，茯苓、陈皮、郁金、砂仁、白豆蔻、佛手等动药，相互制约，动静结合。

（2）以平为期：膏方以补益为主，但乳腺癌患者不可补益太过，应以平为期。且补益药以性偏温热者为多，需加入适量药性偏凉的药物以制约补益药物的温热之性，使药性趋于平衡。临床上常用黄精、玉竹、沙参、天冬、麦冬、石斛、芦根、牡丹皮等寒凉之品，陈皮、砂仁、白豆蔻、黄芪、龙眼肉等温热之品，太子参、茯苓、山药等性平之品。

（3）顾护脾胃：膏方中滋补厚腻之品较多，特别需要顾护脾胃，使补而不滞，且乳腺癌患者化疗或放疗及内分泌治疗后有脘腹不适、泛恶嗳气等，治疗上除了健脾药，宜加行气宽中、和胃降逆之品，临床上常用陈皮、姜半夏、佛手、紫苏梗、川厚朴花、苍术、玫瑰花等药。

【辨证调治】

1. 肝郁气滞，痰瘀凝结证

临床表现：情志抑郁，心情不舒，胸闷气结，两胁胀痛，烦躁易怒，或伴经前乳房作胀，或少腹作胀，舌质淡暗，苔薄白，脉弦滑。

治法：疏肝解郁，化痰散瘀。

方药：逍遥散或柴胡疏肝散加减。

膏方调治基本用药：

疏肝理气：柴胡、制香附、郁金、八月札、佛手等。

化痰散结：浙贝母、白芥子、猫爪草、制天南星、山慈菇等。

活血化瘀：莪术、三棱、丹参、赤芍、川芎、桃仁、红花等。

解毒散结：半枝莲、蒲公英、龙葵、夏枯草、白花蛇舌草、蛇莓、露蜂房、蛇六谷等。

健脾益气：生黄芪、党参、太子参、白术、茯苓、山药等。

调中和胃：紫苏梗、谷芽、麦芽、陈皮、半夏、砂仁、白豆蔻等。

精细料及其他：生晒参、阿胶、灵芝、鳖甲胶、饴糖、冰糖等。

随症加减：肝火偏旺者，加牡丹皮、山栀子；乳房胀痛明显者，加王不留行、延胡索、土鳖虫；对侧乳腺有结节者，加夏枯草、山慈菇；患侧上肢肿胀者，加路路通、三棱、莪术、桑枝、桂枝、茯苓、泽泻等；患肢肤色紫暗者，加鸡血藤；患肢麻木者，加桂枝、姜黄；头晕头痛者，加白芷、川芎、天麻等；胃脘不适者，加佛手、厚朴、炒麦芽等。

2. 肝肾虚损，冲任失调证

临床表现：腰膝酸软，形体消瘦，五心烦热，潮热出汗，月经紊乱，素有经前乳房胀痛，或婚后未育，或有多次流产史，或术后对侧乳房作胀，触及质软、边界欠清、与表皮无粘连、有压痛的结节，舌淡红，苔薄白，脉弦细。

治法：补肝益肾，调理冲任。

方药：二仙汤加减。

膏方调治基本用药：

滋肾养阴：山茱萸、黄精、龟甲、枸杞子、墨旱莲、女贞子、金樱子等。

温肾助阳：鹿角片、仙茅、淫羊藿、肉苁蓉、巴戟天、益智仁、菟丝子等。

养肝益血：何首乌、生地黄、熟地黄、白芍、枸杞子等。

疏肝活血：香附、郁金、延胡索、八月札、川芎、莪术等。

健脾益气：黄芪、党参、太子参、白术、茯苓、山药等。

解毒散结：半枝莲、白花蛇舌草、夏枯草、山慈菇、露蜂房、蛇六谷等。

顾护脾胃：薏苡仁、陈皮、姜半夏、佛手、紫苏梗、砂仁、白豆蔻等。

精细料及其他：生晒参、灵芝、铁皮石斛、冬虫夏草、核桃仁、阿胶、龟甲胶、鳖甲胶、鹿角胶、饴糖、冰糖等。

随症加减：潮热汗出者，加龙骨、牡蛎、碧桃干、糯稻根、莲子心、浮小麦、地骨皮；肝功能轻度异常者，加垂盆草、五味子、虎杖；肾功能异常者，加六月雪、玉米须、薏苡仁、薏苡根；白带增多者，加白果、芡实；尿频尿急者，加地锦草、车前草、蚕茧；子宫内膜增厚者，加夏枯草、海藻、土鳖虫、益母草；情绪暴躁者，加郁金、香附、合欢花；夜寐不安者，加酸枣仁、五味子、夜交藤、合欢皮；腰膝酸软者，加杜仲、川续断；骨节酸痛者，加杜仲、续断、补骨脂、骨碎补；口腔溃疡者，加五味子、何首乌、生地黄、沙参、麦冬、莲子心；目糊不清者，加白菊花、决明子、沙苑子。

3. 脾失健运，气血两虚证

临床表现：神疲乏力，头晕目眩，食欲不振，心悸气短，失眠盗汗，形体消瘦，面色萎黄或白，少气懒言，或术后切口日久不愈，舌淡，苔白腻，脉濡细无力。

治法：健脾养胃，养血和营。

方药：香贝养荣汤加减。

膏方调治基本用药：

益气养血：黄芪、党参、太子参、南沙参、地黄、枸杞子、红枣等。

健脾化湿：茯苓、白术、怀山药、砂仁、白豆蔻、厚朴、陈皮、半夏、薏苡仁等。

调补肝肾：黄精、山茱萸、何首乌、枸杞子、淫羊藿、桑寄生、肉苁蓉、鹿角片、熟地黄等。

解毒散结：莪术、干蟾皮、龙葵、石见穿、猫爪草、制天南星、山慈菇等。

精细料及其他：生晒参、红参、灵芝、铁皮石斛、阿胶、龟甲胶、饴糖、冰糖等。

随症加减：腹泻便溏、食欲不振明显者，加山药、薏苡仁、白豆蔻、砂仁、白扁豆；气短乏力、口干明显者，加太子参、石斛；夜寐不安者，加酸枣仁、五味子、远志、夜交藤、合欢皮；体虚易感冒者，加用玉屏风散；舌苔厚腻者，加白豆蔻、厚朴等。

【注意事项】

1. 服用膏方期间，若发生复发转移，则停服膏方，以免助邪留寇。
2. 服用膏方期间，既有的内分泌治疗药物不可任意停用。
3. 月经期可暂停服用膏方。

（上海中医药大学附属龙华医院　陈红风）

第三节　黄褐斑

【概述】

黄褐斑是一种常见的面部色素沉着性皮肤病。其临床特点是色斑对称分布，大小不定，形状不规则，边界清楚，无自觉症状，日晒后加重。因肝病引起者叫"肝斑"。因妊娠而发病者叫"妊娠斑"。黄褐斑属中医学"面尘""鼾黑斑"范畴。现代医学认为黄褐斑的发病多因内分泌失调，体内雌激素和孕激素增多，刺激局部黑素增加所致，此外还与精神因素、紫外线照射、化妆品等有关。

本病最早见于隋代巢元方《诸病源候论·卷三十九》："面黑鼾者，或脏腑有痰饮，或皮肤受风邪，皆令气血不调，致生黑鼾。五脏六腑十二经血，皆上于面。夫血之行，俱荣表里，人或痰饮渍藏，或腠理受风，致血气不和，或涩或浊，不能荣于皮肤，故变生黑鼾。若皮肤受风，外治则瘥，腑脏有饮，内疗方愈也。"明代陈实功进一步认识到由水亏血弱致病，《外科正宗·卷十一》曰："鼾黑斑者，水亏不能制火，血弱不能华肉，以致火燥结成斑黑，色枯不泽。朝服肾气丸以滋化源，早晚以玉容丸洗面斑上，日久渐退，兼戒忧思动火劳伤等件。"清代吴谦《医宗金鉴·外科心法要诀》对本病的症状描述的非常具体："此证一名鼾黑斑，初起色如尘垢，日久黑似煤形，枯暗不泽，大小不一，小者如粟粒赤豆，大者似莲子、芡实，或长或斜或圆，与皮肤相平。由忧思抑郁，血弱不华，火燥结滞而生于面上，妇女多有之。"诸多医家均认为该病宜内外合治，如清代许克昌《外科证治全书·卷一》："面尘……面色如尘垢，日久煤黑……外用玉容散，内宜疏胆气兼清肺，加味归脾汤送六味地黄丸主之。有女贞散方，方理颇佳，附录备用。"

【病因病机】

本病主要病机为肾虚、脾虚、肝郁，气血不能上荣于面，多与肝、脾、肾三脏关系密切。

1. 肝郁气滞

肝藏血，主疏泄条达，若情志不遂，或暴怒伤肝，疏泄失司，肝气郁结，郁而化热，熏蒸于面，灼伤阴血，致使颜面气血不和，气滞血瘀，络脉瘀滞而引起面部黄褐斑。《医宗金鉴·外科心法要诀》云："鼾黑如尘久始暗，原于忧思恼怒成。"

2. 肝肾不足

平素操持劳累，或房事频繁，或久病，导致肝肾不足，肾阴亏虚不能制火，肾水不能上承，以致火燥结成斑黑；因肾主藏精，黑色属肾，肾精不足，肾虚黑色上泛，则生鼾黑；肾中之阳乃一身阳气之根本，肾阳不足，命门火衰，不能鼓动精血周流上承，面颊不得精血荣养，血滞为瘀而生黑斑。故《外科正宗》云："鼾黑斑者，水亏不能制火、血弱不能华肉，以致火燥结成斑黑，色枯不泽。"

3. 脾虚湿蕴

脾为后天之本，主统血，升清降浊。由于长期思虑过度，劳倦伤脾，或恣食肥甘、偏食五味、食积化热而致脾虚失运，痰饮内停，或情志郁结，肝气不疏，克伐脾土，而导致脾胃虚弱，气血生化乏源，运化失调，使脾之升清降浊功能失调，清阳不升则不能上荣于面，浊阴不降则痰湿水饮上蒙于面，湿邪黏滞肌肤，阻遏经络而致气血不能正常运行，面失濡养而生黄褐斑。故《张氏医通》云："痰饮积脏腑，则面黯。"

4. 气滞血瘀

久病入营，营卫失和，气滞血瘀，颜面失养所致。《难经·二十四难》曰："脉不通则血不流，血不流则色泽去，故面黑如黳，此血先死。"黄褐斑的基本病理变化为本虚标实，以虚为本，以瘀为标。因肝、脾、肾功能失调，气、血、津、精运化失常，导致血虚、肾亏不能润泽面部肌肤，气滞、痰聚、血瘀上蒙于面，则形成黄褐斑。

【治疗特点】

由于黄褐斑发病的原因还不明确，病机也较复杂，在治疗上尚无快捷和特效的方法，治疗周期较长，中药内服一般以 3 个月为 1 个疗程。因此，选用膏方治疗具有独特的优势。膏方所选用的中药性质温和，毒副作用小，口感好且服用方便，有利于患者坚持用药，以获良好疗效。

历代医家对黄褐斑的治疗多从肝、脾、肾入手，采用疏肝、滋肾、健脾、化痰、祛风以及活血化瘀等。膏方治疗黄褐斑不仅仅单纯地使用补剂，应分清虚实寒热。虚证多以气血不足，肝肾亏虚，精血不荣颜面而成，治疗宜补肝肾、益气血、健脾胃，也有平补、清补的不同，还兼与理气、活血、化瘀药物配伍以祛邪；实证多因痰湿、瘀血、气郁、郁热上熏于面，使面如蒙尘，治宜疏肝理气、凉血活血、化痰消斑。

黄褐斑影响美观，常使患者出现情绪抑郁、失眠多梦等症。因此，在运用膏方时应该根据病症变化辨证施膏，并兼顾他证，力求"本证"和"变证"同治。

因本病病位在面部，居于高位，一般药物不易到达，此时可加少许疏风祛风药。风性轻扬，高颠之上，唯风可到，风药可作为面部引经药。临床上常用白芷、升麻、白僵蚕等引药上行，直达病所，使药物在面部更好地发挥作用。升麻有外散、上达颠顶的作用；白芷走皮肤，助表散，作引经药；白僵蚕能祛风化痰，善搜络邪而走头面。此外，还应在配伍中适当加用枳壳、陈皮等行气药，以减轻药物之厚腻，使膏方补而不滞。

【辨证调治】

1. 肝郁气滞证

临床表现： 女性多见，斑色深褐，弥漫分布，伴烦躁不安，情志抑郁，胁肋胀痛，经前乳房胀痛，月经不调，口苦咽干，舌质红苔薄，脉弦细。

治法： 疏肝理气，活血消斑。

方药： 逍遥散加减。

膏方调治基本用药：

疏肝理气：柴胡、黄芩、郁金、香附、枳壳、绿萼梅、玫瑰花、青皮、陈皮等。

养血活血：白芍、鸡血藤、桃仁、红花、当归、川芎、丹参、益母草等。

益气健脾：黄芪、白术、白扁豆、茯苓、陈皮等。

精细料及其他：珍珠粉、藏红花、阿胶、蜂蜜、饴糖、冰糖等。

随症加减： 烦躁易怒者，加栀子、菊花、牡丹皮；夜寐欠佳者，加磁石、夜交藤、酸枣仁；口苦咽干、大便秘结者，加牡丹皮、栀子、决明子；月经不调者，加女贞子、香附、益母草；斑色深褐而面色晦暗者，加桃仁、红花、益母草；乳房胀痛者，加郁金、青皮、香附。

2. 肝肾不足证

临床表现：以产后及更年期妇女多见，多见于眼眶周围及下颏部等处，斑色褐黑，面色晦暗，常伴有腰膝酸软、头晕目眩、胁痛目涩、口燥咽干、月经量少等。偏于阴虚者，形体消瘦，五心烦热，潮热出汗，失眠健忘，舌红苔薄，脉弦细；偏于阳虚者，畏寒肢冷，神疲乏力，舌质淡胖苔薄白，脉沉迟。

治法：补益肝肾，和营化斑。

方药：偏阴虚者，六味地黄丸加减；偏阳虚者，金匮肾气丸加减。

膏方调治基本用药：

滋肾养阴：女贞子、墨旱莲、山茱萸、生地黄、枸杞子、熟地黄等。

温肾助阳：菟丝子、杜仲、肉苁蓉、巴戟天、淫羊藿、桑寄生等。

养血柔肝：白芍、当归、何首乌、桑椹、鸡血藤、百合等。

疏风祛风：白蒺藜、僵蚕、白芷、防风等。

活血化瘀：鸡血藤、牡丹皮、川芎、益母草、丹参、泽兰等。

健脾和胃：黄芪、白术、白扁豆、山药、陈皮、六神曲、茯苓、砂仁等。

精细料及其他：生晒参、红参、灵芝、藏红花、核桃仁、龙眼肉、龟甲胶、阿胶、鹿角胶、鳖甲胶、蜂蜜、饴糖、冰糖等。

随症加减：阴虚火旺明显者，加知母、黄柏；大便干结者，加肉苁蓉、决明子、火麻仁；或便秘伴口干者，加生地黄、麦冬、玄参、生大黄；便溏者，加补骨脂、肉豆蔻；腹胀纳差者，加焦山楂、陈皮、厚朴；心烦者，加莲子心、淡竹叶；烦热盗汗者，加地骨皮、牡丹皮；经血不调者，加丹参、益母草；痛经或经血夹块者，加桃仁、红花；失眠多梦者，加生龙齿、生牡蛎、酸枣仁、合欢皮、五味子、柏子仁；面色晦滞者，加赤芍、川芎、丹参；斑片日久色深者，加丹参、白僵蚕。

3. 脾虚湿蕴证

临床表现：斑色灰褐，状如尘土附着，伴疲乏无力，纳呆困倦，月经色淡，白带量多，舌质淡胖边有齿痕，苔白腻，脉濡或细。

治法：健脾益气，祛湿消斑。

方药：参苓白术散加减。

膏方调治基本用药：

健脾化湿：黄芪、太子参、党参、白术、茯苓、山药、砂仁、厚朴、半夏、陈皮、白扁豆、莲子、薏苡仁等。

疏风祛风：防风、白芷、白僵蚕等。

活血通络：川芎、白芍、鸡血藤、丝瓜络、当归、红藤、玫瑰花、丹参、桃仁、红花等。

补益肝肾：熟地黄、山茱萸、淫羊藿、莲子等。

精细料及其他：红参、生晒参、阿胶、鹿角胶、冰糖、饴糖等。

随症加减： 腹胀便溏者，加薏苡仁、补骨脂、肉豆蔻；心悸失眠者，加五味子、合欢花、柏子仁、龙齿；带下色黄者，加黄柏、红藤、紫花地丁；月经量少色淡者，加当归、益母草；面色晦暗者，加赤芍、川芎、丹参。

4. 气滞血瘀证

临床表现： 斑色灰褐或黑褐，或伴有慢性肝病，或月经色暗有血块，或痛舌质暗红有瘀斑，苔薄，脉涩。

治法： 理气活血，化瘀消斑。

方药： 桃红四物汤加减。

膏方调治基本用药：

理气养血活血：柴胡、枳壳、青皮、陈皮、香附、桃仁、红花、当归、丹参、赤芍、白芍、鸡血藤、益母草、玫瑰花、泽兰等。

清热凉血：白僵蚕、白芷、薄荷、山栀子、金银花、牡丹皮、紫草等。

补益肝肾：熟地黄、桑椹、菟丝子、杜仲、女贞子、墨旱莲等。

益气健脾：山药、黄芪、党参、山药、山楂等。

精细料及其他：红参、生晒参、藏红花、阿胶、珍珠粉、蜂蜜、饴糖、冰糖等。

随症加减： 胸闷乳胀者，加郁金、夏枯草、延胡索、川楝子；大便干结者，加瓜蒌仁、决明子；痛经者，加蒲黄、乌药、益母草；病程长者，加白僵蚕、白芷；小便黄赤者，加白花蛇舌草、金钱草、泽泻、车前子。

【注意事项】

1. 黄褐斑的发生，虽然与性激素紊乱关系最为密切，但是紫外线照射却能直接导致皮肤色素沉着，加深色斑，所以要尽量避免日光照射。

2. 平时注意起居规律，夏季少食生冷寒凉食品，冬季避免受寒湿侵犯。

3. 多吃番茄等富含维生素 C 的食物，忌辛辣、烟酒。

4. 面部慎用含香料的药物性化妆品，忌用刺激性药物及激素类药物。

5. 要注意排除结核病、甲状腺疾病等，积极调治妇科疾病。

（上海中医药大学附属龙华医院　陈红风）

第三章 妇 科 ▷▷▷▷

《医宗金鉴·妇科心法要诀》说："男妇两科同一治，所异调经崩带症，嗣育胎前并产后，前阴乳疾不相同。"女性的特殊生理现象为生殖生理，包括月经、带下、妊娠、产育与哺乳等。外邪侵袭、情志失调或饮食劳倦等病因影响脏腑功能失调，气血运行失常，导致妇科疾病发生，包括经、带、胎、产、乳和杂病等。

妇人生理功能以血为主，以血为用，与肾−天癸−冲任−胞宫生殖轴密切相关，并且易气郁气滞，即所谓"有余于气，不足于血"。故在临床上应重视调理气血，补益脾肾，疏利肝脏，以调为主，以平为期。

中医膏方由于具有较好补益调理作用，在调治妇科月经病、产后病等方面具有独特优势。针对患者病因病机，使用相关药物调理脏腑阴阳平衡。精细料选用方面，红参、人参等可健脾益气，阿胶、龟甲胶、鳖甲胶能调摄冲任，对妇女气血调理均大有裨益。

需注意的是，某些药物如西洋参、蛤蟆油可导致子宫肌瘤、乳腺增生等病情加重，在调治相关疾病时应尽量避免使用。

第一节 痛经

【概述】

妇女正值经期或经行前后出现周期性小腹疼痛或痛引腰骶，甚至剧痛晕厥者，称为"痛经"，又称"经行腹痛"，并可伴有恶心、呕吐、腹泻、头晕、冷汗淋漓、手足厥冷等临床表现，是妇科的常见病、多发病。其有原发性痛经和继发性痛经之分。其中原发性痛经又称功能性痛经，是指生殖器官无器质性病变者；由于盆腔器质性疾病如子宫内膜异位症、子宫腺肌病、盆腔炎或宫颈狭窄等所引起的属继发性痛经。原发性痛经以青少年女性多见，继发性痛经则常见于育龄期妇女。

有关痛经的记载，最早见于《金匮要略·妇人杂病脉证并治》，所云之："带下，经水不利，少腹满痛，经一月再见。"《诸病源候论》首立"月水来腹痛候"，认为"妇人月水来腹痛者，由劳伤血气，以致体虚，受风冷之气客于胞络，损伤冲任之脉"，为研究痛经的病因病机奠定了理论基础。明代《景岳全书·妇人规》所云："经行腹痛，证有虚实。实者或因寒滞，或因血滞，或因气滞，或因热滞；虚者有因血虚，有因气虚。然实痛者多痛于未行之前，经通而痛自减；虚痛者多痛于既行之后，血去而痛未止，或血去而痛益甚。大都可揉可按者为虚，拒按拒揉者为实。"不仅较为详细地归纳了本病的常见病因，而且提出了据疼痛时间、性质、程度"辨虚实之大法"的见解，对后世临证多有启迪。其后《傅青主女科》和《医宗金鉴·妇科心法要诀》又进一步补充了寒湿、肾虚为患的病因病机及温脐化湿汤、调肝汤、当归建中汤等治疗方药。

【病因病机】

痛经病位在子宫、冲任，以"不通则痛"或"不荣则痛"为主要病机，而又以本虚标实为多见。其之所以伴随月经周期而发，又与经期及经期前后特殊生理状态有关。其常见的病因病机有气滞血瘀、寒凝血瘀、湿热瘀阻与气血虚弱、肾气亏损。

1. 气滞血瘀

素性抑郁或恚怒伤肝，气郁不舒，血行失畅，瘀阻子宫、冲任。经前、经期气血下注冲任，或复为情志所伤，壅滞更甚，"不通则痛"，发为痛经。诚如《张氏医通》所云："经行之际……若郁怒则气逆，气逆则血滞于腰腿心腹背肋之间，遇经行时则痛而重。"

2. 寒凝血瘀

经期产后，感受寒邪，或过食寒凉生冷，寒客冲任，与血相搏，以致子宫、冲任气血失畅，经前、经期气血下注冲任，子宫气血更加壅滞，"不通则痛"。若经前、经期冒雨、涉水、游泳或久居阴湿之地，则发为寒湿凝滞型痛经。《傅青主女科》即有"寒湿乃邪气也，妇人有冲任之脉居于下焦……经水由二经而外出，而寒湿满二经而内乱，两相争而作疼痛"之论述。

3. 湿热瘀阻

素体湿热内蕴，或经期、产后摄生不慎感受湿热之邪，与血相搏，流注冲任，蕴结胞中，气血失畅。经前、经期气血下注，子宫、冲任气血壅滞更甚"不通则痛"，致使经行腹痛。

4. 气血虚弱

脾胃素虚，化源匮乏，或大病久病或大失血后气血不足，冲任气血虚少，行经后血海气血愈虚，不能濡养冲任、子宫，因而发为痛经。《景岳全书·妇人规》云："凡人之气血犹源泉也，盛则流畅，少则壅滞，故气血不虚则不滞。"即说明了这种病理机制。

5. 肾气亏损

禀赋素弱，或多产房劳伤损，精血不足，经后血海空虚，冲任、子宫失于濡养，"不荣则痛"，发为痛经。《傅青主女科》已有"妇人有少腹疼于行经之后者，人以为气血之虚也，谁知是肾气之涸乎"的认识。

【治疗特点】

应用中医膏方治疗痛经不仅可以减轻疼痛程度，还可以根据患者体质及病机的不同加以调理，使其经行顺畅。痛经的治疗原则以调理冲任气血为主，并根据不同的证候，或行气，或活血，或散寒，或清热，或补虚，或泻实。治疗分两步：月经期调血止痛以治标，平时辨证求因以治本。同时，又宜结合素体情况，或调肝，或益肾，或扶脾，使之气血顺和，冲任流通，经血畅行则痛可愈。在临床实践中，对痛经患者开膏滋药物时一般将痛经的病因分为寒、热、虚、实进行辨证论治。无论是原发性痛经还是继发性痛经，首先应辨属寒、属热，再据体质虚实的不同，加用补虚、祛邪之法，并以中医药理论为基础，制订痛经属寒属热的基本方，随症加减用药，临床疗效甚佳。

气滞血瘀型痛经多因患者素性抑郁或恚怒伤肝，气郁不舒，血行失畅，瘀阻胞宫而致。患者在经前或经期小腹胀痛拒按，经血量少，行而不畅，血色紫暗有块，块下痛暂减；乳房胀痛，胸闷不舒，甚至恶心呕吐；舌质紫暗或有瘀点，脉弦。此类痛经的膏方治疗应以疏肝理气、活血化瘀为主，佐以温阳、补血之品。

寒凝血瘀型痛经多见于原发性痛经，多因经期或经前受寒冒雨、涉水或游泳感受寒湿之邪，或饮食寒凉瓜果，以致寒气稽留胞络，气血运行不畅，瘀血阻于冲任，不通则痛。本型的疼痛特点多为经前1~2日或经行时小腹冷痛，或少腹两侧抽痛，或少腹坠痛、酸痛等，往往牵及腰脊酸楚，喜按，得热痛减，经血量少，色淡，或如咖啡样，夹有小血块，畏寒便溏，舌苔白腻，舌边色紫或瘀斑，脉沉紧，或濡缓。对于寒凝血瘀型痛经，膏方治疗应以温经散寒、化瘀止痛为主，辅以活血、行气、温阳等。

湿热瘀阻型痛经多见于慢性盆腔炎、炎性包块、子宫内膜异位症等。致病之因，乃湿热交蕴，恶血凝结，客于胞脉，留滞下焦，冲任受阻。本型疼痛一般都较剧烈，表现为经前或经期腰腹胀痛，或坠痛拒按，经血量或多或少，色紫暗，夹血块或多或少，或乳房胀痛，平时带下黄浊，大便干或不爽，小便赤涩，舌质紫或边有瘀斑，苔黄或腻，脉弦数或滑数。此类痛经膏方治疗应以清热利湿、化瘀止痛为大法，并根据病机不同分别佐以疏肝理气、调补脾肾、清热解毒等法。

气血虚弱及肾气亏损型痛经多因患者先天脏腑虚损或后天房劳多产等因素，精、气、血不足，血海空虚，冲任、胞宫失养，"不荣则痛"，发为痛经。本型痛经疼痛一般不甚剧烈，多为绵绵作痛，小腹及腰骶部空坠不适感明显；月经量少质稀，面色无华，头晕心悸，健忘失眠，神疲乏力，舌质淡，脉细无力。这两型痛经多互为病因，常同时出现，膏方治疗以补肾益精、益气养血为主，辅以调补心脾、活血止痛等。此类患者一般病程较长，治疗宜缓缓图功，切不可急功近利。

临床中患者多证型兼夹错杂，医生应详细询问病史，依据临床表现仔细辨证，将辨证与辨病相结合，合理选方用药。对于痛经兼有他病的，应分清主次缓急，或分而治之，或一起治疗，这类患者膏方用药一定要谨慎，切不可盲目用药。

此外，在膏方的精细料应用方面，临床多用生晒参、西洋参、红枣、核桃仁、龙眼肉、黑芝麻、阿胶、龟甲胶、鳖甲胶、饴糖、冰糖、蜂蜜等，并根据患者证型的不同稍做调整，如属热证的患者慎用或少用龙眼肉、核桃仁等温热壮阳之品。兼见他病的也应根据不同的疾病谨慎选择细料，以免加重病情。

【辨证调治】

1. 气滞血瘀证

临床表现：经前或经期小腹胀痛拒按，经血量少，行而不畅，血色紫暗有块，块下痛暂减，月经干净后疼痛消失，伴胸胁、乳房胀痛，痛甚伴恶心、呕吐、腹泻、头晕、冷汗淋漓、手中厥冷，甚至昏厥，舌质紫暗或有瘀点，苔薄白，脉弦或弦滑。

治法：理气行滞，化瘀止痛。

方药：膈下逐瘀汤加减。

膏方调治基本用药：

理气行滞：香附、川芎、柴胡、郁金、乌药、枳壳、青皮、陈皮、木香等。

活血化瘀：当归、桃仁、红花、丹参、益母草、赤芍、三七、血竭等。

化瘀止痛：延胡索、蒲黄、五灵脂等。

培元护胃：白术、山药、茯苓、薏苡仁、佛手片、黄芪、生山楂、六神曲等。

精细料及其他：黑芝麻、冰糖、蜂蜜等。

随症加减：肝气犯胃，症见痛而恶心呕吐者，加吴茱萸、法半夏、陈皮和胃降逆；小腹胀坠或二阴坠胀不适者，加柴胡、升麻行气升阳；郁而化热，症见心烦口苦、舌红苔黄、脉数者，加栀子、黄柏、夏枯草。

2. 寒凝血瘀证

临床表现：经前或经期小腹冷痛拒按，腰骶酸痛，得热痛减；月经或见延后，量少，经色暗而有瘀块，伴面色青白、肢冷畏寒，口淡，舌质暗，苔白，脉沉紧。

治法：温经散寒，化瘀止痛。

方药：少腹逐瘀汤或调经止痛方加减。

膏方调治基本用药：

温经散寒：肉桂、干姜、制附片、桂枝、乌药、小茴香、艾叶等。

活血调经：当归、川芎、赤芍、香附、桃仁、红花、丹参、益母草、川牛膝、鸡血藤、生山楂等。

化瘀止痛：蒲黄、五灵脂、没药、延胡索等。

益气补血：生黄芪、太子参、怀山药、当归、白芍、川芎、熟地黄、阿胶等。

补肾调周：菟丝子、覆盆子、淫羊藿、鹿角胶、龟甲胶等。

精细料及其他：黑芝麻、核桃仁、红糖等。

随症加减：寒凝气闭，症见痛甚而厥、四肢冰凉、冷汗淋漓者，加附子、细辛、巴戟天回阳散寒；冷痛较甚者，加艾叶、吴茱萸；痛而胀者，酌加乌药、香附、九香虫；伴肢体酸重不适、苔白腻，或有冒雨、涉水、久居阴湿之地史，乃寒湿为患，宜加苍术、茯苓、薏苡仁、羌活以散寒除湿。

3. 湿热瘀阻证

临床表现：经前或经期小腹疼痛或胀痛不适，有灼热感，或痛连腰骶，或平时小腹疼痛，经前加剧，经血量多或经期长，色暗红，质稠或夹较多黏液；素常带下量多，色黄质稠有臭味，或伴有低热起伏，口干口苦，小便黄赤，大便干结，舌质红，苔黄腻，脉滑数或弦数。

治法：清热除湿，化瘀止痛。

方药：清热调血汤或消癥止痛方加减。

膏方调治基本用药：

清热燥湿散结：黄连、车前子、薏苡仁、败酱草、蒲公英、山慈菇、皂角刺、石见穿、炙鳖甲等。

活血化瘀：牡丹皮、当归、川芎、桃仁、红花、三棱、莪术等。

行气止痛：延胡索、香附、乳香、没药、广木香、延胡索、香附、郁金等。

养血活血：生地黄、当归、川芎、白芍、鸡血藤等。

健脾利湿和胃：生黄芪、川牛膝、泽泻、陈皮、砂仁、生山楂等。

精细料及其他：蜂蜜、冰糖等。

随症加减： 痛连腰骶者，加杜仲、续断、狗脊补肾强筋骨止痛；伴见月经量多或经期长者，酌加地榆、槐花、马齿苋、黄芩凉血止血；带下异常者，加黄柏、土茯苓、椿根皮除湿止带。

4. 气血虚弱证

临床表现： 经期或经后小腹隐隐作痛，喜按或小腹及阴部空坠不适，月经量少，色淡，质清稀，面色无华，头晕心悸，神疲乏力，纳少便溏，舌质淡胖，苔薄白，脉细弱无力。

治法： 益气养血，调经止痛。

方药： 圣愈汤或黄芪建中汤或养血和血汤加减。

膏方调治基本用药：

补脾益气：党参、太子参、黄芪、白术、山药、龙眼肉等。

养血和血：熟地黄、白芍、当归、川芎、阿胶等。

调经止痛：益母草、鸡血藤、香附、郁金、艾叶、延胡索、甘草等。

补肾益精：制何首乌、制黄精、枸杞子、山茱萸、炙鳖甲等。

精细料及其他：黑芝麻、核桃仁、阿胶、红糖等。

随症加减： 伴腰酸不适者，加菟丝子、杜仲补肾壮腰。

5. 肾气亏损证

临床表现： 经期或经后1~2日内小腹绵绵作痛，伴腰骶酸痛，经色暗，量少质稀薄；头晕耳鸣，面色晦暗，健忘失眠，舌质淡红，苔薄，脉沉细。

治法： 补肾益精，养血止痛。

方药： 益肾调经汤或调肝汤加减。

膏方调治基本用药：

补肾壮腰、强筋止痛：巴戟天、杜仲、续断、狗脊、山药、肉苁蓉等。

温肾散寒：乌药、小茴香、肉桂等。

温经暖宫：艾叶、小茴香、炮干姜、桂枝等。

滋阴养血：当归、白芍、熟地黄、黄精、女贞子、墨旱莲、枸杞子、桑椹等。

活血调经：益母草、香附、郁金、川芎等。

健脾行气和胃：生黄芪、党参、茯苓、白术、扁豆、延胡索、川楝子、陈皮、炒谷芽、炒麦芽、炙鸡内金等。

精细料及其他：黑芝麻、核桃仁、龙眼肉、红糖、蜂蜜等。

随症加减：腰骶酸痛者，加菟丝子、桑寄生；经血量少、色暗者，加鹿角胶、山茱萸、淫羊藿；头晕耳鸣、健忘失眠者，酌加枸杞子、制何首乌、酸枣仁、柏子仁；夜尿多、小便清长者，加益智仁、桑螵蛸、补骨脂。

【注意事项】

1. 痛经的治疗分两步，经期重在调血止痛以治标，及时控制、减缓疼痛，平时辨证求因而治本，标本急缓、主次有序、分阶段调治。故在经行痛经发作剧烈时，可适当选用中成药及布洛芬等西药止痛，以防厥脱的发生。

2. 对子宫发育不良、畸形或位置过度倾屈、子宫颈狭窄等所致之经行腹痛，又当根据不同情况，选择最佳治疗方案。

（江苏省南京市中医院　张晓甦）

第二节　产后病

产妇在产褥期内发生与分娩有关的疾病，统称为"产后病"。从胎盘娩出至产妇全身各器官除乳腺外恢复至孕前状态的一段时期，称产后，亦称"产褥期"，一般约需6周。

产后病的病因病机可归纳为四个方面。一是亡血伤津。由于分娩用力、出汗、产创和出血，而使阴血暴亡，虚阳浮散，变生他病，易致产后血晕、产后痉病、产后血劳等。二是元气受损。若产程过长，产时用力耗气，产后操劳过早，或失血过多，气随血耗，而致气虚失摄、冲任不固可致产后恶露不绝、产后汗证、产后血劳等。三是瘀血内阻。因分娩创伤，脉络受损，血溢脉外，则离经成瘀；或产后百节空虚，若起居不慎，感受寒热之邪，寒凝热灼成瘀；或胞衣胎盘残留，瘀血内阻，败血为病，可致产后腹痛、产后恶露不绝、产后抑郁等。四是外感六淫或饮食房劳所伤。产后元气、津血俱伤，腠理疏松，所谓"产后百节空虚"，生活稍有不慎或调摄失当，均可致气血不调，营卫失和，脏腑功能失常，冲任损伤而变生产后诸疾。

综上所述，由产后亡血伤津、元气受损、瘀血内阻所形成的"多虚多瘀"的病机特点，是产后病发生的基础和内因。

产后病的膏方调治原则：应根据亡血伤津、元气受损、瘀血内阻、多虚多瘀的特点，本着"勿拘于产后，亦勿忘于产后"的原则，结合病情进行辨证论治。《景岳全书·妇人规》云："产后气血俱去，诚多虚证。然有虚者，有不虚者，有全实者。凡此三者，但当随证随人，辨其虚实，以常法治疗，不得执有诚心，概行大补，以致助邪。"此种立论，颇为中肯，实为产后辨证论治之要领。一是补益气血。陈良甫曾言："产后元气大脱，新血未生，概以大补气血为主。"妇人分娩后，气血大伤，百脉不实，亟须以补益滋养之品填补，即便有余血外邪留滞，也应当在补虚的基础上调理。急攻不可，峻补也不可，用药之时，同时须注意补而不滞，以防闭门留寇。二是活血行瘀。产后元气亏虚，气为血之帅，血为气之母，正气运行无力，不免血止成瘀，因此，产后病以多虚多瘀为一大显著特点。活血行瘀时不可忽略养血，使祛邪而不伤正，化瘀而不伤血，若攻邪太过，损伤机体正气，不免南辕北辙。三是顾护脾胃。脾胃乃后天之本，气血生化之源，产妇若能纳谷如常，自然脏腑易平复、气血易和调。因此，用药时常酌加调和脾胃、疏理气机之味，以期正气早复。

运用中医膏方治疗产后病时，应根据患者的具体情况，决定其所开膏方补泻的比例。对于病程较短的患者，其处于邪盛正虚的阶段，膏方应以祛邪为主，扶正为辅。正如秦伯未所说："膏方非单纯补剂，乃包含救偏却病之义。"待邪盛缓解后，再处以调理之剂的膏方进行善后。

妇人产后脾胃多虚弱，运化功能尚未恢复。其膏方治疗的处方用药应顾护脾胃，使滋养而不滞腻；在运用补气、养血、温肾、益肝等补益之剂时，要慎用滋腻滑肠之品，同时应加入理气健脾益胃的药物预防脾胃损伤。临床上可选用太子参、白术、茯苓、山药、秫米等益气健脾养胃；紫苏梗、枳壳、陈皮、大腹皮、木香等理气导滞。

在膏方的辅料应用方面，传统膏方的收膏多采用冰糖、饴糖、阿胶、蜂蜜、鹿角胶、鱼鳔胶、龟甲胶、鳖甲胶等胶类作为基质和矫味剂，现代又新增了木糖醇、元贞糖等，辅料有了更多的选择。而对于产后身痛合并糖尿病或糖耐量异常者应适当调整，慎用或忌用冰糖、红糖、蜂蜜收膏，改用木糖醇、元贞糖代替。

一、产后汗证

【概述】

产后汗证包括产后自汗和产后盗汗两种。产妇于产后出现涔涔汗出，持续不止者，称为"产后自汗"；若寐中汗出湿衣，醒来即止者，称为"产后盗汗"。自汗、盗汗均是以在产褥期内汗出过多、日久不止为特点，统称之产后汗证。

产后多汗，早在汉代《金匮要略·妇人产后病脉证治》中即有所论述："新产血虚，多汗出，喜中风，故令病痉。"隋代《诸病源候论》首列"产后汗出不止候"，指出其病因主要为产时伤血致"阴气虚而阳气加之，里虚表实，阳气独发于外"。唐代《经效产宝》疗产后汗不止方以玉屏风散，加茯苓、大枣和中，地黄、麦冬养阴，牡蛎固涩止汗，为后世奠立了治疗产后汗证的方药基础。宋代《妇人大全良方》提出了"产后虚汗不止"和"产后盗汗不止"之病名，将产后汗出不止分为"虚汗"和"盗汗"两类，认为"产后虚寒（汗）不止"，因"阳气频虚，腠理不密而津液妄泄也"。明代《校注妇人良方》则明确提出"产后自汗、盗汗"之病名，根据产后亡血伤津，气随血伤的病理特点，认为产后自汗、盗汗均可用补阴血兼益阳气之法治疗。《医宗金鉴·妇科心法要诀》按出汗的部位以辨证情，曰："头汗阴虚阳上越，周身大汗是亡阳。"清代医家多认为产后自汗、盗汗不同于内科，尤须重视产后亡血伤津的病理特点，如傅青主提出"惟兼气血而调治之"，这些理论至今对临床仍有参考意义。

【病因病机】

本病主要病机为产后耗气伤血，气虚阳气不固，阴虚内热迫汗外出。

1. 气虚

素体虚弱，复因产时伤气耗血，气虚益甚，卫阳不固，腠理不实，阳不敛阴，阴津外泄，乃至自汗不止。

2. 阴虚

营阴素亏，加之因产失血伤津，阴血益虚，阴虚内热，寐时阳乘阴分，迫津外泄，致令盗汗。醒后阳气卫外，充腠理，实皮肤而汗自止。亦有因气随血伤，醒后卫阳仍不固而自汗不止者。

【治疗特点】

汗证根据出汗发生时间之不同而以分为自汗和盗汗。白昼汗多，动则尤甚为气虚自汗；寐中出汗，醒后即止为阴虚盗汗。治疗产后汗证，气虚者，膏方应治以益气固表、和营止汗之法；阴虚者，膏方则应治以益气养阴、生津敛汗之法。治疗时，针对病因或补气，或滋阴，膏方中并宜酌加敛汗之品，标本兼治，方收良效。此外，基于气与津互根互生的生理关系，治疗自汗时，勿忘佐以补津化气之品；治疗盗汗时，勿忘佐以补气生津之物。如此"阴中求阳、阳中求阴"，相得益彰，而其效更佳。

【辨证调治】

1. 气虚自汗证

临床表现：产后汗出过多，不能自止，动则加剧，时有恶风身冷，气短懒言，面色㿠白，倦怠乏力，舌质淡苔薄白，脉细弱。

治法：益气固表，和营止汗。

方药：黄芪汤加减。

膏方调治基本用药：

益气固表御风：党参、生黄芪、白术、防风、荆芥等。

固表和营止汗：桂枝、白芍、麻黄根、糯稻根、浮小麦、乌梅、煅龙骨、煅牡蛎、瘪桃干等。

培元护胃：生白术、薏苡仁、黄芪、陈皮、六神曲、怀山药、香橼、佛手等。

精细料及其他：西洋参、生晒参、龟甲胶等。

随症加减：伴恶露不绝者，可加用大蓟、小蓟、海螵蛸、生茜草、炒地榆；伴骨节酸痛者，加用桑枝、海风藤、鸡血藤、伸筋草、千年健等；腰酸者，加杜仲、桑寄生、狗脊。

2. 阴虚盗汗证

临床表现：产后睡中汗出，甚则湿透衣衫，醒后即止，面色潮红，头晕耳鸣，口燥咽干，渴不思饮，或五心烦热，腰膝酸软，舌质红苔少，脉细数。

治法：益气养阴，生津敛汗。

方药：生脉散加减。

膏方调治基本用药：

益气养阴：党参、西洋参、生黄芪、白术、麦冬、白芍、黄精、山茱萸、五味子、天冬、枸杞子、女贞子、墨旱莲等。

养血补阴：熟地黄、大枣、白芍、桑椹、制何首乌、麦冬、山茱萸、五味子、当归等。

固表止汗：麻黄根、糯稻根、浮小麦、乌梅、煅龙骨、煅牡蛎、瘪桃干等。

培元护胃：生白术、茯苓、薏苡仁、砂仁、六神曲、怀山药、香橼、佛手等。

精细料及其他：西洋参、核桃仁、黑芝麻、阿胶、龟甲胶等。

随症加减：口燥咽干甚者，可加石斛、玉竹以生津滋液；五心烦热甚者加白薇、栀子以清热除烦；失眠不寐者，加合欢皮、夜交藤、茯神、酸枣仁以安神助眠。

【注意事项】

1. 膏方服用期间，如遇感冒、食滞请暂停，须俟调理后再服。
2. 对于长期盗汗者，应借助胸片等检查，除外结核病变。

二、产后抑郁

【概述】

产后抑郁是以产妇在分娩后出现情绪低落、精神抑郁为主要症状的病症，是产后精神综合征中最常见的一种类型，现代医学称之为"产褥期抑郁症"。本病一般在产后1周出现症状，产后4~6周逐渐明显，平均持续6~8周，甚则长达数年。若不及时诊治，产妇可伤害胎儿或自杀，应当重视，尽早发现尽快治疗。

隋代《诸病源候论·产后风虚瘀狂候》较早论述了类似的疾病。宋代《妇人大全良方》较广泛地论述了相关病症，分列有"产后癫狂、产后狂言谵语，如有神灵、产后不语、产后乍见鬼神"等方论。《陈素庵妇科补解》承《妇人大全良方》所说，并加以综合提高，如在"产后发狂方论"中指出："产后发狂，其故有三：有因血虚心神失守，有因败血冲心，有因惊恐，遂致心神颠倒。其脉左寸浮而大，外症昏不知人，或歌呼骂詈，持刀杀人。因血虚者，辰砂石菖蒲散。败血冲心者，蒲黄黑荆芥散。因惊者，枣仁温胆汤。总以安神养血为主。"明代《万氏妇人科》阐述了血气虚弱，心神失养或瘀血停积，闭于心窍所致的病机及证治。《证治准绳》亦有"产后心神恍惚，言事失度，睡卧不安"的描述。清代《医宗金鉴·妇科心法要诀》则进一步指出"产后血虚，心气不守神志怯弱，故令人惊悸，恍惚不宁也。宜用茯神散。若因忧愁思虑，伤心脾者，宜归脾汤加朱砂、龙齿治之"，充实了本病的辨证论治。

【病因病机】

本病发生在产后，与产褥生理和病理有关。产后多虚，血不养心，心神失养，或过度忧愁思虑，损伤心脾；产后多瘀，瘀血停滞，上攻于心；或情志所伤，肝气郁结，肝血不足，魂失潜藏。

1. 心脾两虚

《灵枢·本神》篇曰："思出于心而脾应之。"产后思虑太过，所思不遂，心血暗耗，脾气受损，气血生化不足，气虚血弱，血不养心，心神失养，故致产后抑郁。《校注妇人良方》薛立斋按："人之所主者心，心之所主者血，血一虚，神气不守，此惊悸所由作也。"

2. 瘀血内阻

产后元气亏虚，复因劳倦耗气，气虚无力运血，血滞成瘀，或产后胞宫瘀血停滞，败血上攻，闭于心窍，神明失常致产后抑郁。《万氏女科》曰："产后虚弱，败血停积，闭于心窍，神志不能明了，故多昏困。"

3. 肝气郁结

素性忧郁，胆怯心虚，产后复因情志所伤或突受惊恐，魂不守舍而致产后抑郁。

【治疗特点】

产后抑郁的主要病因病机与产褥期生理有关。膏方治疗宜调和气血，安神志。根据肝郁、血瘀、心脾两虚的不同辨证结果，膏方的治疗大法分别有偏于疏肝解郁、活血逐瘀或健脾养心之不同。在治疗本病时应重视心理治疗，先医其心，然后根据病情用膏方调整，心态复常，才能取得较好的疗效。

【辨证调治】

1. 心脾两虚证

临床表现：产后焦虑，忧郁，心神不宁，常悲伤欲哭，情绪低落，失眠多梦，健忘，精神萎靡，伴神疲乏力，面色萎黄，纳少便溏，脘闷腹胀，恶露色淡，质稀，舌淡苔薄白，脉细弱。

治法：健脾益气，养心安神。

方药：归脾汤加减。

膏方调治基本用药：

健脾益气：太子参、党参、白扁豆、白术、山药、炙甘草、黄芪等。

养心安神：酸枣仁、柏子仁、灵芝、夜交藤、远志、合欢皮、当归、茯神等。

培元护胃：生白术、茯苓、薏苡仁、砂仁、六神曲、怀山药、香橼、佛手等。

精细料及其他：西洋参、核桃仁、黑芝麻、阿胶、龟甲胶等。

随症加减：乳汁偏少者，加入当归、麦冬、猪蹄、桔梗、通草、穿山甲、王不留行等以养血滋阴，利气通脉；伴体虚无力、腰腿酸软、足跟疼痛等症状者，可配伍黄精、墨旱莲、女贞子、桑椹、山茱萸、熟地黄等滋补肾阴，鹿茸、紫河车、淫羊藿、巴戟天、杜仲、续断、补骨脂、菟丝子等补益肾阳。

2. 瘀血内阻证

临床表现： 产后抑郁寡欢，默默不语，失眠多梦，神志恍惚，恶露淋漓日久，色紫暗有块，面色晦暗；舌暗有瘀斑，苔白，脉弦或涩。

治法： 活血逐瘀，镇静安神。

方药： 调经散加减。

膏方调治基本用药：

活血逐瘀：当归、赤芍、乳香、没药、麝香、川芎、益母草、泽兰、桃仁、牛膝、鸡血藤、丹参等。

镇静安神：琥珀、磁石、龙骨、牡蛎等。

行气活血：香附、延胡索、郁金、姜黄等。

培元护胃：生白术、茯苓、薏苡仁、山楂、怀山药、青皮、木香等。

精细料及其他：核桃仁、黑芝麻、鳖甲胶、木糖醇等。

随症加减： 失眠者，可加用柴胡、枳壳、远志、酸枣仁、茯神、夜交藤解郁安神；伴有关节疼痛者，可加用秦艽、羌活、牛膝、地龙等。

3. 肝气郁结证

临床表现： 产后心情抑郁，心神不安，或烦躁易怒，夜不入寐，或噩梦纷纭，惊恐易醒，恶露量或多或少，色紫暗有块，胸闷纳呆，善太息，苔薄，脉弦。

治法： 疏肝解郁，镇静安神。

方药： 逍遥散加减。

膏方调治基本用药：

疏肝解郁：柴胡、制香附、旋覆花、川楝子、薄荷、郁金、青皮、陈皮等。

镇静安神：琥珀、磁石、龙骨、牡蛎等。

养血柔肝：当归、白芍、大枣、酸枣仁、熟地黄等。

培元护胃：生白术、茯苓、薏苡仁、砂仁、六神曲、怀山药、青皮、佛手片等。

精细料及其他：核桃仁、黑芝麻、龟甲胶、鳖甲胶、木糖醇等。

随症加减： 伴失眠者，可加用远志、酸枣仁、茯神、夜交藤等安神之品；伴肝火偏旺者，可加用牡丹皮、生地黄、山栀子、夏枯草等。

【注意事项】

1. 应用膏方治疗产后抑郁，用心理治疗先医其心，然后根据病情用膏方调整，才能取得较好疗效。

2. 若产后抑郁进一步发展，有精神分裂症状者，应先请精神科医生专科治疗，待症情好转后予膏方治疗。

三、产后血劳

【概述】

因产时或产后阴血暴亡，导致日后月经停闭，性欲丧失，生殖器官萎缩，伴表情淡漠、容颜憔悴、毛发枯黄脱落、形寒怕冷、乍起乍卧、虚乏劳倦等一系列虚羸证候者，称"产后血劳"，属中医学产后虚羸或蓐劳范畴。现代医学的席汉综合征可与本病互参。

中医历代古籍中无"产后血劳"之病名，但其相关证候却有颇多论述。早在汉代《金匮要略·妇人产后病脉证治》中就有"产后……虚劳不足"用当归生姜羊肉汤治之的记载。隋代《诸病源候论》列有"产后虚羸""产后风冷虚劳"等候。宋代《妇人大全良方》则进一步具体提出了对病因病机、治法方药的论述。《三因极一病证方论》指出："产理不顺，疲及筋力，忧劳心虑致虚羸。"清代《医宗金鉴》亦论述虚羸成因为"产后气血两虚，起居不慎"，其治法主张首用六君子汤加减调理其脾胃，继用三合散调其荣卫，末用八珍汤、十全大补汤、益气养荣汤补其虚损。综上所述，历代医家不断加深了对产后血劳的认识。

【病因病机】

本病发生的主要病机系产后阴血暴脱，脑髓失养，脏器虚损成劳。精血亏虚、脾肾虚损是产后血劳的主要病因。

1. 精血亏损

产理不顺，气血暴脱，夺血夺精，或素体肝肾不足，或素患久病，日久及肾，复加产时夺血，终致肾虚精亏，精血匮乏，脑髓失充，脏腑虚损，而成产后血劳。

2. 脾肾虚损

饮食不节，忧思伤脾，脾虚失运，生化乏源，或素禀脾虚不足，或素有宿疾，日久及肾，复因产时失血耗气，产后失于调养，脑髓失充，脾肾虚损为患。

【治疗特点】

产后血劳，因产时暴伤阴血，临床以产时、产后大出血，继之月经停闭、性欲丧失、生殖器官萎缩，伴表情淡漠、形寒怕冷为主要证候表现和辨证要点。若闭经、毛发脱落、腰膝酸软表现明显者，多为精血亏损，膏方治以滋阴精益髓、充养天癸为主。若形寒怕冷四肢不温、纳呆食少、腹泻便溏表现明显者，则多为脾肾虚损，膏方治以峻补脾肾、调理气血冲任为要。

【辨证调治】

1. 精血亏损证

临床表现：产后月经闭止，毛发脱落，枯槁无华，头晕目眩，腰膝酸软，性欲丧失，甚或生殖器官萎缩，阴道干涩，舌淡白苔少，脉沉细略数。

治法：滋阴养血，填精益髓。

方药：人参鳖甲汤加减。

膏方调治基本用药：

滋补肾阴：南沙参、北沙参、天冬、麦冬、龟甲、鳖甲、黄精、枸杞子、石斛、女贞子、墨旱莲等。

补益精血：白芍、制何首乌、熟地黄、当归、紫河车等。

健脾益气：太子参、党参、白扁豆、山药、大枣、黄芪、白术等。

培元护胃：白茯苓、鸡内金、薏苡仁、白扁豆、六神曲、怀山药、炒谷芽、香橼、陈皮等。

精细料及其他：生晒参、黑芝麻、核桃仁、阿胶等。

随症加减：伴瘀血阻滞者，加桃仁、红花、川牛膝、益母草、鸡血藤；伴便秘者，加柏子仁、杏仁、松子仁、陈皮、火麻仁等。

2. 脾肾虚损证

临床表现：产后月经停闭，形寒怕冷，四肢不温，易感风寒，纳呆食少，腹泻便溏，容颜憔悴，毛发枯萎，肌肤不荣，或宫寒不孕，性欲丧失，子宫萎缩，舌淡苔白，脉沉细无力。

治法：峻补脾肾，益气养血。

方药：黄芪散加减。

膏方调治基本用药：

健脾益气：太子参、党参、白扁豆、山药、大枣、黄芪、白术等。

补益肾阳：菟丝子、淫羊藿、鹿角片、蛤蚧、补骨脂、益智仁、续断、杜仲、巴戟天等。

滋养肾阴：麦冬、龟甲、鳖甲、黄精、枸杞子、女贞子、墨旱莲、五味子等。

补益精血：制何首乌、熟地黄、紫河车等。

培元护胃：薏苡仁、白扁豆、焦山楂、六神曲、怀山药、炒谷芽、木香、陈皮等。

精细料及其他：生晒参、黑芝麻、核桃仁、龟甲胶等。

随症加减：形寒肢冷明显者，加柴胡、枳壳、芍药、川芎、桂枝、肉桂；伴失眠多梦者，加茯神、夜交藤、酸枣仁、合欢皮、远志。

【注意事项】

1. 如脾有湿蕴、胃纳欠佳者，应先给予开路方，即先服一段时间中药汤剂。目的是消除宿积、健运脾胃，以利于膏方的消化吸收。

2. 补气养血、峻补脾肾的同时，还应注意促进心、肝、肺等其他脏腑的功能恢复。

3. 对于失血过多患者，应及早补充血容量，再应用膏方治疗。

（江苏省南京市中医院　张晓甦）

第三节　不孕症

【概述】

婚后 2 年、有规律性生活、未采取避孕措施而未能受孕者，称为不孕症。从未有过妊娠者称为原发性不孕；如曾经孕育过，但未采取避孕措施 2 年以上未再孕，称为继发性不孕。近年来，随着本病的发病率不断上升，众多医疗机构和学者都主张不孕症应以 1 年为限。根据其发病的原因，女性不孕症可以分为绝对性不孕和相对性不孕，前者主要指患者先天或者后天存在解剖生理方面的缺陷或异常而无法纠正者，后者则是指患者因某种因素，阻碍受孕，导致暂时性的不孕，通过纠正、治疗后，仍能受孕者。本节主要讨论女性的相对性不孕症，中医学将其称为"断续"。不孕症常见的类型包括输卵管性不孕、排卵障碍性不孕、黄体功能性不孕、子宫原因性不孕、免疫性不孕和其他不明原因性不孕等。

早在夏商周时期，《周易》就首先提出了"不孕"病名。《诸病源候论》提出"月水不利无子""月水不通无子""带下无子""结积无子"等，明确指出不孕症是由各种妇科疾病导致的后果。张介宾《妇人规·子嗣类》云："种子之方，本无定轨，因人而药，各有所宜。"强调治疗不孕症应辨证论治。《傅青主女科》创制养精种玉汤、温胞饮、开郁种玉汤等经典方剂治疗不孕沿用至今。膏滋方作为我国传统医学的瑰宝之一，历经千年，早在东汉时期的《武威汉代医简》中就有"治妇人膏药方"等相关记载。宋代《洪氏集验方》创制了著名的滋补膏方"琼玉膏"，现今对于治疗虚劳性疾病引起的不孕症仍大有裨益。《景岳全书》所载的"两仪膏"，略加化裁可用治不孕症气血俱虚者。《摄生总要》记载的名方"龟鹿二仙膏"可填精生髓，至今仍是治疗肾虚型不孕症的重要组方。近代名医秦伯未认为："膏方者，博雅润泽也。"其所著《膏方大全》收录了大量妇科经、带、胎、产及不孕症的实用膏方。

【病因病机】

1. 肾虚

肾为天癸之源，冲任之本，系胞之藏，施精之所，主生长、发育、生殖，是生先天之本、命之源。肾的温煦、濡养、激发、推动作用失司，都会导致阴阳失衡，难以孕育。

（1）肾气亏虚：先天肾气不足或房事不节、久病大病、反复流产损伤肾气，或高龄，肾气渐虚，则冲任虚衰，气血不充，经络失养，难以受孕。《圣济总录》云："妇人所以无子，冲任不足，肾气虚寒也。"

（2）肾阳不足：素体肾阳虚损或寒湿伤肾，以致肾阳亏虚，命门火衰，阳虚气弱，不能温煦子宫，子宫发育有碍或氤氲乐育之气不足，而令不能摄精成孕。《傅青主女科》云："妇人有下体冰冷，非火不暖，交感之际，阴中绝无温热之气。"指出肾阳虚易致宫寒而不孕。

（3）肾阴不足：素体肾阴亏虚，或房劳多产、久病失血、手术损伤，耗损真阴，天癸乏源，冲任血海亏虚；或阴虚生热，热扰冲任，血海不宁，均不能摄精成孕。《石室秘录》载："肾水亏者，子宫燥涸，禾苗无雨露之濡，亦成萎亏。"

2. 气血两虚

气血为生命之根本，脏腑功能正常之基础。脾胃为后天之本，主运化水谷精微，营养各脏腑经络，为气血生化之源头。饮食不当，劳倦伤脾，或夏日贪凉、饥饱失当、房事不节都会损伤脾胃。脾胃虚弱，化源不足，脏腑经络不得营养，形气难充。脏腑失养，肾中精气无源化生，癸水不足，而致脾胃后天之本更差，先后天之本互相影响，阴阳失衡。张介宾《妇人规·下篇》云："男女胎孕所由，总在血气。若血气和平壮盛者，无不孕育，育亦无不长。"

3. 心肝气郁

肝主藏血，主疏泄，司血海为冲脉之本，主升主动，性喜条达而恶抑郁，是女性生理活动的枢纽。心脑主神明，为君主之官，对脏腑器官有调节作用。女子阴性凝结，本多气少血，加之易受情志所伤，内心忧急，情怀抑郁，思想郁结，故常致心肝气郁，神魂不宁。气郁易化火，气火上炎，心气不得下降；郁火灼阴，损耗肾阴癸水，阴虚水亏则气火更旺，火旺则阴水更虚。恶性循环，冲任不得相滋，而致不孕。

4. 瘀滞胞宫

瘀血既是病理产物，又是致病因素。女子感受寒、热、湿浊、外伤，或情志不畅，或经期、产后余血未净、房事不节，或素有旧疾都会导致气机受阻，血行不畅，脉络瘀滞。《医宗金鉴·妇科心法要诀·调经门》云："不子之故伤冲任……或因积血胞寒热。"瘀血停滞，致气机失调，而气为血帅，气机郁滞又可致血行不畅，胞宫、胞脉阻滞不通，精卵不得相遇。

5. 痰湿内阻

素体脾肾阳虚、劳倦思虑过度、饮食不节损伤脾气、肝木过亢克伐脾胃、肾阳温煦脾阳之力不足，都会导致水湿停聚，湿聚成痰。或嗜食肥甘，痰湿内生，则气机受阻，气滞血瘀，痰瘀互结，不能启动氤氲乐育之气以致不孕。《丹溪心法》就指出："若是肥盛妇人，禀受甚厚，恣于酒食之人，经水不调不能成胎。"

6. 湿热互结

外感火热之邪或火热内生，热聚冲任，气血壅滞，灼伤脉络，冲任失和。久居湿地、经期涉水，湿邪内渗。或脾肾阳虚，湿浊内生，留滞经脉。热毒湿邪常相搏结致病，湿热壅结经络，阻滞气血畅通，脏腑功能受损，缠绵难愈。

7. 寒凝经脉

素体肾阳亏虚，命门火衰，不能温煦胞宫或经期涉水受寒，贪食生冷，寒邪客于冲任，入侵胞宫，凝滞经脉。《傅青主女科》云："寒冰之地，不生草木；重阴之渊，不长鱼龙；胞宫寒凉，又何能受孕哉？"

【治疗特点】

膏方治疗作用广泛而全面。对于先天或后天不足导致冲任、胞络发育不良或功能失调导致不孕或因感受外邪、久病失血、房事失节等损伤正气，而致的气血虚弱、脏腑功能衰弱所引起的不孕症，起到了补虚扶正、调和阴阳、养精种子之效。对于感受寒、湿、热邪，邪壅经络，瘀阻脉络而致的邪实壅盛或因实致虚、虚实夹杂之不孕症，起到了攻补兼施、扶正祛邪、调和气血、调经种子之功。

　　不孕症的发病因素种类繁多，发病机制错综复杂，故运用膏方治疗时，应谨守病机，辨证论治，因人制宜，纠偏去病，整体调理。结合女性生理特性，在遣方用药时应注重对肝、脾、肾等关键脏腑的养护，不忘对冲任气血的疏通调补，更应顺应月经周期的阴阳变化规律，把对心-肾-子宫轴的整体调节放在治疗的首要地位。

　　肾主封藏，肝主疏泄，肝肾同源，互用互生，故膏方治疗不孕症用药应以肝肾同补为纲，可选用仙茅、淫羊藿、杜仲、续断、槲寄生、菟丝子、覆盆子、怀牛膝、炙鳖甲、龟甲、牡蛎、当归、白芍、何首乌、枸杞子、桑椹等益肝滋肾、养阴生血之品，同时佐以牡丹皮、栀子、郁金、柴胡、香附、绿萼梅、钩藤等疏肝理气之物。脾胃为后天之本，组方中应不忘顾护脾胃，开胃健运，可加入黄芪、焦山楂、焦神曲、陈皮、砂仁、广木香、枳实等健脾消滞之品。遣方用药时还应注重调理冲任，疏补结合，灵活运用当归、白芍、熟地黄、川芎、红花、益母草等养血活血药物，方使冲任气血旺盛畅通。阴阳平衡，生化得序是影响全局疗效的关键，故临证运用时，应根据阴阳互根、互相转化之理，合理组合补阳药和滋阴药，以求阳得阴助而生化无穷，阴得阳升而源泉不竭。不孕症多伴有月经失调，故而调经在治疗不孕中有着重要地位。调经应遵循月经周期，根据阴阳消长与转化的规律，主要分为四期进行调理：行经期，重阳必阴，排出经血，排泄重阳，通过转化活动让位于阴，开始阴长，从而使新的月经周期运动开始，故主张活血调经、祛瘀生新，只有除尽旧瘀，才能达到全方位的生新；经后期，阴长阳消，奠定新周期演变的物质基础，因而滋阴养血、血中养阴有着重要意义；经间排卵期，重阴必阳，为又一次重要的转化，排出精卵，由阴转阳，开始阳长，治疗重在活血化瘀、疏肝通络，并结合补肾；经前期，阳长阴消，以阳长运动为主，通过补肾助阳以维持阳长，推动阳长运动的发展和高水平，为胚胎着床和孕育打好物质基础。经过几个周期的调理改善月经情况后再予膏方调补则效更显。

　　传统膏方多以冰糖、阿胶、蜂蜜、鹿角胶等糖类、胶类收膏，治疗不孕症，胶类的作用亦举足轻重。鹿角胶甘温，以温补肝肾、补血益精为主；龟甲胶甘咸平，以滋阴补血、止血为主；阿胶甘平，以补血止血、滋阴润燥为主；鳖甲胶味咸微寒，以滋阴退热、软坚散结为主；黄明胶甘平，以滋阴润燥、养血止血、活血消肿为主。以上诸药应具体分析，合理选择。

【辨证调治】

1. 肾气亏虚证

临床表现：婚久不孕，月经不调或停闭，经量或多或少，色暗，头晕耳鸣，腰酸膝软，精神疲倦，面色晦暗，小便清长，舌淡苔薄，脉沉细，两尺脉弱。

治法：补肾益气，温养冲任，养血调经。

方药：毓麟珠合苁蓉菟丝子丸加减。

膏方调治基本用药：

补益肾气：覆盆子、菟丝子、杜仲、冬虫夏草、紫河车等。

滋补肝肾：熟地黄、炙鳖甲、牡蛎、制何首乌、枸杞子、桑寄生、山茱萸等。

温肾助阳：肉苁蓉、鹿角霜、淫羊藿、巴戟天、续断、补骨脂等。

补气养血：白术、茯苓、白芍、当归、川芎、黄芪、炙甘草等。

顾护脾胃：薏苡仁、怀山药、鸡内金、六神曲、砂仁、山楂等。

精细料及其他：生晒参、黑芝麻、阿胶、龟甲胶、鳖甲胶、饴糖等。

随症加减：病程日久，伴气虚及阳，症见腰膝酸冷者，可加附子、肉桂温补肾阳；月经量多者，可加三七化瘀止血，乌贼骨收涩止血；乳房胀痛、情志不畅、善叹息者，可加制香附、柴胡、荆芥、绿萼梅；大便溏泻者，可加入砂仁、煨木香；带下量多清稀者，酌加金樱子、芡实等温肾固涩止带。

2. 肾阳不足证

临床表现：婚久不孕，月经不调或停闭，经色暗淡，性欲淡漠，小腹冷，带下量多，清稀如水。或子宫发育不良，头晕耳鸣，腰酸膝软，夜尿多，眼眶暗，面部暗斑，或环唇暗；舌质淡暗苔白，脉沉细尺弱。

治法：温肾壮阳，暖宫养精，调补冲任。

方药：右归丸合补天五子种玉丹加减。

膏方调治基本用药：

温肾壮阳：附子、肉桂、巴戟天、菟丝子、杜仲、续断、补骨脂、淫羊藿等。

滋补肝肾：生地黄、熟地黄、枸杞子、山茱萸、覆盆子、怀牛膝等。

滋阴养血：女贞子、牡丹皮、当归、五味子、白芍等。

化湿利水：茯苓、车前子、泽泻等。

顾护脾胃：砂仁、薏苡仁、怀山药、鸡内金、六神曲、山楂等。

精细料及其他：生晒参、黑芝麻、阿胶、鹿角胶、鳖甲胶、饴糖等。

随症加减：子宫发育不良者，可加入紫河车、鹿角片等血肉有情之品，桃仁、丹参、茺蔚子等通补奇经以助子宫发育；性欲淡漠者，可加入淫羊藿、仙茅、石楠藤、肉苁蓉等温肾填精；乳房胀痛明显、善叹息者，可加入郁金、制香附、绿萼梅；经行夹有血块者，加入五灵脂、益母草活血调经。

3. 肾阴不足证

临床表现：婚久不孕，月经常提前，经量少或月经停闭，经色鲜红。或行经时间延长甚则崩中或漏下不止，形体消瘦，头晕耳鸣，腰酸膝软，无心烦热，失眠多梦，眼花心悸，肌肤失润，阴中干涩，舌质稍红略干苔少，脉细或细数。

治法：补肾养血，滋阴填精，调冲助孕。

方药：归芍地黄汤合左归丸合育阴汤加减。

膏方调治基本用药：

滋阴生精：熟地黄、海螵蛸、牡蛎、女贞子、菟丝子、制何首乌、知母、黄精、紫河车、牡丹皮、当归、白芍等。

滋补肝肾：枸杞子、桑椹、山茱萸、牛膝、桑寄生等。

佐助肾阳：杜仲、续断、巴戟天等。

疏肝解郁：柴胡、郁金、合欢皮等。

顾护脾胃：砂仁、薏苡仁、怀山药、鸡内金、六神曲、火麻仁、生山楂等。

精细料及其他：生晒参、黑芝麻、阿胶、鹿角胶、鳖甲胶、饴糖等。

随症加减： 乳房胀痛明显、善叹息者，可加入郁金、制香附、绿萼梅等；烦躁、五心烦热、大便干、小便黄者，加入知母、炒黄柏、地骨皮、莲子心；夜寐欠佳者，加入钩藤、夜交藤、酸枣仁、龙齿等；大便溏薄、腹胀脘痞者，加入炒白术、煨木香、砂仁等。

4. 脾胃虚弱证

临床表现： 婚后不孕，经期提前，经量少，经色淡红或紫红，质稀或略有黏稠。或月经后期，量多，淋漓不易净，色红或淡，无血块，平时带下少，或伴脓浊带下，头昏，腰酸，神疲乏力，偶有浮肿，纳呆，腹胀矢气，大便易溏，形体消瘦，或有烦躁、心悸，舌淡红苔白腻，脉细弱。

治法： 健脾滋阴，血中养精，益肾助孕。

方药： 参苓白术散合归脾汤合归肾丸加减。

膏方调治基本用药：

补气健脾：黄芪、党参、茯苓、白术、甘草、山药、大枣、薏苡仁等。

滋阴养血：熟地黄、白芍、当归、川芎、制何首乌、紫河车等。

益肝补肾：枸杞子、山茱萸、杜仲、菟丝子、桑寄生、肉桂等。

理气安神：陈皮、郁金、绿萼梅、远志、五味子等。

精细料及其他：生晒参、西洋参、黑芝麻、阿胶、鹿角胶、鳖甲胶、饴糖等。

随症加减： 胸闷烦躁、乳房胀痛者，加入制香附、青皮、橘叶等；大便溏薄、腹胀脘痞者，加入煨木香、砂仁等；小腹冷感、肢冷畏寒者，加入淫羊藿、炮姜、肉桂等。

5. 心肝气郁证

临床表现： 婚久不孕，月经或先或后，经量少，色红，有小血块，小腹作胀或经来腹痛，或经前烦躁易怒，胸胁乳房胀痛，精神抑郁，时欲叹息，平时带下量少，头昏腰酸，夜寐不佳，咽喉干燥，或有物梗阻，形体清瘦，舌质偏红苔薄黄，脉弦。

治法： 疏肝解郁，补肾养血，宁心调冲。

方药： 丹栀逍遥散合滋肾生肝饮合调经种玉丸加减。

膏方调治基本用药：

调肝解郁：白芍、牡丹皮、柴胡、制香附、郁金、川芎、陈皮等。

补肾养血：当归、赤芍、山药、山茱萸、熟地黄、杜仲、川续断、菟丝子、五味子等。

宁心降火：茯苓、栀子、钩藤、紫石英、合欢皮、莲子心等。

顾护脾胃：薏苡仁、怀山药、鸡内金、六神曲等。

精细料及其他：生晒参、西洋参、黑芝麻、阿胶、鹿角胶、鳖甲胶、饴糖等。

随症加减： 头痛时作、急躁易怒者，加入沙苑子、白蒺藜等；夜寐欠佳者，加入夜交藤、酸枣仁、龙齿等；便溏薄、腹胀脘痞者，加入炒白术、煨木香、砂仁等；带下量多、黄白臭秽者，加炒黄柏、车前子、苍术等。

6. 瘀滞胞宫证

临床表现：婚久不孕，月经多延后或周期正常，经来腹痛，甚或呈进行性加剧，经量多少不一，经色紫暗，夹有血块，块下痛减。有时经行不畅，淋漓难净，或经间出血，或肛门坠胀，性交痛，舌质紫暗或边有瘀点，苔薄白，脉弦或细涩。

治法：理血逐瘀，滋阴养血，补肾调冲。

方药：少腹逐瘀汤合桃红四物汤合毓麟珠加减。

膏方调治基本用药：

理血逐瘀：当归、川芎、赤芍、桃仁、红花、蒲黄、五灵脂、没药、延胡索、莪术、益母草等。

滋阴助阳：熟地黄、白芍、牡丹皮、茯苓、川续断、菟丝子、肉桂、生山楂、夜交藤等。

健脾理气：怀山药、陈皮、制香附、薏苡仁、鸡内金、六神曲等。

精细料及其他：生晒参、西洋参、黑芝麻、阿胶、鹿角胶、鳖甲胶、饴糖等。

随症加减：腰膝酸软者，加怀牛膝、杜仲、狗脊等；小腹冷痛者，加肉桂、炮姜、淫羊藿等；经行量多或淋漓不净者，加五灵脂、蒲黄、茜草等；经行量少者，加川牛膝、丹参、泽兰叶等；胸闷烦躁、乳房胀痛、头痛失眠者，加钩藤、白蒺藜、莲子心等。

7. 痰湿内阻证

临床表现：婚久不孕，月经后期，稀发，甚至停闭不行，量少，色淡红，无血块，平时带下量少，色白质黏无臭，体型肥胖，头晕心悸，胸闷泛恶，面目虚浮，性欲较差，时有神疲，舌淡胖苔白腻，脉细弦带滑。

治法：理气化痰，滋阴助阳，行滞调经。

方药：苍附导痰汤合越鞠二陈汤合毓麟珠加减。

膏方调治基本用药：

行气化痰：茯苓、法半夏、青皮、陈皮、苍术、制香附、制天南星、枳壳、砂仁、厚朴、绿萼梅。

滋阴助阳：当归、熟地黄、赤芍、白芍、牡丹皮、山茱萸、泽泻、川续断、菟丝子、牡蛎、生山楂、夜交藤等。

健脾理气：怀山药、薏苡仁、鸡内金、六神曲、生姜、甘草等。

精细料及其他：生晒参、西洋参、黑芝麻、阿胶、鹿角胶、鳖甲胶、饴糖等。

随症加减：腰膝酸冷甚者，可加巴戟天、淫羊藿等；胸闷呕恶者，可加竹茹等；口腻痰多、大便不实者，去当归，加炒白术、砂仁等；带下量多、黄白臭秽者，加炒黄柏、败酱草、苍术等。

8. 湿热互结证

临床表现：婚久不孕，月经多先期，或后期，经量偏多，色红，质黏腻，有小血块，伴有头昏腰酸，小腹作胀，平时带下黄白，量较多，或有臭气。或有小腹坠胀，疼痛时作，大便或溏，舌苔黄白腻，脉细濡带数。

治法：清热利湿，滋阴补肾，调和冲任。

方药：银甲丸合四妙丸合归芍地黄汤加减。

膏方调治基本用药：

清热利湿：金银花、连翘、红藤、败酱草、升麻、蒲公英、紫花地丁、大青叶、升麻、茵陈、椿根皮、苍术、黄柏、怀牛膝、茯苓、薏苡仁等。

活血化瘀：蒲黄、桃仁、红花、赤芍、五灵脂等。

滋补肾阴：丹参、白芍、桑寄生、山茱萸、当归、菟丝子、女贞子、川续断、玄参、麦冬、地骨皮等。

调和脾胃：怀山药、鸡内金、六神曲、甘草等。

精细料及其他：生晒参、西洋参、黑芝麻、阿胶、鹿角胶、鳖甲胶、饴糖等。

随症加减：腰膝酸软者，加淫羊藿、炮姜等；带下量多、黄白秽臭者，加白花蛇舌草、马鞭草、鱼腥草、土茯苓等；大便干结者，加生大黄、桃仁等；大便溏薄、腹胀脘痞者，加炒白术、煨木香、砂仁等。

9. 寒凝经脉证

临床表现：婚后不孕，月经多后期，量少，色淡红或暗紫，可伴有小腹坠胀疼痛，畏寒肢冷，面色青白，腰酸无力，大便稀溏，舌淡苔白，脉沉紧或细弱。

治法：温肾助阳，散寒调经，温补冲任。

方药：《金匮》温经汤合温胞饮加减。

膏方调治基本用药：

散寒调经：吴茱萸、桂枝、肉桂、附子、干姜等。

养血活血：当归、川芎、白芍、熟地黄、牡丹皮、牛膝、红花等。

理气行滞：陈皮、香附等。

暖宫补阳：巴戟天、补骨脂、菟丝子、杜仲、白术、山药、芡实、仙茅、肉苁蓉、川续断等。

健脾理气：怀山药、薏苡仁、鸡内金、六神曲、生姜、甘草等。

精细料及其他：生晒参、西洋参、黑芝麻、阿胶、鹿角胶、鳖甲胶、饴糖等。

随症加减：小腹坠胀甚者，加乌药、升麻、香附；腰膝酸软者，加补骨脂、狗脊等；经行腹痛甚者，加延胡索、五灵脂、枳壳；经行不畅者，加川牛膝、泽兰等；经色暗紫、舌质紫暗者，加赤芍、桃仁、红花、五灵脂等。

【注意事项】

1. 应用膏方时应整体分析，因人而异，并严格把握女性生理变化规律审慎用药。

2. 未成年人、孕妇不宜服膏方；育龄期妇女应排除妊娠后方可服用膏方。

3. 服用膏方期间，患者如月经量较多，而所服用膏方中有大量活血化瘀药物者，应暂停服用。

（江苏省南京市中医院　陈　霞）

第四节　更年期综合征

【概述】

更年期是妇女中年时期从生育期到非生育期之间的过渡时期。绝经是这段时期最主要、最明显的生理变化。绝经的过程在几个月或 1 ~ 2 年逐渐完成。临床主要表现为月经紊乱、潮热阵汗、头痛头晕、心悸不寐、烦躁易怒、耳鸣健忘、手指麻木、关节酸痛、皮肤有蚁走感、面浮肢肿、口舌干燥、小便频急，甚至情志异常等，称为更年期综合征或围绝经期综合征。

该病中医古籍中无此病名的记载，但有类似症状的描述，散见于"年老血崩""老年经断复行""脏躁""百合病"等病证中，近代中医将其称为"绝经期前后诸证"或"经断前后诸证"。《素问·上古天真论》说："七七任脉虚，太冲脉衰少，天癸竭。"说明妇女在 49 岁左右正是冲任脉功能逐渐衰退的过渡时期，机体阴阳失去平衡，从而出现脏腑功能失调诸多证候。肝郁肾衰、心理因素是导致发病的重要原因。本病是妇科常见病之一，其发病率较高，但大多都能自行调节而度过此期。

【病因病机】

本病以肾虚为本，肾的阴阳失调，影响到心、肝、脾诸脏，从而发生一系列的病理变化，出现诸多证候。但因妇女经历经、带、胎、产，多伤及血，易处于"阴常不足，阳常有余"的状态，所以临床以肾阴虚居多。该病亦可由肾阴损及肾阳或肾阳损及肾阴，而出现阴阳俱虚之证。故本病的病机以肾阴阳失调为本，痰湿、血瘀、火郁等为其标。

1. 阴虚肝旺

素体阴虚或房劳多产，数伤阴血；或既往经量过多，耗伤阴血；或情志内伤，气火伤阴；或大病久病，穷必及肾等。到绝经前后，七七之年，肾气渐衰，天癸将竭，精亏血少，则肾阴更显不足。肝藏血，肾藏精，精血互生，肝肾同源，肾阴不足，肝阴也亏，水不涵木，肝阳上亢，气血上冲，导致烘热汗出、急躁易怒、面红目赤、头目胀痛等阴虚肝旺诸证。

2. 心肾不交

心在上焦，属火；肾在下焦，属水。心中之阳下降至肾，能温养肾阳；肾中之阴上升至心，则能涵养心阴。在正常情况下，心火和肾水互相升降协调，彼此交通，保持动态平衡。经断之时，真阴不足，不能上济于心，心火妄动，又不能下归于肾，导致心肾失济而出现心烦失眠等症。

3. 脾肾阳虚

素体阳虚，或平素贪凉饮冷，损伤阳气，七七之年，肾气渐衰，则肾阳更虚，复加大惊卒恐，或房事不节，损伤肾气，命门火衰，脏腑失煦，遂致绝经前后诸证发生。肾气不足，冲任失固则月经紊乱，或提前量多，或崩中漏下，或膀胱不约而见小便频数清长，甚则不禁。肾阳衰微，脏腑经脉失养，气化失常，水液泛滥，则见浮肿、泻下、带下量多、腰背冷痛等症。肾阳气虚弱，温煦不足，火不暖土，可出现脾肾阳虚诸症。

4. 气滞血瘀

女子绝经前后，肾气渐衰，气化不利，或肾阴阳俱虚，重伤肝气，肝气不舒，肝郁气滞，或冲任空虚，虚寒内生，寒凝血滞，均可导致血行不畅，使血之量、色、流动亦因此而改变，血滞成瘀，瘀血内阻经脉产生各种痛证；瘀血阻滞冲任、血海，新血不能归经，会引起月经过多或崩中漏下，从而形成虚实夹杂的病理过程。

【治疗特点】

由于生活环境的变化，生活节奏的加快，竞争压力的影响，目前在临床上更年期综合征呈现年龄低化、时间延长的趋势。本病若长期失治或误治等，易发生情志异常、心悸、心痛、贫血、骨质疏松等疾患，甚至出现一些器质性病变。应用中医膏方调治更年期综合征具有独特的优势，对于避免或减轻由于生理变化而引起的症状，预防并发症的发生，顺利度过这一阶段将大有裨益。

其治疗重在调补肾阴肾阳。首先应分清肾阴虚、肾阳虚及肾阴阳俱虚。肾阴虚者滋阴益肾，肾阳虚者温肾扶阳，肾阴阳俱虚者阴阳双补，使其在新的基础上达到相对的平衡。一般而言，在绝经前期膏方调补以调肝治疗为主，对月经紊乱者，如经量不多，无经频表现者，可不必调周期，只需控制月经量，待其自然绝止。在绝经后期，膏方调补以补肾为主，但补肾阴不可过用滋腻，以防阻碍阳气；补肾阳不可过用辛燥，以免耗损阴液。同时还需兼顾脾胃，依据其兼证进行加减。如夹火、痰、瘀者，应予以清热、化痰、祛瘀；损及他脏如心肾、肝肾、脾肾同病者，应予以同治。如阴虚肝旺者，予以滋阴平肝；心肾不交者，予以交通心肾；气滞血瘀者，予以行气活血；痰湿阻滞者，予以化痰利湿。

临证时，常以仙茅、淫羊藿、巴戟天、肉苁蓉、菟丝子以温补肾阳；生地黄、熟地黄、麦冬、枸杞子、何首乌、桑椹、女贞子、墨旱莲滋阴补肾；地骨皮、白薇、青蒿等养阴清热，如阴虚火旺则加栀子、金银花、知母、黄柏以清热泻火；用党参、黄芪、怀山药、芍药、当归等补益气血；灵芝、茯神、酸枣仁、夜交藤、远志、石菖蒲等养心安神；半夏、竹茹、茯苓、白术、煅瓦楞、煅螺蛳壳等健脾化痰和胃；薏苡仁、泽泻、车前子、防己等利水渗湿；柴胡、香附、郁金、八月札、川楝子、佛手等疏肝理气；川芎、桃仁、赤芍、红花、丹参、益母草等活血化瘀；全蝎、蜈蚣、地龙、白僵蚕等祛风通络、除湿蠲痹。

由于绝经期肾气虚衰，冲任失调，以致月经异常。若发生崩漏出血不止可用黄芪、阿胶、仙鹤草、升麻炭、地榆炭、蒲黄炭、茜草、海螵蛸以固冲任，亦可加三七以止血。如月经后期或经量少，可用生地黄、牡丹皮、泽兰、地骨皮、赤芍等凉血活血调经。

对于精神症状明显者，特别是悲伤欲哭，可先随症用药，多合用甘麦大枣汤和逍遥散。若情绪激动较甚者，用灵磁石、珍珠母、柏子仁以镇惊宁神，对这类患者应耐心倾听、多加安慰、避免刺激对方。

此外，在为更年期综合征女性开具膏方时，应注意细料的选择，因传统膏方的收膏多采用冰糖、阿胶、蜂蜜、鹿角胶等胶类作为基质和矫味剂，更年期妇女若是患有高血压、高血脂、高血糖者应注意做适当调整，慎用或忌用冰糖、红糖、蜂蜜收膏，可用木糖醇、元贞糖等代替。

【辨证调治】

1. 肝肾阴虚，肝阳上亢证

临床表现： 经断之年，月经紊乱，烘热汗出，情绪不稳，烦躁易怒，腰膝酸软，头痛头胀，两目干涩，视物模糊，眩晕耳鸣，或四肢震颤，或胁肋疼痛，舌红少苔，脉弦细而数。

治法： 滋阴补肾，平肝潜阳。

方药： 杞菊地黄丸合天麻钩藤饮加减。

膏方调治基本用药：

滋补肝肾：熟地黄、山药、山茱萸、女贞子、墨旱莲、何首乌、天冬、麦冬、桑椹、枸杞子等。

平肝潜阳：天麻、钩藤、石决明、菊花、夏枯草、生龙骨、生牡蛎等。

培元顾胃：生白术、茯苓、陈皮、半夏、怀山药、六神曲等。

精细料及其他：生晒参、西洋参、阿胶、龟甲胶、冰糖等。

随症加减： 兼口苦咽干、郁火较甚者，可加龙胆、黄连、天花粉以增强清肝泻热之力；有虚热或汗多者，可加地骨皮、浮小麦退虚热而止汗；手足麻木、筋惕肉瞤者，可加全蝎、蜈蚣等以祛风化痰通络；头项挛急不舒者，可加葛根以生津缓急止痛；心烦失眠者，可加夜交藤、茯神、远志、石菖蒲以宁心安神；经行不畅、经色紫暗夹有血块者，加益母草、泽兰、桃仁、赤芍以清热活血。

2. 阴虚内热，心肾不交证

临床表现： 经断前后，情绪低落，焦虑多疑，或忧郁寡欢，虚烦失眠，心悸怔忡，多梦健忘，头晕耳鸣，咽干，腰膝酸软，小便短赤，舌质红，少苔，脉细弱或细数。

治法： 滋阴降火，交通心肾。

方药： 知柏地黄丸合黄连阿胶汤加减。

膏方调治基本用药：

滋阴养血：山茱萸、生地黄、山药、鸡子黄、白芍等。

清心降火：知母、黄柏、黄连、栀子、莲子心、淡竹叶等。

宁心安神：灵芝、酸枣仁、柏子仁、茯神、远志、五味子、丹参等。

健脾和胃：陈皮、茯苓、白术、六神曲、炙甘草等。

精细料及其他：生晒参、西洋参、阿胶、龟甲胶、冰糖等。

随症加减： 兼见火旺伤阴，症见舌红绛无苔者，可加石斛、沙参以甘寒滋阴；潮热盗汗、悲伤欲哭者，加百合、浮小麦、大枣以甘润养心神；彻夜难眠者，则加珍珠母、龙骨、牡蛎、灵磁石等以镇静安神；盗汗者，可加煅龙骨、煅牡蛎、浮小麦、瘪桃干等敛阴止汗；兼见肝火上炎，症见头晕目眩较重者，可加菊花、桑叶等清散肝火；大便欠畅者，可加火麻仁以润肠通便。

3. 脾肾阳虚，痰湿阻滞证

临床表现：绝经前后，月事紊乱，形寒肢冷，精神萎靡，健忘耳鸣，头晕头沉如裹，面浮肢肿，汗出潮热，心悸胸闷，惊悸多梦，纳呆，大便溏薄，舌体胖大，苔厚腻或湿滑，脉沉细或滑缓。

治法：温肾健脾，燥湿化痰。

方药：右归丸合温胆汤加减。

膏方调治基本用药：

健脾温肾：党参、黄芪、山药、杜仲、菟丝子、补骨脂、淫羊藿、巴戟天、肉苁蓉、熟地黄等。

化痰祛湿：半夏、陈皮、茯苓、枳壳、苍术、白术、薏苡仁等。

疏肝宁心：丹参、郁金、远志、石菖蒲等。

精细料及其他：生晒参、红参、核桃仁、鹿角胶、阿胶、饴糖等。

随症加减：畏寒怕冷甚者，加附子、肉桂；脘腹胀痛、腰膝虚冷者，可加檀香、降香、沉香等以行气温中止痛；月经淋漓不止者，可加艾叶、炮姜以加强温经止血之功；肢肿腹胀者，加大腹皮、猪苓、泽泻、车前子以加强利湿作用；腰背冷痛明显者，加怀牛膝、川续断、狗脊以壮骨强腰。

4. 阴阳失调，气滞血瘀证

临床表现：经断前后既见阵发性烘热汗出、头晕耳鸣、健忘等肾阴虚证，又见胃寒、怕风、浮肿、腰背冷痛等阳虚证。情志不舒，两胁胀痛，崩中漏下，唇暗，舌暗，舌下络紫，月经色暗夹血块、疼痛，痛有定处，面色暗，舌边或有瘀点，苔薄白，脉细弱或涩。

治法：调和阴阳，理气活血。

方药：二仙汤合血府逐瘀汤加减。

膏方调治基本用药：

温补肾阳：仙茅、淫羊藿、巴戟天、肉苁蓉、菟丝子、补骨脂、鹿角片等。

滋肾养阴：熟地黄、女贞子、墨旱莲、山茱萸、天冬等。

活血调经：川芎、赤芍、桃仁、红花、牛膝、当归、丹参等。

疏肝健脾：柴胡、枳壳、陈皮、白术、茯苓、炒麦芽等。

精细料及其他：生晒参、阿胶、龟甲胶、鹿角胶、冰糖等。

随症加减：肾阳偏虚而见畏寒肢冷、大便溏薄者，可加附子、干姜以温补脾肾；气郁较重者，可加川楝子、香附、青皮、玫瑰花等以疏肝理气止痛；瘀痛入络者，可加全蝎、蜈蚣、地龙等以通络止痛；睡眠不佳者，可加灵芝、酸枣仁、夜交藤、茯神、远志等以养心安神。

【注意事项】

1. 痰湿盛而舌苔厚腻者，应先给予化痰祛湿开路方。
2. 感冒时暂停服用，服药期间忌食萝卜。
3. 服用膏方期间，若有月经过多甚至崩漏等情况发生，应停服并询问医生。

（上海中医药大学附属曙光医院　张晓天　朱抗美）

第四章　儿　科 ▷▷▷▷

小儿为"稚阴稚阳"之体，有异于成人，小儿膏方以平和为原则。膏方用药应在辨证论治的基础上，调整患儿脏腑、气血、阴阳的平衡。小儿脏腑清灵，随拨随应。小儿膏方应该用药平和，攻补兼施，寒热并用，扶正祛邪，补虚纠偏，治中寓补。

为了让膏方充分发挥调补的作用，在服用膏方前先用一些调理的中药，即所谓的"开路方"，让小儿有一个接受中药的过程，同时也能直接了解服药的反应，以便在配制膏方时予以调整。另外，小儿脾胃薄弱，易夹痰湿、食积不利于膏方的吸收，所以"开路方"可以起开路先锋的作用，扫清邪气，把机体内环境调整到最佳状态，有利于膏方发挥调补的作用。

膏方应用于小儿必须顾护脾胃，不伤正气，尽量避免苦寒、辛燥、有毒性烈药物，金石、虫介类药物使用时需合理配伍，制其碍胃之弊。运用补益药物应少用滋腻碍胃之品，以轻清平淡为宜，用量宜轻宜少，适当配伍运脾消导药物，做到补中有消，消中进补。不能长期大量滋补，慎用温肾壮阳药，以免引发提前发育、内分泌失调等病症。

在膏方的精细料应用方面，因小儿处于生长发育阶段，较少使用贵重大补的药物，如西洋参、红参、冬虫夏草、紫河车、鹿茸等；胶类药物多较滋腻，也使用较少或用量较轻，如阿胶、鹿角胶、龟甲胶、鳖甲胶等；收膏多采用冰糖、蜂蜜作为矫味剂。

小儿膏方不主张在疾病的急性期服用，如出现发热、呕吐、腹泻、咽喉疼痛、咳嗽、尿频尿痛等，应在治愈或基本缓解后再服。如果急于在此期间调补，不但起不到很好的调补作用，反而有闭门留寇之嫌。

小儿服用膏方时要忌生冷、油腻、辛辣、不易消化及有较强刺激性的食物，以免妨碍脾胃的消化功能，影响膏剂的吸收。膏方不能与牛奶同服，因其所含的钙、磷、铁等物质与滋补药中的有机物质易发生化学反应，生成难以溶解的化合物，故小儿在服用膏方期间应避免与奶制品同服。若小儿服用膏方后出现口干、便结等，可采用减半用量、延长服用时间等办法来解决。

第一节　小儿哮喘

【概述】

支气管哮喘是由多种细胞，特别是肥大细胞、嗜酸性粒细胞和 T 淋巴细胞以及细胞组分参与的气道慢性炎症，在易感者中可引起反复发作的喘息、气促、胸闷或咳嗽等症状，多在夜间或凌晨发生。本病有明显的遗传倾向，初发年龄以 1~6 岁多见。研究证实儿童支气管哮喘发病率有上升趋势。

关于哮喘，中医古代文献早就有相关论述，《金匮要略·痰饮咳嗽病脉证并治》从病理角度将其归属于痰饮病范畴，称为"伏饮"证。朱丹溪认为"哮喘专主于痰"。清代医学家李用粹认为："内有壅塞之气，外有非时之感，膈有胶固之痰，三者相合闭拒气道，搏击有声发为哮病。"历代医家都认识到喘证、哮病的发病与"痰"相关。

【病因病机】

1. 起居不慎，卫外不固

患儿脏腑娇嫩，形气未充，卫外不固，易受邪侵。起居不慎，邪首犯肺，肺失调和，宣降失职，肺气上逆，触引伏痰而发病。

2. 饮食失调，脾胃失职

小儿脾常不足。脾失健运，则水湿内停，久则变生痰湿。脾气虚弱，土不生金，亦会导致肺气虚弱，卫外不固，更易为外邪所袭，诱发哮喘加重病情。脾虚运化失职、升降功能失常，磨谷消食的作用减弱，致使酸咸厚味内停，触动宿痰，诱发哮喘。

3. 脏腑稚嫩，肾气亏虚

小儿肾常虚，纳气功能不足，则肺气不降，气不归根，阴阳不相顺接，气喘易反复发作；再者肾阳虚衰，气化不利，肺脾失于温养，布津不利，酿生伏痰，成为宿根。

【治疗特点】

中医膏方适用于小儿哮喘的缓解期或非急性发作期，辨证为虚证或虚中夹实证，配方用药必须根据小儿生理病理特点，因人、因证、因地、因病、因体质而异。小儿哮喘的膏方处方宜轻灵流动，不宜过分滋补。哮喘虽为肺、脾、肾三脏同病，但以肺之气变为中心。肺为五脏之华盖，主气而外合皮毛，上通喉咙，开窍于鼻，与天气相应，为呼吸之门户，内贯心脉，以行气血，维持正常生命活动，故有"肺主一身之气"之说。哮喘缓解之际仍有伏痰浊邪郁遏肺气，宜降不宜升，以肃降肺气最为重要，盖肺气得降，喘自平矣，膏方中应常用葶苈子、紫苏子、枇杷叶、旋覆花、沉香、降香等肃降肺气之品。此外，膏方中还应配伍行气活血药，使气机以复升降出入之常，补而不滞，如陈皮、木香、厚朴、佛手、枳壳等行而不守，既可鼓舞脾胃斡旋，更能助中州祛除痰浊。

小儿哮喘需重视调理脾胃，常用六君子汤、参苓白术散、玉屏风散、二陈汤等做小儿膏方的基本方。这些方剂药性平和，配伍精当，既可食用，又可药用。

小儿哮喘有肾虚者宜补肾，但要合理选择，尽可能达到补肾而无早熟之弊。肾气虚者酌加平补肾气之品，诸如怀山药、山茱萸、益智仁、枸杞子、熟地黄、女贞子、墨旱莲等。若肾阳虚者多选菟丝子、肉苁蓉、补骨脂等温补而不燥之品，并适当配以生地黄、玉竹等滋润之品。诸如鹿茸、巴戟天、仙茅、淫羊藿等温肾壮阳药，小儿宜慎用。

【辨证调治】

1. 肺气虚弱证

临床表现: 面色苍白,气短懒言,倦怠乏力,自汗易汗,反复感冒,鼻塞流涕,胃纳不香,苔薄白,脉细无力。

治法: 补肺固表,化痰止咳。

方药: 玉屏风散加减。

膏方调治基本用药:

补肺固表:黄芪、防风、百合、煅牡蛎、川贝母、五味子、乌梅等。

化痰理气:炒白术、茯苓、半夏、陈皮、贝母、炒扁豆、木香等。

健脾补肾:砂仁、薏苡仁、山药、莲子肉等。

精细料及其他:西洋参、生晒参、阿胶等。

随症加减: 汗出较多者,加煅龙骨、煅牡蛎固涩止汗;痰多者,加半夏、桔梗、白僵蚕化痰;纳食不香者,加焦神曲、谷芽、麦芽、焦山楂消食助运;腹胀不适者,加木香、枳壳、槟榔理气降气;便溏者,加怀山药、炒扁豆健脾化湿。

2. 脾气虚弱证

临床表现: 面色萎黄,虚浮少华,时有痰鸣,倦怠无力,自汗,舌淡,苔脉缓无力。

治法: 健运脾气,化痰止咳。

方药: 六君子汤加减。

膏方调治基本用药:

健脾益气:黄芪、陈皮、半夏、茯苓、炙甘草、太子参、炒白术等。

理气醒胃:炒扁豆、木香、厚朴、枳壳、白豆蔻、苍术、神曲、莱菔子、山楂等。

培元固肾:砂仁、薏苡仁、山药、莲子肉、当归、黄精、熟地黄、补骨脂、款冬花、五味子、紫石英(先煎)、紫菀、紫苏子、紫丹参、紫衣核桃仁等。

精细料及其他:西洋参、生晒参、紫河车、冬虫夏草、蛤蚧(研末,收膏时另加)、阿胶等。

随症加减: 咳喘痰多者,加杏仁、川贝母等化痰止咳;口干少津、咳痰不爽或胶固难出者,加半夏、陈皮、茯苓等燥湿化痰;气弱血亏,症见头晕心悸、夜寐不熟者,加当归、熟地黄、桑椹、远志等益气养血,养心安神;常因进食鱼虾海鲜、炙煿厚味致皮肤湿疹、瘙痒渗液者,加白鲜皮、地肤子、蛇蜕、薏苡仁、紫苏叶、山楂等。

3. 脾肾阳虚证

临床表现: 动则喘促咳嗽,气短心悸,面色苍白,形寒肢冷,脚软无力,腹胀纳差,大便溏泄,舌质淡,苔薄白,脉细弱。

治法: 健脾温肾,固摄纳气。

方药: 金匮肾气丸加减。

膏方调治基本用药:

健脾固肾:附子、肉桂、山茱萸、熟地黄、淫羊藿、紫河车、怀山药、茯苓、核桃仁、五味子、银杏等。

健脾益气：陈皮、半夏、茯苓、炙甘草、太子参、炒白术、炒黄芪、贝母、炒扁豆、木香、厚朴、枳壳、白豆蔻、苍术、神曲、莱菔子、山楂等。

活血化瘀：丹参、当归、红花、赤芍等。

顾胃求衡：鸡内金、六神曲、谷芽、麦芽、旋覆梗等。

精细料及其他：西洋参、生晒参、蛤蚧、冬虫夏草、鹿茸、阿胶等。

随症加减：痰多色白者，加薏苡仁、前胡、银杏、芡实等补肾健脾化痰；虚喘明显者，重用蛤蚧、冬虫夏草等补肾纳气；咳嗽明显、痰少者，加款冬花、紫菀润肺止咳化痰；夜尿多或遗尿者，加益智仁、菟丝子、芡实、金樱子、桑螵蛸、补骨脂补肾固摄。

4. 肺肾阴虚证

临床表现：咳嗽时作，喘促乏力，咳痰不爽，面色潮红，夜间盗汗，消瘦气短，手足心热，夜尿多，舌质红苔花剥，脉细数。

治法：养阴清热，补肺益肾。

方药：麦味地黄丸加减。

膏方调治基本用药：

补肾养肺：山茱萸、熟地黄、怀山药、茯苓、核桃仁、五味子、银杏等。

健脾益气：陈皮、半夏、茯苓、炙甘草、太子参、炒白术、炒黄芪、贝母、炒扁豆、木香、厚朴、枳壳、白豆蔻、苍术、莱菔子、山楂等。

活血化瘀：丹参、当归、红花、赤芍、三七等。

和胃理气：薏苡仁、鸡内金、六神曲、谷芽、麦芽、木香等。

精细料及其他：西洋参、生晒参、蛤蚧、阿胶、鳖甲胶、龟甲胶等。

随症加减：动则气短难续者，加核桃仁、诃子摄纳补肾；咳嗽甚者，加枇杷叶、紫菀等润肺止咳；呛咳不爽者，加百部、北沙参润肺止咳；盗汗明显者，加贝母、黄连、黄芩育阴清热；潮热明显者，加用鳖甲、青蒿清虚热；便秘者，加瓜蒌仁、郁李仁、枳实等理气润肠通便。

【注意事项】

1. 哮喘患儿以及对某些食物有过敏反应的患儿，要避免进食"发物"，避免接触油烟、油漆。

2. 咳嗽痰多的患儿要忌甜腻的食物，反复呼吸道感染的孩子要注意保暖，防止外来风寒之邪入侵。

3. 服药期间忌食生萝卜、芥菜等腌制食物，以免妨碍党参、人参等补气药物的吸收；含有何首乌的膏方要忌猪血、羊血及铁剂。

4. 从小剂量开始，每天早晨一汤勺膏滋药，开水烊化，空腹服用。服用 1 周后，可在晚上临睡前再增加 1 次前。

（江苏省中医院　奚肇庆　陆力生）

第二节　小儿厌食

【概述】

厌食症是指小儿较长时间（2个月以上）食欲减退、食欲不振，甚者拒食的一种小儿常见的脾胃病症。其临床特征是对所有食物不感兴趣，甚至厌恶。该病好发于1～6岁的小儿，城市发病率高于农村，多因零食所致，而农村多因断奶过迟引起。该病起病较缓慢，病程较长，发病无明显季节性，但夏季暑湿当令，易于困厄脾气而使症状加重。

现代医学认为，食欲是高级神经活动现象之一，当食欲旺盛时，胃酸分泌增加，胃肌张力增加，这为充分消化食物准备了条件，胃液的分泌与胃肌的张力通过迷走神经的内脏神经刺激大脑皮质的下视丘而起调节作用。各种不良因素（高蛋白、高糖饮食，吃饭不定时，生活不规律，夏季气候过热等）或疾病影响，可使消化道分泌减少、酶活性下降和胃肠平滑肌舒缩功能紊乱，以致消化功能降低，也可影响中枢神经系统对消化功能的调节而引起厌食。

本病在古代医籍中无专门论述，可见在当时本病较少见。《灵枢·脉度》篇"脾气通于口，脾和则能知五味"的论述，为认识本病奠定了理论基础。《诸病源候论·虚劳不能食候》记载："脾候身之肌肉，胃为水谷之海。虚劳则脏腑不和，脾胃气弱，故不能食也。时气病后不嗜食面青候：时气之病，是四时之间，忽有非节之气伤人，客于肌肤，与血气相搏，故头痛壮热。热歇之后，不嗜食而面青者，是胃内余热未尽，气满，故不嗜食也。"对此病的描述较为详细。《儿科萃精·食疟》曰："小儿食疟，因平时饮食无节，复受风暑之气，以致寒热交作，胸腹胀满，痞闷不通，面黄恶食诸病状。"宋代《小儿药证直诀》立益黄散治"不思食"，开调脾助运为主治疗厌食之先河。综上可见，古代文献中"不思食，不嗜食"等病证与本病主症相似，均属于中医学的"厌食"范畴，亦相当于现代医学的厌食症。

本病一般预后良好，但是长期不愈可使患儿体重减轻、形态偏瘦、面色少华、精神疲惫、抗病力弱，为其他疾病的发生和发展提供条件，可引起严重的营养不良，影响正常的生长发育及逐步出现精神神经异常。如果能够早期诊断，及时治疗，患儿多能好转至痊愈。

【病因病机】

厌食的病变脏腑在脾胃，发病机制是脾运胃纳功能失常。脾与胃互为表里，虽各有所司，但相互联系。脾主运化，输布营养精微，升清降浊，为气血生化之源，五脏六腑、四肢百骸，皆赖以所养；胃主受纳，腐熟水谷，传于小肠，分清泌浊。脾胃调和，则口能知五谷饮食之味。脾为阴土，喜燥而恶湿，得阳则运；胃为阳土，喜润而恶燥，以阴为用。

小儿脏腑娇嫩，脾常不足，若喂养不当，乳食不节；感染诸虫，伤害脾胃；病后失调，元气大伤……后天、先天不足均可影响脾胃的受纳运化功能，以致食欲减少，甚至不思乳食。此外，精神因素亦可影响脾胃受纳运化功能，如小儿挨打生气、所求不得，或受气委屈，或环境突然改变等因素皆能令肝气郁结，肝失疏泄，横逆犯胃，胃失和降，则饮食少进。但由于小儿发育未全，性情未定，经过正确的教育，便很快恢复正常饮食。

1. 脾失健运

小儿智识未开，乳食不知自节，挑食偏食，好吃零食，饥饱不一，或家长喂养不当，如婴儿期间未按时添加辅食，或恣意纵儿所好，杂食乱投，甚至滥进补品补药，或因夏令养护不周，暑湿困厄，脾阳失展，或因环境变化，所欲不随，情志抑郁，思念忧虑，气机不畅，脾气困厄，如是均可令脾胃功能失健，脾运失司，胃纳不开，形成厌食病。

2. 脾胃气虚

小儿若先天脾禀不足，后天失于调养，或患他病伤及脾胃，恢复期未能及时调治，或因病而过用苦寒、误用攻伐，损伤脾胃，或厌食日久，由脾之运化功能失健发展至脾胃虚损，皆可导致脾胃气虚，运化无力，受纳无权，产生厌食。

3. 脾胃阴虚

温热病后，阴津耗伤，或因病过用温燥药物治疗，耗伤胃阴，或过食炙煿辛辣食物、滥用温补药物，损伤脾胃阴液，或小儿素体阴虚，脾胃阴虚津乏则不能濡养滋润，受纳运化失职，失去散津之能，以致食欲下降、纳运无力不思乳食。

4. 痰湿中阻

感受外邪，未及时治疗，或失治误治，导致肺不能通调水道，正常水液不能代谢，变为痰湿而停于肺胃；或长期嗜食肥甘厚腻之物，损脾伤胃，运化失常，导致痰湿内盛，困于脾胃，均能引起小儿不欲食。

5. 其他疾病转归而来

小儿饮食不注意卫生，经常吃不干净的食物，导致寄生虫进入体内，引起不思食。长期吐泻或慢性腹泻、痢疾、结核等损伤气血，致使脾肺损伤，纳化失调，化生无源，元气虚惫，骨髓不足，甚则阳损及阴，阴虚火旺，耗伤津液，乃至形体消瘦。

【治疗特点】

小儿"形气未充，脏腑未坚，腠理疏松，表卫不固"，且"小儿肺脾肾三脏不足"，任何内外环境的刺激或生活起居的改变，均可导致小儿患病，引起小儿形瘦面黄、身材矮小、不思纳谷，有的小儿则表现为反复呼吸道感染或咳嗽缠绵等。所以膏方治疗要针对小儿肺、脾、肾等脏腑进行调补，分清其阴阳虚实寒热的不同，进行补肺健脾益肾的治疗调理。

在临床上小儿脾胃常常不足，内外因素的刺激容易加重脾胃功能的失调，而导致儿童食欲低下，甚则拒食。而膏方针对小儿厌食症所常用的处方如四君子汤、参苓白术散、玉屏风散等有利于脾胃功能的正常运转。这些方剂药性平和，配伍精当，既可食用，又可药用，且重在调理脾胃，并且根据其脏腑、气血、阴阳以及痰湿、食积、郁热、瘀阻等情况进行组方加减，用药补而不滞，滋而不腻。中医膏方立意在于平调、缓图、长效，而小儿厌食的调治非三五天可见成效，因此，对于小儿厌食症不论病情轻重，还是病程短久，都适宜用膏方调治。

【辨证调治】

1. 脾失健运证

临床表现：厌食或拒食，饮食乏味，或有胸脘痞闷，嗳气泛恶，面色少华，平素易感冒，感冒后厌食加重，精神尚可，大便不调，强迫进食可见脘腹饱满，形体略瘦，舌苔薄白或薄白腻，脉虚弦。

治法：调和脾胃，运脾开胃。

方药：不换金正气散加减。

膏方调治基本用药：

健脾运气：太子参、茯苓、山药、白术、厚朴、陈皮、枳壳、砂仁、川楝子、佛手、香橼等。

祛风解表：荆芥、防风、香薷、苍耳子、桑白皮、淡豆豉、紫苏等。

燥湿化痰：苍术、藿香、薏苡仁、半夏、佩兰、荷叶、扁豆花、瓜蒌等。

开胃消食：鸡内金、莱菔子、炒谷芽、炒麦芽、焦山楂、焦神曲、五谷虫等。

精细料及其他：红参、莲子、银耳、核桃仁、生梨、黑芝麻、蜂蜜、冰糖等。

随症加减：腹胀便干者，加枳实、瓜蒌仁导滞降浊；嗳气泛恶呕吐者，加竹茹、生姜和胃降逆；舌苔黄腻者，加青蒿、苍术清热化湿。

2. 脾胃气虚证

临床表现：纳呆厌食或拒食，稍进饮食则大便稀溏，或夹有不消化的残渣或奶瓣，神疲倦怠，面色萎黄或㿠白，形体消瘦，舌质淡胖嫩，苔白或薄腻，脉细弱无力，指纹淡红。

治法：健脾开胃。

方药：香砂六君子汤加减。

膏方调治基本用药：

益气健脾：黄芪、党参、太子参、白术、白芍、白扁豆、山药、茯苓、芡实等。

开胃消食：焦山楂、神曲、炒麦芽、莱菔子、炙鸡内金、连翘、山楂等。

活血行气：砂仁、木香、香附、青皮、枳实、厚朴、三棱、莪术、琥珀等。

燥湿化痰：藿香、佩兰、苍术、薏苡仁、泽泻、半夏、瓜蒌、陈皮等。

精细料及其他：生晒参、龙眼肉、银耳、核桃仁、冰糖等。

随症加减：大便溏薄者，加炮姜、益智仁、车前子温运脾阳利湿；汗多易感冒者，加防风、煅龙骨、煅牡蛎以祛风固表；情志抑郁者，加柴胡、佛手疏肝解郁。

3. 胃阴不足证

临床表现：纳呆不欲食，口干多饮，面色少华，皮肤干燥，缺乏润泽，大便多干结，舌质偏红而干，苔多光剥或舌光红少津，脉细滑。

治法：养胃育阴。

方药：养胃增液汤加减。

膏方调治基本用药：

滋脾养胃：黄芪、太子参、白术、甘草、茯苓、石斛、乌梅、北沙参、玉竹、麦冬、百合等。

开胃消食：焦山楂、神曲、炒谷芽、炒麦芽、莱菔子、炙鸡内金、连翘等。

滋补肝肾：女贞子、墨旱莲、熟地黄、桑椹、黄精、山茱萸、龟甲胶、益智仁、芡实等。

佐以助运：陈皮、砂仁、青皮、全瓜蒌、薏苡仁、厚朴、薤白、甘松等。

精细料及其他：西洋参、银耳、生梨、黑芝麻、蜂蜜、冰糖等。

随症加减：脾气薄弱者，加山药、扁豆补益气阴；大便秘结者，加火麻仁、瓜蒌仁以润肠通便；口渴多饮者，加芦根、胡黄连、天花粉以清热生津止渴；阴虚内热者，加牡丹皮、知母养阴清热；夜寐不宁、手足心热者，加莲子肉、酸枣仁以清热宁心安神。

4. 痰湿中阻证

临床表现：纳呆厌食，形体虚胖，面色黄，经常呕吐痰涎，心下痞满，大便溏软，舌质淡苔白腻，脉濡滑，指纹淡红。

治法：燥湿化痰，健脾开胃。

方药：二陈汤加减。

膏方调治基本用药：

燥湿化痰：半夏、橘红、胆南星、石菖蒲、厚朴、苍术、白术、泽泻等。

理气和中：陈皮、砂仁、香附、青皮、枳实、佛手、香橼等。

益气健脾：黄芪、太子参、白术、白芍、白扁豆、山药、茯苓、芡实等。

开胃消食：炙鸡内金、莱菔子、炒谷芽、炒麦芽、焦山楂、焦神曲、连翘、荷叶等。

精细料及其他：西洋参、银耳、核桃仁、生梨、冰糖等。

随症加减：腹胀甚者，加藿香、木香、槟榔以理气消胀；恶心者，加姜炒竹茹、藿香以和胃降逆；大便溏稀者，加薏苡仁、泽泻、车前子以祛湿止泻；痰湿偏向于寒者，加干姜、细辛；偏向于热者，加黄芩、石膏、青黛；燥痰者，加天花粉、瓜蒌仁、杏仁、川贝母等。

5. 虫积伤脾证

临床表现：面色萎黄，形体消瘦，精神不安，不思饮食或嗜食异物，睡时磨牙，肚胀腹大，时时腹痛，大便不调，可见虫体，巩膜蓝斑，面有白斑，唇口起白点，脉多弦细。

治法：驱虫消积，运脾健胃。

方药：肥儿丸加减。

膏方调治基本用药：

驱虫消积：使君子仁、槟榔、黄连、苦参、南瓜子、黄柏、芜荑、乌梅、槟榔等。

健脾运气：茯苓、白术、山药、木香、砂仁、苍术、陈皮、紫苏、肉豆蔻、陈米等。

益气养血：太子参、黄芪、仙鹤草、熟地黄、白芍、当归、阿胶、大枣等。

开胃消食：焦山楂、神曲、炒谷芽、炒麦芽、莱菔子、炙鸡内金、连翘等。

精细料及其他：西洋参、银耳、核桃仁、生梨、阿胶、蜂蜜、冰糖等。

随症加减：小儿精神不安者，加炙远志、炒酸枣仁、灯心草以安神；肚胀腹大者，加大黄、厚朴、枳实行气消胀；腹痛甚者，加干姜、细辛、延胡索、川楝子增强止痛之效；食少腹泻者，加薏苡仁、白扁豆、泽泻。

【注意事项】

1. 服用膏方期间，如果小儿厌食症严重，出现明显消耗症状或酸中毒，结合现代医学静脉补液营养支持治疗。

2. 如遇发热感冒、急性腹泻呕吐或者哮喘发作时应暂停服用。

（江苏省中医院　奚肇庆　陆力生）

第三节　小儿多动症

【概述】

小儿多动症（ADHD）又称脑功能轻微失调或轻微脑功能障碍综合征（MBD）或注意缺陷障碍（ADD），是一种常见的儿童行为障碍性疾病。其以注意力涣散，活动过多、情绪不稳、冲动任性、自我控制能力差，有不同程度的学习困难，但智力正常或基本正常为主要临床特征。此病不但妨碍儿童健康成长，而且给家庭、学校、社会带来不良影响。

多动症的患病率，在我国学龄儿童中占 5% ~ 10%，男孩多于女孩，好发年龄为 6 ~ 14 岁。其发病原因较为复杂，目前认为病因大致包括妊娠时病毒感染、服药及早产、难产、剖宫产等多种原因所致的脑缺氧、脑损伤，遗传因素，微量元素缺乏，脑内神经递质代谢异常，糖代谢障碍等；家庭心理因素，如家庭环境不良及教育方法不当；有害物质中毒，如铅中毒、食物中防腐剂的侵害等。随着人们对小儿多动症的深入研究，已发现多动症儿童有许多异常，如大脑解剖异常、代谢异常、执行功能异常和基因异常等。这些证实了多动症儿童的变化是有病理基础的。但从整体上来看，对症状较轻的患儿如能及早发现，加强教育，改善环境，适当治疗（包括心理治疗与药物治疗），随着年龄增长，一般到青春期，活动过多会逐渐减少，即使仍有一定程度的注意力涣散和情绪不稳，也不致影响生活和学习。对那些症状较重的患儿，则需综合治疗，才能取得良好的效果。

小儿多动症在中医学中未见记载，根据临床表现，似属于"躁动""失聪""健忘"等范畴。自 20 世纪七八十年代开始，国内外对小儿多动症的多方面综合研究逐渐发展，中医学对本病的认识与研究也逐步深入。许多临床资料表明，应用中医药治疗本病，具有药效作用时间长、疗效稳定、副反应少等优点，显示出其广阔的发展前景。

【病因病机】

先天禀赋不足是小儿多动症的内因，加之后天失调、产伤及教育不当等皆可导致小儿多动症。其发病机制大致有以下两方面。

1. 阳动有余、阴静不足为其主要病机特点

《素问·阴阳应象大论》说"阴静阳躁"，阴主柔静，阳主刚躁。《素问·生气通天论》说："阴平阳秘，精神乃治。"阴阳和谐，相辅相成，则机体调节有序，如动与静、兴奋与抑制、亢进与减退等能协调而无病。小儿脏腑娇嫩，生机旺盛，为"纯阳"之体，由于迅速生长发育的需要，常常有精、津、液等物质的不足，容易形成阳常有余、阴常不足等阴亏阳亢的病理变化，阴不足则阳有余，阴亏不能制阳，阳失制约则出现兴奋不宁、多动不安、烦躁易怒等症，但此种貌似"精力充沛"之多动，乃是一种虚假之象，从其神态涣散、健忘失聪、动作迟缓、粗钝笨拙等表现来看，实属虚阳浮动之证，故其本为虚。

2. 脏腑功能失调是其主要病理变化

本病乃精神、思维、情志兼病，主要涉及心、肝、脾、肾四脏，其中尤以心主导。心藏神，为智慧之源，心神得养则神志清晰，思维敏捷，反应灵敏。若心气不足，心阴虚弱，神失所养，则可出现神志不定，精神不专一，反应迟钝，健忘失聪等症。此外，心属火，小儿阳常有余，心火易亢，而现心阴不足，虚阳外浮，心无所养，神无所归之多动症。

肝为刚脏而性动，藏魂，其志坚，其气急，体阴而用阳，为罢极之本，主人体之生发。小儿肝常有余，肾常虚，若肝阴不足，肝阳偏亢，则可见性情急躁，冲动任性，动作粗鲁，兴奋不宁。肝血不足则魂不守舍，而出现睡眠不安、梦呓、梦游等症。

脾为至阴之脏，其性静，藏意，在志为思。小儿脾常不足，若喂养不当或疾病所伤，脾失濡养则静谧不足，易现兴趣多变，做事有头无尾，言语冒失，不能自制。土虚则木贼，动静不能互制。脾气不足则生痰生湿，痰浊内阻或痰蕴化火，痰火扰心，也可引起本病。

肾藏精，主骨生髓通于脑，主技巧。小儿肾常虚，若先天禀赋不足或疾病伤肾，致肾气虚衰，髓海空虚，则可见动作笨拙不灵、听觉辨别能力差、遗尿等症。肾水不能涵木则肝阳易亢，肾水无以制火则心火有余，故见心烦、急躁、易怒等症。

总之，由于心有余而肾不足，肝有余而脾不足，阳有余而阴不足，因而表现为神飞扬不定、志存变无恒、情反复无常、性急躁不耐等神、志、情、性四种见证。

【治疗特点】

小儿多动症属于慢性病症，病情变化较为缓慢，治疗奏效时间也相对较长，一般疗程需 6 个月至 1 年，病情重者治疗时间需更长。中药膏方服用方便，小儿乐于接受，适合长期治疗。但是正因如此，在膏方处方时，必须顾及小儿体质特点，临诊辨证须准确，处方用药防偏颇，努力做到制方之法五味相济、四气俱备、平稳调和。

小儿多动症的实质为虚证，但也有标实证候。多动、急躁、易发脾气，乃肝阳过亢之证；心神不足，难以静谧，注意力涣散，乃心脾不足之象，故本病多见虚实夹杂之证。辨证归纳，神不定者病在心，志无恒者病在肾，情无常者病在脾，性急躁者病在肝。

小儿多动症的中医药治疗要注意以肾为本，心脑并治，在补肾的基础上清心平肝、补脾祛痰，兼以益智化瘀，标本同治，以本为主。通过补不足、泻有余，达到"阴平阳秘，精神乃治"。治疗时应增加运脾和胃消导之品，如谷芽、麦芽、鸡内金、白豆蔻、山楂、神曲、佛手、香附、砂仁、枳壳、白扁豆、莱菔子等。

【辨证调治】

1. 肾阴不足，肝阳偏旺证

临床表现：多动多语，急躁易怒，冲动任性，难以自已，神思涣散，难以静坐，注意力不能集中，两颊潮红，五心烦热，口干咽燥，盗汗，喜食冷饮，舌质红，少苔或无苔，脉细数或弦数。

治法：滋阴潜阳，宁神谧智。

方药：左归饮加减。

膏方调治基本用药：

滋阴补肾：熟地黄、山药、山茱萸、枸杞子、何首乌、当归、益智仁、车前子等。

平肝潜阳：龟甲、鳖甲、生龙骨、生牡蛎、珍珠母、磁石、白芍、菊花、桑叶等。

清心宁神：生地黄、北沙参、柏子仁、麦冬、五味子、灯心草、胡黄连、丹参、远志、酸枣仁等。

养胃助运：石斛、天花粉、茯苓、扁豆、谷芽、麦芽、鸡内金、白豆蔻、佛手、玫瑰花等。

精细料及其他：西洋参、鳖甲胶、蜂蜜、冰糖等。

随症加减：口渴、便秘、午后潮热者，加麦冬、玄参、石斛、牡丹皮、赤芍、火麻仁、决明子；夜寐不宁者，加女贞子、知母、琥珀；学习困难者加石菖蒲、丹参、远志；肾水不足、心火上炎者，可用黄连阿胶汤加减。

2. 心脾气虚，神失所养证

临床表现：心神涣散，注意力不集中，或虽能集中，但时间短暂，活动过多，动作行为杂乱无目的，气短，精神倦怠，常自汗出，记忆力差，善忘，心悸，夜寐不宁，多梦夜惊，口吃，面白少华，纳食不香，舌质淡红苔薄白，脉虚或细弱。

治法：补益心脾，安神益智。

方药：甘麦大枣汤加减。

膏方调治基本用药：

安神宁心：浮小麦、炙甘草、大枣、珍珠母、磁石等。

补益心脾：太子参、白芍、当归、丹参、黄芪、白术、茯苓、酸枣仁、山药、柏子仁等。

益智开窍：石菖蒲、远志、郁金、川芎、益智仁、补骨脂、菟丝子等。

运脾和胃：鸡内金、白豆蔻、佛手、山楂、神曲、谷芽、麦芽、木香、香附等。

精细料及其他：生晒参、灵芝、蜂蜜、冰糖等。

随症加减：夜寐多梦者，加生龙骨、生牡蛎、珍珠母等；惊惕不安者，加钩藤、蝉蜕；手足心热者，加胡黄连、青蒿；反复外感者，加黄芪、防风、白术；脘腹痞胀者，加厚朴、陈皮、槟榔；舌苔厚腻者，加半夏、薏苡仁、茯苓、佩兰、藿香、滑石。

3. 湿热内蕴，痰火扰心证

临床表现：多动难静，烦躁不宁，冲动任性，难以制约，神思涣散，注意力不能集中，胸中烦热，懊恼不眠，纳少，尿赤，口渴，大便燥结或溏而不爽，舌质红苔黄厚腻，脉浮滑数。

治法：清热利湿，化痰宁心。

方药：黄连温胆汤加减。

膏方调治基本用药：

化湿祛痰：法半夏、陈皮、枳实、竹茹、胆南星、瓜蒌皮等。

清心泻火：黄连、山栀子等。

开窍宁神：石菖蒲、远志、茯苓、珍珠母等。

运脾利湿：藿香、佩兰、炒薏苡仁、滑石、砂仁、白豆蔻、山楂、神曲、猪苓等。

精细料及其他：蜂蜜、冰糖等。

随症加减：积滞中阻者，可加炒麦芽、炒谷芽、鸡内金、莱菔子；大便秘结难下者，加生大黄、枳实；口苦，苔黄，尿赤者，可加龙胆、黄芩、车前草、泽泻等。

【注意事项】

1. 本病为慢性病，服药治疗时间较长，疗效观察不求速效，宜图缓进。

2. 小儿多动症的治疗应采取综合措施，如将药物治疗，协调患儿家庭、学校和社会关系，教育、训练和行为矫正治疗等多方面结合，患儿、家长、教师、医师四方面互相配合，才能取得良好的疗效。

（江苏省中医院　奚肇庆　陆力生）

第四节　小儿体质虚弱

【概述】

小儿体质虚弱是小儿常见的基础疾病，与中医范畴的"虚劳"较为相似。患儿多反复呼吸道感染、哮喘，罹患感冒不易痊愈、面色不荣、容易疲倦、冬天怕冷、夏天没精神，易腹泻、食量小、身材矮小、营养不良、夜间尿床，伴贫血貌、神经质、易过敏等。

小儿体质的形成，主要受先天和后天因素的影响。先天遗传因素方面，父母的体质、智慧、婚龄、饮食嗜好、孕期的胎教和胎养等因素在很大程度上影响着子女的体质，从而使小儿的体质有偏热、偏寒、偏虚、偏实之不同。后天环境因素方面，包括生活环境、衣食因素和医药因素，不同地域的人，由于受水土质量、微量元素等因素长期影响，形成不同的体质类型，也造成小儿体质特点各异。

【病因病机】

多种原因均可导致小儿体质虚弱。《理虚元鉴·虚症有六因》云："有先天之因，有后天之因，有痘疹及病后之因，有外感之因，有境遇之因，有医药之因。"多种病因作用于人体，引起脏腑气血阴阳的亏虚，日久不复而成为体质虚弱。结合临床所见，引起小儿体质虚弱的病因病机，主要有以下五个方面。

1. 禀赋薄弱，因虚致病

多种虚劳证候的形成，都与禀赋薄弱，体质不强密切相关。或因父母体弱多病，年老体衰，或胎中失养，孕育不足，或生后喂养失当，水谷精气不充均可导致禀赋薄弱。先天不足、禀赋薄弱之体，易于罹患疾病，并在病后易形成久病不复的状态，使脏腑气血阴阳亏虚日甚，而成为本病。

2. 喂养不当，调护失宜

人工喂养或过早断乳，过早添加固体食物，或偏食、厌食，营养不良，导致脾胃运化力弱，饮食精微摄入不足，脏腑功能失健，久而发病。

3. 饮食不节，损伤脾胃

暴饮暴食、饥饱不调、嗜食偏食、营养不良等原因，均会导致脾胃损伤，不能化生水谷精微，气血来源不充，脏腑经络失于濡养，日久形成虚弱体质。

4. 大病久病，失于调理

大病之后，邪气过盛，脏气损伤，正气短时难以恢复，日久而成虚劳。久病而成虚劳者，随疾病性质的不同，损耗人体的气血阴阳各有侧重。如热病日久，则耗伤阴血；寒病日久，则伤气损阳；瘀血日久，则新血不生；或病后失于调理，正气难复，均可演变为虚劳。

5. 误治失治，损耗精气

由于辨证诊断有误，或选用药物不当，以致精气损伤。若多次失误，既延误疾病的治疗，又使阴精或阳气受损难复，从而导致虚劳。在现今的临床实践中，也有过用某些化学药物或接触有害物质（如放射线）过多，使阴精及气血受损，而形成虚劳者。

以上各种病因，或是因虚致病，因病成劳，或因病致虚，久虚不复成劳，往往首先导致某一脏气、血、阴、阳的亏损，一脏受病，累及他脏，继而损及五脏，尤以脾肾更为重要。

【治疗特点】

小儿膏方拟定，尤应注意生理特点及病理特征。小儿"形气未充，脏腑未坚，腠理疏松，表卫不固"，且"小儿肺脾肾三脏不足"，任何内外环境的刺激或生活起居的改变均可导致小儿患病，且进展快、变化多，病程日久则病势缠绵。

小儿体质虚弱病的治疗应针对小儿禀赋不足、脏腑娇嫩、稚阳未充、稚阴未长等诸种薄弱环节，其中脾胃不足、健运失职是其主要病理环节。临床常用四君子汤、参苓白术散、玉屏风散等作为小儿体质虚弱病的膏方基本方。这些方剂药性平和，配伍精当，既可食用，又可药用，且重在调理脾胃。小儿用药应温而不燥，凉而不偏，补而不滞，滋而不腻，避免攻伐、耗散、毒烈之品，从而避免不良反应、毒副作用。

【辨证调治】

虚劳证候虽多，但总不离乎五脏，而五脏之伤又不外乎阴阳气血，应以阴阳气血损伤为纲，五脏虚候为目。《杂病源流犀烛》云："其所以致损有四，曰气虚，曰血虚，曰阳虚，曰阴虚。而气血阴阳，各有专主，认得真确，方可施治。"由此可分别采取益气、养血、滋阴、温阳的疗法。膏方治疗五脏虚损，尤以补益脾肾为主。脾为后天之本，是水谷气血生化之源，肾为先天之本，寓元阴元阳，是生命的本元，所以补益脾肾具有重要的调补意义。

1. 气虚证

临床表现：面色萎黄，气短懒言，语声低微，体倦乏力，动则汗出，易感冒，腹胀，纳差，便溏，舌质淡胖苔薄白，脉虚大无力。

治法：益气健脾。

方药：补中益气汤、玉屏风散加减。

膏方调治基本用药：

补益肺气：太子参、黄芪、白术、五味子、熟地黄、紫菀、桑白皮等。

补益脾气：党参、茯苓、白术、甘草、莲子肉、山药、薏苡仁、白扁豆等。

补益心气：人参、白术、茯苓、炙甘草、熟地黄、当归、酸枣仁、远志等。

补益肾气：熟地黄、山药、芡实、菟丝子、杜仲、续断、附子等。

精细料及其他：生晒参、灵芝、大枣、蜂蜜、冰糖等。

随症加减：易感冒、鼻塞流涕、反复湿疹者，加用黄芪、白术、苍术、防风、辛夷、蝉蜕、白鲜皮等；气虚自汗者，加用黄芪、桂枝、白术、牡蛎、龙骨、糯稻根、浮小麦等。

2. 血虚证

临床表现：面色唇甲淡白，头晕视糊，心悸心慌，形体消瘦，指甲不华，舌质淡，脉细弱。或心悸，怔忡，健忘，夜寐梦呓易惊，面色萎黄，舌质淡，脉细或结代。

治法：养血益气。

方药：归脾汤加减。

膏方调治基本用药：

养血安神：当归、茯苓、茯神、川芎、半夏、柏子仁、酸枣仁、远志、五味子、肉桂等。

养血补虚：熟地黄、黄精、芍药、当归、川芎等。

精细料及其他：生晒参、龙眼肉、大枣、蜂蜜、冰糖等。

随症加减：头晕明显者，加黄芪、升麻等；心悸明显者，加琥珀粉、煅龙骨、煅牡蛎等；血虚者，或配伍四物汤，加何首乌、桑椹、黑芝麻等。

3. 阴虚证

临床表现：两颧潮红，唇红口干，午后低热，手足烦热，夜寐不宁，盗汗，舌质苔少，脉细数。或干咳，咽燥，咯血，潮热，盗汗，舌红少津，脉细数。

治法：滋阴清热。

方药：左归丸加减。

膏方调治基本用药：

滋阴潜阳：熟地黄、枸杞子、山药、女贞子、墨旱莲、龟甲胶、山茱萸、菟丝子、石斛、鹿角胶等。其中二至丸女贞子、墨旱莲二药补而不滞，滋而不腻，可谓是小儿调补阴阳之佳品。

滋阴止咳：沙参、麦冬、桑叶、黄芩、甘草等。

精细料及其他：西洋参、灵芝、蜂蜜、冰糖等。

随症加减：阴虚盗汗者，加玄参、黄精、百合、麦冬、五味子、黄连、黄芩、糯稻根等；阴虚干咳者，加百合、麦冬、五味子、款冬花、紫菀、川贝母、北沙参、百部等。

4. 阳虚证

临床表现：面色苍白，畏寒肢冷，自汗便溏，喜卧懒动，口淡吐清涎，五迟五软，舌质淡胖嫩，苔白润，脉沉细。

治法：温补阳气。

方药：右归丸加减。

膏方调治基本用药：

滋补肝肾：山茱萸、菟丝子、熟地黄、山药、枸杞子、当归、益智仁、黄芪等。

温补肾阳：熟附子、肉桂、杜仲、巴戟天、紫河车、补骨脂、鹿茸等。

精细料及其他：红参、核桃仁、蜂蜜、冰糖等。

随症加减：阳虚饮停，症见水肿者，加桂枝、茯苓、白术、干姜、细辛、半夏、防己等。中药膏方中的辅料多为食品，如莲子肉、红枣、山药、核桃仁、梨、阿胶、薏苡仁、蜂蜜、冰糖等，适当选用，香甜可口，对人体有益，小儿也喜服，可达到药补、食补相结合。

【注意事项】

1. 有针对性地服用膏方

小儿脏腑娇嫩，尤以肺、脾、肾三脏不足更为突出。对反复感冒、哮喘的小儿，可适当用膏方调治，有利于改善体质，增强抗过敏能力，改善肺气虚的状况，预防哮喘的发作。

2. 服药时忌口

服用膏方时要忌生冷、油腻、辛辣、不易消化及有较强刺激的食物，以免妨碍脾胃消化功能，影响膏剂的吸收。小儿常服用牛奶、酸奶等奶制品，膏方服用期间应不能与牛奶同服，因其所含的钙、磷、铁等物质与滋补药中的有机物质易发生化学反应，生成难以溶解的化合物。

3. 序贯治疗效果佳

膏方一般从冬至开始服用，一年服用 2～3 个月，通常连续服用膏方 3 年以上效果较佳。小儿服用膏方的第 1 周，建议每日空腹其服用 1 次，以利于药物吸收；1 周后，可改为每日早晚空腹各服 1 次。

4. 用药禁忌

小儿膏方的特点有异于成人，其为"稚阴稚阳"之体，不能滥补，慎用温肾壮阳药，避免性早熟发生；主张调补，用药以平为贵，通常选用党参、太子参、白术等，少用滋腻碍胃之品；在补益药中，适当加入陈皮、木香、佛手等理气调中、消导灵动的药物，做到补中有消、消中进补。

（江苏省中医院　奚肇庆　陆力生）

第五章　骨伤科 ▷▷▷▷

慢性筋骨病

【概述】

慢性筋骨病主要包括脊柱、骨与关节退行性疾病及其继发性损伤，属于中医学"骨痿""骨枯""骨极""骨痹""颈肩痛"或"腰背痛"范畴，统属"筋骨病"。该病是由于人体自然退变或因创伤、劳损、感受外邪，加速其退变而形成的全身或局部脊柱、四肢关节等部位的生理与病理相交杂的一种退行性变化的衰老性疾病。其主要表现为人体局部关节疼痛、肿胀、麻木、活动受限、畏冷、乏力，甚者有炎性病变、骨质增生、关节变形等症状和体征。

由于疾病谱的变化，脊柱、骨与关节退行性疾病已成为中医骨伤科学的研究重点内容之一。脊柱退行性疾病（脊柱筋骨病）包括颈椎病、腰椎间盘突出症、腰椎椎管狭窄症及其继发脊髓或神经损伤；骨退行性疾病（骨与关节筋骨病）包括骨质疏松症、椎体骨质疏松性骨折和骨关节病等。50 岁以后大多数人群均有脊柱与骨关节退行性形态学改变，并可刺激或压迫邻近的血管、神经、脊髓，症状和体征可波及头、颈、胸、腹及四肢，轻则疼痛、眩晕、麻木、肌肉萎缩，上肢持物不稳，下肢僵硬无力，严重者四肢瘫痪。这些疾病已严重影响中老年人的健康及生活质量，也是我国"人口与健康"研究领域中迫切需要解决的内容之一。

【病因病机】

慢性筋骨病当属中医学"痹病"范畴，是由于风、寒、湿、热等外邪侵袭人体，闭阻经络，气血运行不畅所致，以肌肉、筋骨、关节发生酸痛、麻木、重着、屈伸不利，甚或关节肿大灼热等为主要临床表现的病证。该病从临床上看常常是痿痹并存、先痹后痿或先痿后痹。因此，分析该病的病因病机，应本着中医学"整体观念"和"辨证论治"的原则，客观辨证地分析。其发生发展不外乎内外因和标本虚实。

1. 肝脾肾亏虚为发病之本

肾藏精，主骨生髓。骨的生长、发育、修复均依赖肾脏精气的濡养。肝藏血，主筋，束骨而利机关也，肝血足则筋脉劲强。随着年龄的增长，人至中年以后，肝肾亏虚，肾虚不能主骨，骨髓失其充养，脆弱或异常增生；肝虚无以养筋，筋脉濡养不足，筋纵弛缓，或筋挛拘急，稍有劳累或外伤，便致气血壅滞，疼痛大作；筋肉不坚，荣养乏源，既无力保护骨骼，充养骨髓，又不能约束诸骨，稍有不慎，便磨损严重，导致关节过早过快地出现退变。

若脾失健运，内湿自生，或因寒湿入内困脾，脾之运化失司，先天之精补充无源；水湿内停，久则聚而成痰，流窜经络，阻滞气机，促进膝骨关节病发生发展且引发恶性循环。故脾虚则化源不足，肌肉瘦削，四肢疲惫，活动无力，筋骨疾病亦难以恢复。

2. 风寒湿外邪侵袭、痰阻经络是发病的重要因素

正气亏虚，腠理疏松，卫外不固，风寒湿邪乘虚而入，直入肌肉关节，使经脉痹阻而发病。《素问·痹论》曰："风、寒、湿三气杂至，合而为痹……痹在骨则重，在脉则血凝而不流，在筋则屈不伸，在肉则不仁，在皮则寒。"另外，本病的发生与所处的气候和环境有关，久居潮湿之地、冒雨涉水、气候骤变、冷热交错等原因，可致邪气注于经络，留于关节，使气血痹阻，致使关节疼痛重着、屈伸不利，甚则肿大。寒湿痹阻，凝滞经络，阻滞气血运行，致筋骨失养，是导致痹病发生发展的重要环节。由于感邪偏盛不同，临床表现亦有差异。

该病尚有感受风热之邪，与湿相并，而致风湿热合邪为患者。素体阳盛或阴虚有热，感受外邪之后易从热化，或因风寒湿痹日久不愈，邪留经络关节，郁而化热，以致出现关节红肿疼痛、发热等症，而形成热痹。

风寒湿邪外袭，肺失宣降，脾失运化，肾气化无力，津液停聚，变生痰饮，闭阻经络，致气血运行失畅，内外合邪而致痹。

3. 气血失和、瘀阻经脉贯穿痹病始终

人体内的气血，只有运行畅通，周流不息，才能营养经络，温煦四肢及皮肉筋骨。急性外伤或慢性劳损导致局部气血功能失调，运行不畅，不能循经运行，瘀血凝滞，瘀积日久不散，凝聚于关节，局部骨骼筋肉失于濡养，发生疼痛、变形、功能障碍。

因此，血瘀是慢性筋骨病中医病机的重要环节，现代研究发现，关节局部瘀血会引起骨内微循环障碍，使滑膜变厚，骨内血流不畅，使骨内压力增高，从而加重骨组织微循环障碍，使骨营养障碍而引起软骨下骨增厚硬化，刺激新骨的生长，加剧关节内应力的集中，加速关节软骨退变。

综上所述，素体亏虚，风寒湿邪乘虚而入，痰瘀痹阻经络是本病发病和加重的诱因，本病属本虚标实之证，以肝脾肾亏虚为本，外邪、痰瘀为标。

【治疗特点】

千百年来膏方以其独有的优势在防治慢性筋骨病过程中发挥着重要的作用。根据该病的发病原理及临床特点，结合中医养生学的观点，在冬令时节主张进补。运用膏方治疗慢性筋骨病，临床疗效显著。

1. 证病结合，主兼相参

慢性筋骨病以四诊八纲为辨证依据，全面结合患者虚实状态，以辨证与辨病、辨型相结合，辨证与基础实验、现代诊察手段相结合为原则。

慢性筋骨病症状较多，病情繁杂，且常合并有其他系统疾病，诸如心血管、内分泌、神经系统等，应辨析主病和兼病。运用膏方治疗时，应首先明确主病、主证，确定主方，并兼顾其他的病、证进行加减，做到证病结合、主兼相参，谨守病机、有的放矢。

2. 气血为纲，标本兼顾

《素问·调经论》云："人之所有者，血与气耳。"《正体类要》有"肢体损于外，则气血伤于内，营卫有所不贯，脏腑由之不和"之说，上海石氏伤科治疗筋骨病具有"以气为主，以血为先"的特色，认为慢性筋骨病皆因气血亏虚，外邪乘虚而入，痰瘀内生，致经脉闭阻，脏腑失调而作。

我们提出正气亏虚为内因，风、寒、湿三气侵袭为外因，经络闭阻、气血失畅则为该病的主要病机，气虚血瘀、本虚标实是筋骨退变的主要病理环节。因此，防治慢性筋骨病的关键应以扶正祛邪为大法，既要调和气血以固本（形成了益气化瘀法治疗的基本法则，倡导应用吴谦《医宗金鉴》圣愈汤作为治疗的基础方，贯穿始终），又要祛风除湿、化痰通络以治标，从而达到标本兼顾（常用秦艽、羌活、独活、荆芥、防风、牛蒡子、白僵蚕、半夏之品随症加减）。

3. 整体调摄，重在肝脾肾

人体是一个有机整体，在结构上、功能上、病理上相互为用，且人体与自然环境有密切关系。中医膏方治疗慢性筋骨病应从全局出发，整体调摄患者的病情。

五脏有化生气血和贮藏精气的功能，且与气血津液、五体都有密切的关系，五脏失和则皮肉筋骨失却濡养，可出现一系列证候，其中肝脾肾和慢性筋骨病的关系最为密切。

骨的生长、发育、修复皆依赖肾精的濡养，腰为肾之外候，脊为肾之通路，肾精走失，骨髓空虚，脊痛腰酸，故在治疗慢性筋骨病过程中务必注重补肾，常合用左归丸、右归丸等补肾中药加减治疗。

肝有贮藏血液和调节血量的功能，人体的筋肉运动与肝有密切关系，治疗时常使用养血柔肝、舒筋通络之品，如白芍、川牛膝、鸡血藤、伸筋草、当归尾等。

脾可运化水谷，输布营养精微，四肢百骸皆赖其濡养。调摄的同时兼顾健脾化源，常常选用四君子汤、六君子汤及补中益气丸等健脾之品顾护后天之本。

4. 心身同治，精气神共养

筋骨病大多病程较长，且因为疼痛、麻木影响到患者精神，往往致神情疲惫、夜寐不宁。在运用膏方治疗此类疾病时，一定要调理患者的精神、睡眠。临床上常常应用逍遥散、越鞠丸、归脾汤、交泰丸等以疏肝解郁、行气散结、养血安神、交通心肾，且注重心理疏导，强调心身同治。

【辨证调治】

颈椎病、腰椎间盘突出症、膝骨关节炎、骨质疏松症是慢性筋骨病的重要内容，下面分别讨论其中医膏方辨证调治。

一、颈椎病

颈椎病多与风寒湿刺激、慢性劳损、咽喉部感染、颈部外伤等有关，发病机制可归纳为风寒外袭、劳损筋骨、气滞血瘀、气血亏虚、痰瘀互阻、脾肾亏虚、脏腑失调。根据颈椎病的临床表现，其可分为颈型、神经根型、椎动脉型、脊髓型、交感型和混合型。以下主要介绍神经根型、脊髓型和椎动脉型等型颈椎病的辨证调治。

（一） 神经根型颈椎病

此型脊椎病为颈椎病各型中发病率最高的一种。患者的主要症状是痛和麻，颈部单侧局限性痛，或向肩、臂、前臂乃至于手指放射，伴有麻木感。疼痛呈酸痛、灼痛或电击样痛，颈部后伸、咳嗽，甚至增加腹压时疼痛可加重。中医膏方治疗应用于缓解期。此类型的主要病机是气血亏虚、痰瘀闭阻、经脉不通，属本虚标实之证。疼痛主要是由于"不通则痛""不荣则痛"所致。病程较短偏实者治以活血祛瘀、祛风除湿、通痹止痛，方用益元舒筋煎加减；病程较长者往往偏虚，治以祛风湿、止痹痛、益肝肾、补气血，方用益元养身煎加减。

1. 瘀血痹阻证

临床表现：颈项肩臂疼痛麻木，以痛和麻为主，往往久治不愈，疼痛难忍，夜间尤甚，苔白腻，质紫，脉弦紧。

治法：祛瘀通络，蠲痹止痛。

方药：益元舒筋煎加减。

膏方调治基本用药：

活血化瘀：丹参、川芎、当归、蒲黄、桃仁、红花、田三七、没药、五灵脂、香附、牛膝等。

祛风通络：秦艽、地龙、羌活、独活、穿山甲、全蝎、蜈蚣等。

补肾填精：熟地黄、山茱萸、杜仲、枸杞子、淫羊藿、菟丝子、补骨脂、胡芦巴等。

精细料及其他：生晒参、西洋参、红参、高丽参、灵芝孢子粉、紫河车、阿胶等。

随症加减：颈肩部酸胀疼痛明显者，给予桑枝、金雀根等缓急止痛；伴头晕头胀者，给予钩藤、菊花、川芎、天麻等。

2. 肝肾亏虚证

临床表现：颈项酸楚疼痛，肩臂麻木，掣引肢臂，遇寒痛甚，患肢乏力，甚者有肌肉萎缩，较多见的部位是手部的大小鱼际肌等，平素乏力，不耐久坐，舌质暗，脉沉细。

治法：调和气血，补益肝肾。

方药：益元养身煎加减。

膏方调治基本用药：

滋补肝肾：熟地黄、山茱萸、黄精、杜仲、枸杞子、淫羊藿、菟丝子、补骨脂等。

活血化瘀：丹参、川芎、当归、蒲黄、桃仁、红花、牛膝、香附等。

通络止痛：田三七、没药、五灵脂、延胡索、地龙、独活、全蝎、蜈蚣等。

精细料及其他：生晒参、西洋参、红参、灵芝孢子粉、紫河车、阿胶、龟甲胶等。

随症加减：头晕不适者，加天麻、钩藤、川芎、牛膝等；伴面部抽搐、跳痛者，给予白芥子、地龙、白僵蚕、炒白芍等息风止痉。

（二）脊髓型颈椎病

脊髓型颈椎病当从"痉""痿"论治。该型脊椎病多发于40～60岁，自觉颈部无不适，但上肢动作笨拙，手部细小动作失灵，步态不稳，可出现病理反射。医生应重点观察患者肌张力的高低和肌力的强弱。肌张力增高、肌力降低，主要由于恶血留于肝经，气机受阻，肝气不舒所致，此时可从"痉"论治，治以活血祛瘀、疏肝通络，方用益元解痉煎加减；肌张力降低、肌力降低，主要病机为阴阳亏损，经脉失养，当从"痿"论治，治以益肾阴、补肾阳、化痰通络，方用益元养痿煎加减。

1. 肝气不舒，腑浊内阻证（痉证）

临床表现：颈项疼痛僵硬，转侧不利，筋脉强直，肢体僵硬，下肢乏力，容易跌跤，上肢麻木，持物落下，肢体活动不灵活，甚者小便短涩或排出困难，大便秘结，肢体水肿，腹胀腹满，肌张力增高明显，舌质紫，脉弦滑。

治法：活血祛瘀，疏肝通络，通腑解痉。

方药：益元解痉煎加减。

膏方调治基本用药：

补肾填精：熟地黄、山茱萸、杜仲、枸杞子、淫羊藿、菟丝子、补骨脂等。

活血化瘀：丹参、川芎、蒲黄、桃仁、红花、牛膝、田三七、香附等。

疏肝理气：柴胡、川楝子、郁金、枳壳、制香附、白芍、青皮、川芎等。

益气健脾：党参、白术、茯苓、陈皮、紫苏梗、炙甘草等。

精细料及其他：生晒参、西洋参、红参、高丽参、灵芝孢子粉、紫河车、阿胶等。

随症加减：伴胸闷不适、短气者，加用全瓜蒌、郁金、檀香等宽胸顺气。

2. 肾虚痰滞证（痿证）

临床表现：颈项酸软，四肢不举，筋脉弛缓，肌肉萎缩，下肢萎废，肌力下降，肌张力下降明显，部分患者阳痿遗精，小便滴沥不禁，语言含糊不利，头重欲睡或泛恶胸闷，苔薄腻或腻，质淡体胖，脉细滑。

治法：补益肾精，化痰清上。

方药：益元养痿煎加减。

膏方调治基本用药：

补肾填精：熟地黄、山茱萸、杜仲、枸杞子、淫羊藿、菟丝子、补骨脂等。

益气养血：当归、枸杞子、黄精、桑椹、鸡血藤、黄芪、党参、炒白术等。

化痰通络：白芥子、陈皮、胆南星、橘红、路路通、制半夏等。

精细料及其他：生晒参、红参、高丽参、阿胶、龟甲胶、鹿角胶等。

随症加减：胃脘胀满不适者，加陈皮、白术、佛手、香橼等理气和胃。

（三） 椎动脉型颈椎病

临床表现：常常头颈部体位改变而引起眩晕，单侧颈枕部或枕顶部发作性头痛，视力减弱，耳鸣，听力下降，可有猝倒发作，猝倒后因颈部位置的改变可马上清醒。

治法：平肝息风，清热活血，补益肝肾。

方药：益元通脉煎加减。

膏方调治基本用药：

平肝潜阳：沙苑子、白蒺藜、钩藤、天麻、藁本、密蒙花、鬼箭羽、槐米等。

祛风通络：地龙、川芎、桑枝、蜈蚣、全蝎、防风等。

豁痰开窍：制半夏、陈皮、白芥子、炒白术、胆南星、橘红等。

精细料及其他：生晒参、红参、高丽参、阿胶、龟甲胶、鳖甲胶等。

随症加减：伴头痛、颈项肩部四肢麻木、刺痛等痰瘀互结证者，可合用血府逐瘀汤活血行气、逐瘀化痰；伴头胀、头重如蒙、恶心欲呕、胸脘痞闷等痰湿中阻证者，可合用半夏白术天麻汤健脾燥湿、息风化痰；伴口苦胁痛虚烦不眠、眩晕心悸、痰多泛恶呃逆、颈项酸楚不舒等湿热内扰证者，可合用温胆汤清胆化痰、理气和胃；伴头晕乏力、倦怠神疲等气血亏虚证者，可用益气聪明汤益气养血、提升清阳。

在颈椎病诊察过程中，可以通过观察咽喉部的红肿炎症情况，从其色、肿的状态程度，了解其属虚属实及炎症程度，推测其颈椎病变的程度、预后，制订相应的治疗方案。在治疗椎间盘病变的患者中，可以使用牛黄醒消丸、七厘散、麝香保心丸、珠黄散等，因为在基础实验中发现该类药可通过缓解椎间盘炎症、水肿而达到利咽消肿、活血化瘀、调髓通督的目的。

二、腰椎间盘突出症

腰椎间盘突出症好发于20～50岁的青壮年，男多于女，其发病部位以腰4～5为最多见，腰5～骶1次之，腰3～4较少见。中医学认为其原因主要为肾气亏虚、外邪侵袭、跌仆闪挫及劳损等。其发生是腰部经脉气血阻滞、筋脉失养而致腰痛，由内伤发病者不离于肝肾之虚，而外邪致病者亦以肾虚为本，故本病临床多内外合邪、虚实相兼。

1. 气滞血瘀证

临床表现：腰腿疼痛如针刺，痛有定处，日轻夜重，证轻者俯仰不便，痛处拒按，腰部板硬，活动受限，舌质紫暗或有瘀斑，脉多弦紧。部分患者有外伤史。

治法：活血化瘀，理气止痛。

方药：益元舒筋煎加减。

膏方调治基本用药：

补肾填精：熟地黄、山茱萸、杜仲、枸杞子、淫羊藿、菟丝子、补骨脂等。

活血化瘀：丹参、川芎、蒲黄、桃仁、红花、田三七、五灵脂、香附、牛膝等。

祛风通络：秦艽、地龙、羌活、独活、穿山甲、全蝎、蜈蚣等。

精细料及其他：生晒参、西洋参、红参、高丽参、灵芝孢子粉、紫河车、阿胶等。

随症加减： 疼痛较巨、痛处不移者，加延胡索、川芎、乌药、莪术、蒲黄等理气止痛。

2. 肝肾亏虚证

临床表现： 腰痛以酸软为主，喜按喜揉，腿膝无力，恶风寒，遇阴雨天则加重，卧则减轻，遇劳更甚，常反复发作，面色萎黄或苍白，头晕目眩，神疲乏力，食欲不振，睡眠不佳，舌质淡，苔白，脉细弱无力。

治法： 祛风湿，止痹痛，益肝肾，补气血。

方药： 益元养身煎加减。

膏方调治基本用药：

滋补肝肾：熟地黄、山茱萸、黄精、杜仲、枸杞子、淫羊藿、菟丝子、补骨脂等。

活血化瘀：丹参、川芎、当归、蒲黄、桃仁、红花、牛膝、香附等。

通络止痛：田三七、没药、五灵脂、延胡索、地龙、独活、全蝎、蜈蚣等。

精细料及其他：生晒参、西洋参、红参、灵芝孢子粉、紫河车、阿胶、龟甲胶等。

随症加减： 偏肾阳虚者，宜温补肝肾，充养精髓，可合用右归丸，或用益元温肾煎加减；偏肾阴虚者，宜滋阴补肾，柔肝益精，可合用左归丸，或用益元滋肾煎加减；患者后期麻木迁延不愈者，可加用三藤饮（鸡血藤、青风藤、络石藤）、薏苡仁、三七粉、蟾蜍皮，症状较重者，可加用珍珠粉、牛黄、人工麝香。在椎间盘突出症治疗中，在辨明其分型和辨证类别后，对于核磁共振摄片显示有单节椎间盘突出或脱出，造成脊髓受压者，往往加入三棱、莪术等药味以活血通髓，减轻脊髓受压征象；对多节椎间盘膨隆造成周围组织炎性变者，加入麝香、牛黄、水牛角、琥珀粉等药物调髓通窍，缓解炎症；对椎间盘突出合并有黄韧带肥厚、后纵韧带钙化者，则可加入威灵仙、昆布、海藻、川芎等药以活血软坚，延缓韧带钙化。

三、膝骨关节炎

多数医家认为膝骨关节炎当属中医学的"痹病""骨痹""鹤膝风""痿病""痿痹"等范畴。认为本病与年老体衰、长期劳损、外感风寒湿邪有关。

1. 气滞血瘀证

临床表现： 膝关节疼痛肿胀明显，痛有定处，多伴有胀感，活动欠利，轻者活动后疼痛可减轻，重者疼痛拒按，膝关节伸屈受限，下蹲及上下楼梯有疼痛感，平地或低坡度行走可诱发疼痛，多有外伤史，舌质偏紫，苔薄，舌下静脉曲张呈蚓状，脉弦细或涩。

治法： 行气活血，利水通络。

方药： 益元舒筋煎合防己黄芪汤、三妙丸加减。

膏方调治基本用药：

活血化瘀：丹参、川芎、当归、蒲黄、桃仁、红花、田三七、没药、五灵脂、香附、牛膝等。

祛风止痛：秦艽、地龙、羌活、独活、穿山甲、全蝎、蜈蚣等。

补肾填精：熟地黄、山茱萸、杜仲、枸杞子、淫羊藿、菟丝子、补骨脂、胡芦巴等。

精细料及其他：生晒参、西洋参、红参、高丽参、灵芝孢子粉、紫河车、阿胶等。

随症加减：膝关节肿胀明显者，加独活、羌活、炒白术、薏苡仁、泽泻等淡渗利湿；疼痛明显者，加延胡索、炒白芍、乌药、川芎、地龙、蒲黄等解痉止痛。

2. 脾肾亏虚证

临床表现：膝关节酸痛，疼痛肿胀减轻，活动乏力，平地行走正常，上下楼梯困难，久治未愈，多以伸膝力量丧失为多，可表现为由坐位起立及上下楼梯乏力，严重者周围肌肉萎缩，小便频数，大便溏薄，舌淡苔白，脉沉缓。

治法：益气活血，健脾补肾。

方药：益元养身煎加减。

膏方调治基本用药：

滋补肝肾：熟地黄、山茱萸、黄精、杜仲、枸杞子、淫羊藿、菟丝子、补骨脂等。

活血化瘀：丹参、川芎、当归、蒲黄、桃仁、红花、牛膝、香附等。

健脾化湿：白术、茯苓、薏苡仁、陈皮、半夏、佛手、香橼等。

通络止痛：田三七、没药、五灵脂、延胡索、地龙、独活、全蝎、蜈蚣等。

精细料及其他：龟甲胶、生晒参、西洋参、红参、灵芝孢子粉、紫河车、阿胶等。

随症加减：脾虚湿盛者，合用参苓白术散加减。

3. 肾阳不足证

临床表现：膝关节乏力，行走酸软，关节变形，重者活动受限，上下楼梯困难，腰部酸软，恶风畏寒，四肢偏冷，大便溏薄，舌淡苔薄，脉沉迟。

治法：益气活血，温补肾阳。

方药：益元温肾煎加减。

膏方调治基本用药：

滋补肾阴：熟地黄、山茱萸、黄精、杜仲、枸杞子、女贞子、制何首乌等。

温补肾阳：巴戟天、狗脊、淫羊藿、菟丝子、补骨脂等。

活血化瘀：丹参、川芎、当归、蒲黄、桃仁、红花、牛膝、香附等。

通络止痛：田三七、没药、五灵脂、延胡索、地龙、独活、全蝎、蜈蚣等。

精细料及其他：生晒参、西洋参、红参、灵芝孢子粉、紫河车、阿胶、龟甲胶等。

随症加减：形寒肢冷、恶风恶寒者以及小便清长者，加制附子、肉桂、巴戟天、肉苁蓉等。

4. 肾阴亏虚证

临床表现：膝关节乏力，行走酸软，关节变形，重者活动受限，上下楼梯困难，腰部酸软，口干少津，多梦，大便干结，舌红苔薄，脉细数。

治法：益气活血，滋阴补肾。

方药：益元滋肾煎加减。

膏方调治基本用药：

滋补肝肾：熟地黄、山茱萸、黄精、杜仲、枸杞子、淫羊藿、菟丝子、补骨脂等。

活血化瘀：丹参、川芎、当归、蒲黄、桃仁、红花、牛膝、香附等。

通络止痛：田三七、没药、五灵脂、延胡索、地龙、独活、全蝎、蜈蚣等。

精细料及其他：生晒参、西洋参、灵芝孢子粉、紫河车、阿胶、龟甲胶等。

随症加减： 伴手足心热、潮热盗汗者，加地骨皮、白薇、鳖甲、知母、黄柏等清虚热；风湿痹痛较重者，加羌秦三藤饮（秦艽、羌活、青风藤、络石藤、鸡血藤）；寒湿痹痛较重者，加乌头汤（川乌、麻黄、芍药、黄芪、甘草）；气滞血瘀疼痛较重者，加地龙、土鳖虫、蜈蚣等虫类药，或麝香保心丸（每日2次，每次2粒，随汤药同服）；肿胀较重者，可加五苓散或防己黄芪汤利水通络消肿；关节乏力较重者，可加用二仙汤（仙茅、仙灵脾、巴戟天、黄柏、知母、当归）温补肾精。

四、骨质疏松症

骨质疏松症的发生、发展与冲任失调有关，与肾的关系最为密切，主要有肾虚精亏、脾肾两虚、正虚邪侵三个因素。治疗应肝脾肾同治，并以强筋健骨为主，且在补肾、健脾、疏肝的基础上注意化痰祛瘀、温阳化湿等药物的运用，使肾精充盈，脾得健运，肝得疏泄，气血调和，如此才能达到标本同治、内外兼顾、正胜邪却。

1. 气血亏虚证

临床表现： 腰背酸痛，肢体沉重乏力，关节酸痛，心悸头晕，少气懒言，乏力自汗，面色萎黄，舌淡，脉细弱。

治法： 柔肝健脾，益气补血。

方药： 方用益元养身煎加减。

膏方调治基本用药：

益气健脾：党参、黄芪、白术、茯苓、陈皮、薏苡仁、佛手、香橼等。

养血和血：当归、鸡血藤、枸杞子、山茱萸、制何首乌、黑芝麻、大枣等。

滋肾壮骨：熟地黄、山茱萸、菟丝子、杜仲、桑寄生、补骨脂、狗脊等。

精细料及其他：生晒参、西洋参、核桃仁、阿胶、龟甲胶、鳖甲胶等。

随症加减： 乏力肢软、行走易倦者，加杜仲、桑寄生、菟丝子、狗脊、骨碎补等。

2. 肝肾阴虚证

临床表现： 腰背酸痛，腰膝酸软，疲乏少力，咽干舌燥，手足心热，盗汗、自汗，舌红苔薄，脉细数。

治法： 补益肝肾，填精益髓。

方药： 方用益元滋肾煎加减。

膏方调治基本用药：

滋补肝肾：熟地黄、山茱萸、黄精、杜仲、枸杞子、淫羊藿、菟丝子、补骨脂等。

活血化瘀：丹参、川芎、当归、蒲黄、桃仁、红花、牛膝、香附、牛膝等。

精细料及其他：生晒参、西洋参、灵芝孢子粉、紫河车、阿胶、龟甲胶等。

随症加减：伴手足心热、潮热盗汗者，予地骨皮、白薇、鳖甲、知母、黄柏等清虚热。

3. 脾肾阳虚证

临床表现：腰骶冷痛，腰膝酸软，甚则弯腰驼背，形寒肢冷，小便频数，畏寒喜暖，遇寒加重，舌质淡，苔白腻，脉沉细弦。

治法：温补脾肾。

方药：益元温肾煎加减。

膏方调治基本用药：

温补肾阳：制附子、肉桂、巴戟天、狗脊、淫羊藿、菟丝子、补骨脂等。

滋补肾阴：熟地黄、山茱萸、黄精、杜仲、枸杞子、女贞子、制何首乌等。

活血化瘀：丹参、川芎、当归、桃仁、红花、牛膝、香附等。

精细料及其他：红参、紫河车、核桃仁、鹿角胶、饴糖等。

随症加减：形寒肢冷、便溏肢软者，加附子、肉桂、高良姜、山药、芡实等。

【注意事项】

1. 筋骨病范围广泛，临床表现轻重不一，膏方治疗应谨守主证，扶正祛邪。

2. 对于腰椎间盘突出症的重症，应建议积极综合治疗为主，膏方治疗为辅。

（上海中医药大学附属龙华医院　叶秀兰　李晓锋）

第六章　亚健康 ▷▷▷▷

第一节　反复感冒

【概述】

感冒，是一种自愈性疾病，总体上分为普通感冒和流行性感冒。普通感冒，中医学称其为"伤风"，是由多种病原体引起的一种呼吸道常见病，其中 30%～50% 是由某种血清型的鼻病毒引起。普通感冒虽多发于初冬，但任何季节，如春天、夏天也可发生，不同季节的感冒其致病病毒并非完全一样。流行性感冒，是由流感病毒引起的急性呼吸道传染病。病毒存在于患者的呼吸道中，在患者咳嗽、打喷嚏时经飞沫传染给别人。

"感冒"一词，最早见于中国北宋的《仁斋直指方·诸风》，其伤风方论中记载了参苏饮治"感冒风邪，发热头痛，咳嗽声重，涕唾稠黏"。本病与伤寒不同，《景岳全书·伤风》篇说："伤风之病，本由外感，但邪甚而深者，遍传经络即为伤寒，邪浅而轻者，止犯皮毛，即为伤风。"本病发病机制是外邪侵犯肺卫所致，故一般都有肺卫表证，因而初起治法，以解表散邪为主。如虚人感冒，屡感屡发，正气愈虚，邪气留恋，又当扶正与祛邪兼顾。

反复感冒属于"体虚感冒"的范畴，多因素体正气亏虚，或大病、久病后正气未复，肺卫不固，外邪入侵所致。

【病因病机】

六淫病邪风寒暑湿燥火与时行病毒之邪均可为感冒的病因，六淫病邪或时行病毒能够侵袭人体引起感冒，除因邪气特别盛外，总是与人体的正气失调有关，或是由于正气素虚，或是素有肺系疾病，不能调节肺卫而感受外邪。即使体质素健，若因生活起居不慎，如疲劳、饥饿导致机体功能状态下降，或因汗出衣裹冷湿，或餐凉露宿，冒风沐雨，或气候变化时未及时加减衣服等，正气失调，腠理不密，邪气得以乘虚而入。

感冒发生取决于正气与邪气两方面的因素，是"正邪相争"的反映。一是正气能否御邪。有人常年不易感冒，即是正气较强常能御邪之故，有人一年多次感冒，即是正气较虚不能御邪之故，"邪之所凑，其气必虚"，提示了正气不足或卫气功能状态暂时低下是感冒的决定性因素。二是邪气能否战胜正气。即感邪的轻重，邪气轻微不足以胜正则不病感冒，邪气盛如严寒、时行病毒，邪能胜正则亦病感冒，所以邪气是感冒的重要因素。

以风为首的六淫病邪或时邪病毒，侵袭人体的途径或从口鼻而入，或从皮毛而入。因风性轻扬，《素问·太阴阳明论》说："伤于风者，上先受之。"肺为脏腑之华盖，其位最高，开窍于鼻，职司呼吸，外主皮毛，其性娇气，不耐邪侵，故外邪从口鼻、皮毛入侵，肺卫首当其冲。感冒的病位在肺卫，其基本病机是外邪影响肺卫功能失调，导致卫表不和，肺失宣肃，尤以卫表不和为主要方面。卫表不和，故见恶寒、发热、头痛、身痛、全身不适等症；肺失宣肃，故见鼻塞、流涕、喷嚏、喉痒、咽痛等症。由于四时六气不同，人体素质之差异，在临床上有风寒、风热和暑热等的不同证候，在病程中还可见寒与热的转化或错杂。感受时行病毒者，病邪从表入里，传变迅速，病情急且重。

肺、脾、肾三脏为虚证之本，古人云："里虚有三本，肺、脾、肾是也。肺为五脏之天，脾为百骸之母，肾为一身之根。"因为此三脏与人体气血津液的生成、运化、输布以及封藏关系最为密切。不同体质的患者除反复感冒症状外，兼有不同的临床表现。体质较强者，一般侵袭肺卫，多以表证为主，治疗较易，收效快；若年老体弱者，抗邪能力较差，外邪也可由表入里，症状加重，易生变证。

【治疗特点】

易感冒人群一般指亚健康状态、体质虚弱及具有慢性肺部疾患史易于引起感冒的人群，其常见发病诱因有情绪紧张、过度劳累、大量饮酒、熬夜、受寒、失眠等。以下为易感人群：①体质虚弱者。②免疫功能低下或长期应用免疫抑制剂者。③进行放疗、化疗期间的肿瘤患者。④患有慢性肺部疾患等慢性病患者。⑤正常人群的老年人、婴幼儿和孕产妇。⑥情绪紧张、过度劳累、大量饮酒、熬夜、受寒、失眠等人群。

应用膏方对易感冒、反复感冒者，具有提高免疫力、增强体质的作用，可以明显减少感冒次数，减轻原有慢性疾病的发作，疗效显著。对于单纯反复感冒者，注重辨别体质，注重阴阳平衡，益气固表；对于兼有慢性呼吸系统疾病者，扶正祛邪应贯穿膏方治疗中。

呼吸系统慢性疾病患者，体质较弱，比较突出的表现就是容易感冒，而感冒又诱发或加重其原发疾病的症状。此外，有部分患者虽无呼吸系统疾患，也频频感冒，膏方针对这种情况的治疗效果比较肯定。

易招致外邪而感冒的主要病机为肺气不足、表卫不固，一般以玉屏风散为主，根据患者的体质、病程以及虚损程度进行调治。若偏阴虚体质、病程短虚损较轻者可配合健脾气、养肺阴的治法，如用南沙参、北沙参、天冬、麦冬、玉竹等养肺阴之品，党参、茯苓、白术、薏苡仁等健脾益气。若气阳两虚、病程较长、虚损程度较重者可用补肾气、温肾阳的方法，如杜仲、枸杞子、怀山药、淫羊藿、巴戟天等药补肾气，附子、肉桂、仙茅、胡芦巴等温肾阳，亦可以用黄精、何首乌、桑椹、女贞子、熟地黄、山茱萸等补肾精。兼有鼻炎症状，针对其鼻塞、喷嚏、清涕之症，临床多辨为寒凝、痰浊、邪风阻塞清窍，当根据临床表现的侧重，施以温阳、通窍、化痰、祛风等方法，如桂枝、附子、苍耳子、辛夷、白芷、细辛、川芎、防风等；慢性咽炎者，处方时常用山豆根、板蓝根、藏青果、射干等清热解毒利咽之品，以及防风、薄荷、牛蒡子、金银花、连翘等疏散风热之品；同时，应注意有无咳、痰、喘的兼夹及其严重程度，而辨寒热虚实而兼顾之。清痰以天南星、半夏、紫菀、款冬花为常用药，小陷胸汤、二陈汤、三子养亲汤为常用方，根据具体情况配伍黄芩、黄连、紫草等清热泻火；苍术、藿香、厚朴理气燥湿；皂荚、桔梗、竹沥祛老痰、顽痰，也可加用麦冬、石斛、天花粉等生津润燥之品以润燥而使燥痰易化。

由于肺、脾、肾三脏功能属性各有不同，运用膏方时补益侧重点也不相同。补肺当以补肺气为主，兼顾养肺阴。肺为娇脏，不耐寒暑，性喜清肃凉润，养肺阴应当选用质地轻灵、性味清润之品，其治在清补。补脾当以补脾气为主，脾喜动，性恶湿，补脾重在疏利气机和渗化湿邪，其治在调补。肾主蛰，主封藏，衡以静为先，位又在下，故宜用味厚质重之品，以填精固本为基础，其治在滋补。

体虚感冒膏方尤其注重顾护脾胃之气。脾胃乃后天生生之本，饮食药饵全赖此以受气取汁，化生精微，传导运化。补肾气填肾精之药多滋腻之剂，易碍滞中州之健运；又有胃肠素薄之人不耐苦寒及养阴之品。如遇此等情况，不加留意，则滋补之功尚未显现，而痞满、腹胀、腹痛、泄泻诸症蜂起，犹弈局，一着不慎，满盘皆输。故处方时常于滋腻药中配以砂仁、焦山楂、焦神曲、谷芽、麦芽消导运化，补气药中参以陈皮、枳壳、川楝子、佛手以免参芪之横中，胃肠薄者则避免使用大黄、石膏等苦寒药，养阴药中则应注意生地黄、玄参等易引起腹泻的药物的使用，再入茯苓、白豆蔻、白扁豆、台乌药、益智仁等药健脾益胃，则无大碍。

【辨证调治】

1. 气虚证
临床表现： 面色萎黄，气短懒言，语声低微，体倦乏力，动则汗出，易感冒，腹胀，纳差，便溏，舌质淡胖苔薄白，脉虚大无力。
治法： 补气固表。
方药： 补中益气汤合玉屏风散加减。
膏方调治基本用药：
补气健脾：党参、太子参、黄芪、白术、山药、白扁豆、甘草、怀山药、大枣等。
燥湿化痰：法半夏、茯苓、藿香、鸡内金、草豆蔻、苍术等。
补肾填精：熟地黄、山茱萸、杜仲、枸杞子、淫羊藿、菟丝子、补骨脂、胡芦巴等。
活血化瘀：丹参、川芎、当归、蒲黄、桃仁、红花、牛膝、田三七、牡丹皮、赤芍、三棱、莪术、土鳖虫等。
精细料及其他：生晒参、西洋参、红参、高丽参、紫河车、蛤蚧、灵芝孢子粉、阿胶等。
随症加减： 咳嗽无力、气短而喘、动则益甚、痰稀、声低或有自汗、畏风、舌淡苔白、脉弱等以肺气虚为主者，以人参蛤蚧汤、补肺汤加减补益肺气；若纳少、腹胀、便溏、倦怠、神疲、舌淡苔白、脉弱等以脾气虚为主者，以四君子汤、参苓白术散加减健脾益气，中气下陷者补中益气汤加减；腰酸、耳鸣、头晕健忘、神疲、性欲减退、舌淡苔白、脉弱等以肾气虚为主者，以大补元煎（人参、熟地黄、山药、杜仲、山茱萸、枸杞子、炙甘草）加减补益肾气；心悸气短、活动后加重、神疲、面白或有自汗、舌淡苔白、脉弱以心气虚为主者，以养心汤加减（黄芪、茯苓、茯神、当归、川芎、半夏、炙甘草、柏子仁、酸枣仁、远志、五味子、人参、肉桂）补益心气；热病后气虚津亏者，以生脉饮加减；气血两虚者，以归脾汤加减；头痛者，可酌加蔓荆子、川芎、藁本；眩晕者，可酌加天麻；呕吐者，可酌加半夏、生姜；低血压者，可酌加麦冬、五味子；脏器下垂者，可酌加升麻、柴胡等。处方时参以陈皮、枳壳、川楝子、佛手，以免参芪之横中；收膏时重用生晒参、高丽参、鹿角胶等，以增强补气固本之力。

2. 阳虚证

临床表现： 自身感觉怕冷，四肢发凉，口淡不渴或喜热饮，大便稀薄，舌淡胖苔白滑，脉沉迟无力。

治法： 温阳固表。

方药： 金匮肾气丸合玉屏风散加减。

膏方调治基本用药：

温阳固表：肉苁蓉、锁阳、巴戟天、淫羊藿、仙茅、续断、狗脊、骨碎补、补骨脂、益智仁、沙苑子、菟丝子、韭菜子、胡芦巴、阳起石、紫河车、防风、五味子、黄芪等。

填补肾精：黄精、玄参、地黄、牛膝、何首乌、山茱萸、金樱子、女贞子、芡实、龟甲、海螵蛸等。

化湿祛痰：苍术、白术、薏苡仁、茯苓、半夏、天南星、浙贝母等。

活血化瘀：丹参、赤芍、桃仁、红花、三棱、莪术等。

益气护胃：橘络、香附、川楝子、郁金、预知子、枳壳、木香、佛手、青皮、陈皮等。

精细料及其他：人参、红参、阿胶、鹿角胶、鹿茸、海马、海龙、鹿鞭等。

随症加减： 症见心悸怔忡、心胸憋闷而喘、畏寒肢冷、面色苍白或下肢浮肿、唇舌暗淡、苔白、脉弱或结代等心阳虚表现者，以保气汤（人参、黄芪、肉桂、甘草、生姜）温心阳，益心气；症见腹胀纳少、腹痛喜按喜温、畏寒肢冷、便溏，或下肢浮肿，或带下量多，舌淡胖、苔白滑、脉沉迟无力等脾阳虚表现者，以理中汤（人参、干姜、白术、炙甘草）温中健脾；补阳药物以性偏温热者为主，故需要加用适量药性偏于寒凉的药物以监制其温热之性，使整料膏方中寒热药性趋于平衡。收膏时宜适当增加温肾填精之品，如鹿角胶、鹿茸、海马、海龙、鹿鞭等。

3. 阴虚证

临床表现： 自身感觉口燥咽干，两颧发红，手脚心发热，心中烦躁，睡时出汗，醒来汗止，大便干结，舌红少津或少苔，脉细数。

治法： 滋阴益气固表。

方药：六味地黄丸合玉屏风散加减。

膏方调治基本用药：

补阴生津：沙参、麦冬、石斛、玉竹、黄精、百合、枸杞子、桑椹、墨旱莲、女贞子、龟甲、鳖甲等。

益气固表：太子参、黄芪、白芍、防风、五味子、怀山药、十大功劳叶等。

活血化瘀：丹参、当归、红花、玫瑰花等。

精细料及其他：西洋参、冬虫夏草、蛤蟆油、燕窝、铁皮石斛、阿胶、鳖甲胶、龟甲胶等。

随症加减：症见干咳少痰，或痰黏不易咳出，或痰中带血、口燥咽干，潮红颧红，或有盗汗，舌红苔少，脉虚数等肺阴虚证表现者，以百合固金汤加减（生地黄、熟地黄、麦冬、百合、贝母、玄参、当归、白芍、桔梗）养阴润肺；症见腰膝酸软、头晕耳鸣、齿松发脱、男子遗精、妇女经少、五心烦热、口干舌燥、舌红少苔、脉虚数等肾阴虚表现者，以六味地黄丸（熟地黄、山茱萸、山药、泽泻、牡丹皮、茯苓）加减滋补肾阴；症见胃脘隐痛、饥不欲食、口干咽燥或胃脘不适或干呕呃逆、便结、舌红少津、脉细数等胃阴虚表现者，以益胃汤（麦冬、沙参、生地黄、玉竹、冰糖）养阴和胃；症见头晕眼花、眼涩、视力减退或胁肋灼痛、五心烦热、颧红、舌红苔少、脉弦细数等肝阴虚表现为主者，以一贯煎（生地黄、沙参、麦冬、当归、桔梗、川楝子）滋养肝阴。由于滋补药物过于呆滞，需配伍灵动走窜之品，如陈皮、枳实、紫苏子、枇杷叶等行气药。养阴时应注意生地黄、玄参等容易引起腹泻的药物，需同时加入茯苓、白扁豆、益智仁等健脾益胃药物，则无大碍。收膏时可减少阿胶用量，以龟甲胶、鳖甲胶为主，参则用生晒参、西洋参，避免温燥。补阴补血药物多以性偏寒凉为主，适当加入温热药物反佐，使脾胃功能良好。

【注意事项】

1. 服用膏方期间，出现发热、咳嗽、咯痰等症状，建议暂停膏方，待感冒治愈后再续服膏方。

2. 原有慢性咳嗽、咯痰症状加剧，痰色发黄，或咯血，建议暂缓膏方，咨询膏方专家后再拟服用，必要时汤药控制症状。

3. 服用膏方后出现鼻血、便秘等症状，建议减少膏方剂量，或暂停服用，或用煎煮莲子心、金银花水冲服膏方，调整饮食，多吃蔬菜。

（上海中医药大学附属龙华医院　方　泓）

第二节　肥胖

【概述】

肥胖是一种常见的慢性代谢性疾病。当人体摄取量多于消耗量时，多余的热量就以脂肪的形式储存于体内,逐渐超过正常生理需要量而演变成肥胖,常会伴发高血压、糖尿病、高脂血症等疾病,严重损害人体健康。肥胖有单纯性和继发性之分,其中单纯性者占肥胖人群的绝大多数,其发病主要受到遗传、饮食、运动、精神、环境等因素的影响。

中医学对肥胖病的认识源远流长,根据其临床表现,可归属于中医学"肥人""肥满""膏人""脂人"等范畴,多从"痰湿""气虚"来辨证论治。《黄帝内经》中将肥胖分为"肥""膏""肉"三型:"人有肥、有膏、有肉……肉坚皮满者,肥;肉不坚皮缓者,膏……"此外,《黄帝内经》也已认识到肥胖的发生与生活方式、饮食习惯相关,如《素问·通评虚实论》中载有:"甘肥贵人,则高粱之疾也。"以上论述至今仍是中医学肥胖病辨证论治的基础。

【病因病机】

肥胖病的病因病机错综复杂,中医学认为肥胖病多为"本虚标实"之症。本虚以脾肾气虚为主,标实主要以气滞、痰浊、水湿或湿热、瘀血为多。本虚与标实互为因果,相互转化。肥胖多为素禀之盛,过食肥甘膏粱厚味,以及久卧、久坐、少劳所致,此外还与遗传、年龄、情志等因素密切相关。

1. 食饮不节

嗜食肥甘厚腻,水谷精微在人体内堆积成膏脂。而肥甘厚味过多,或贪食酒浆,损伤脾胃功能,运化水谷精微功能减弱,水湿不运,阻滞体内,复聚湿为痰,痰湿积聚,郁而化火,湿热内生,留于孔窍、肌肤,使人臃肿肥胖。

2. 久卧喜坐

中医学认为"久坐伤肉""久卧伤气",好坐久卧,缺乏运动劳作,气血流行不畅,导致脾胃运化失司,气血生化无源,致肺脾气虚,水谷精微输布失常,痰浊犯溢肌腠,化为膏脂和水湿而致肥胖。

3. 情志因素

"心宽体胖",饱食终日而无所用心,脾胃功能良好,水谷精微充分吸收转化,消耗过少,则易导致肥胖;而常忧思恼怒、肝气郁结者,容易使脏腑功能失调,肝郁犯脾,脾失运化,水谷精微转化输布失常,亦可导致肥胖。

4. 遗传因素

《灵枢·寿夭刚柔》曰:"余闻人之生也,有刚有柔,有弱有强,有短有长,有阴有阳。"说明在《黄帝内经》时代就已经认识到先天禀赋可决定"人之生也"而成的个体差异。一般而言,家族中有肥胖者,其肥胖的发病率会大大提高。

5. 年龄因素

肥胖病的发生与年龄密切相关,从临床观察来看,40岁以后发病率明显升高。中年以后,人体功能由盛转衰,脾之运化功能减弱,又每每过食肥甘,常使脾之运化不及,聚湿生痰,痰湿壅结;或因肾阳虚衰,不能化气行水,酿生水湿痰浊,故而导致肥胖病的发生。

　　总之，肥胖的发生与先天禀赋不足、嗜食肥甘厚腻、久卧喜坐或活动较少等因素相关，本虚而标实。其病位主要在脾与肌肉，与肝肾关系密切，亦与心肺功能失调有关。肥胖日久，痰瘀交阻，易于变生他病，如消渴、头痛、眩晕、胸痹、中风等。

【治疗特点】

　　肥胖病的主要病机是本虚标实，故应用中医膏方进行调治具有一定的优势，尤其适用于身体状况比较复杂的中老年肥胖患者。

　　对于中青年肥胖，病程较短，单纯性肥胖且不伴有其他疾病，多以实证为主，常有消谷善饥、腹胀中满、大便秘结等湿热中阻症状，在嘱其饮食控制及加强运动外，膏方主要以健脾清胃燥湿为主，辅以理气、化痰、祛瘀等法。

　　对于中老年肥胖，病程较长，不能通过饮食及运动控制者，多以虚证为主，常有畏寒怕冷、腰膝酸软等肾气不足症状，此时用膏方以健脾益气温肾为主，辅以疏肝、化痰、利湿、祛瘀等法。

　　对肥胖合并心、脑、肾等并发症者，如高血压、高脂血症、糖尿病、脂肪肝、脑梗死等，此阶段病情复杂，虚实夹杂，宜坚持辨病与辨证相结合。在坚持原有治疗的基础上，此时应用膏方治疗，宜缓缓图功，切不可急功近利。其膏方治疗的处方用药，应动静结合、攻补兼施、顾护脾胃，在运用补气、健脾、温肾等补益之剂时，须佐以化痰、祛湿、活血之品，使补而不滞、泻而不过。

　　该病临床上常选用黄芪、党参、白术、茯苓、山药、白扁豆等益气健脾；陈皮、半夏、薏苡仁、荷叶、车前子、大腹皮、竹茹、石菖蒲等化痰利湿；丹参、桃仁、当归、赤芍、牡丹皮、泽兰等活血利水；黄芩、黄柏、栀子、夏枯草、决明子、生石膏等清热燥湿；补骨脂、仙茅、仙灵脾、菟丝子等温补肾阳。若兼便秘者，可酌加大黄、枳实以通腑。若合并高血压有头晕头胀者，可加天麻、钩藤、决明子、菊花、黑豆衣等平肝息风潜阳；若合并糖尿病有烦渴多饮、多食易饥者，可加天花粉、石斛、石膏、知母、蒲公英等以清热生津止渴；若合并高脂血症者，可用玉米须、茶树根、平地木、鸡血藤、蒲黄等活血利水降脂。

　　此外，在膏方的细料应用方面，因传统膏方的收膏多采用冰糖、蜂蜜、阿胶、鹿角胶等胶类作为基质和矫味剂，而对于肥胖合并高脂血症、糖尿病、高血压或有倾向者应适当调整，慎用或忌用冰糖、红糖、蜂蜜收膏，改用木糖醇、元贞糖代替。合并血尿酸增高或者痛风者，应慎用或禁用鹿角胶、龟甲胶、鳖甲胶等。

【辨证调治】

1. 脾虚痰湿证

临床表现：肥胖而浮肿，神疲乏力，肢体困重，喜卧少动，腹胀纳呆，尿少便溏，舌淡胖，苔白腻，脉滑细或弦细。此型较为常见，多见于中老年妇女及部分产后发胖者。

治法：益气健脾，化痰祛湿。

方药：参苓白术散合二陈汤加减。

膏方调治基本用药：

益气健脾：党参、白术、茯苓、山药、白扁豆、甘草等。

化祛湿：半夏、陈皮、苍术、泽泻、薏苡仁、冬瓜皮、大腹皮、荷叶等。

消食导滞：六神曲、焦山楂、鸡内金等。

精细料及其他：生晒参、木糖醇、阿胶、龟甲胶等。

随症加减：倦怠乏力、面黄神疲、面目浮肿者，可加防己、生黄芪以益气健脾利水；平素易腹胀纳呆、食滞不化，或高脂血症伴脂肪肝者，可酌加生山楂、莱菔子、生麦芽、茶树根等以消食化浊；兼有尿少、浮肿、腹胀而体质尚壮实者，可加生姜皮、桑白皮以导水下行；痰多而黏者，加炒竹茹、胆南星以清热化痰；痰浊化热、痰热瘀阻者，可加天竹黄、黄芩等；恶心者，加橘皮、生姜等化湿止呕。

2. 胃热湿阻证

临床表现：形体壮实肥胖，消谷善饥，腹胀中满，大便秘结，口干喜饮，或多饮，头晕头胀，肢体困重，舌质红，苔薄黄或白，脉弦数或弦滑。本型多见于青壮年及产后肥胖者。

治法：清泻胃热，通腑化浊。

方药：连朴饮合玉女煎加减。

膏方调治基本用药：

清泻胃热：黄连、生石膏、知母、栀子、竹叶、芦根、蒲公英等。

通腑化浊：厚朴、石菖蒲、半夏、枳实、制大黄、芒硝、决明子等。

活血利水：泽兰、泽泻、生山楂、桃仁、益母草、荷叶等。

健脾和胃药：生白术、茯苓、薏苡仁、怀山药、六神曲等。

精细料及其他：西洋参、生晒参、阿胶、龟甲胶、木糖醇等。

随症加减：口渴者，加麦冬、天花粉、玉竹等以生津止渴；胃痛吐酸者，加煅瓦楞子、白螺蛳壳等以制酸止痛；头晕头胀者，加野菊花、桑叶、枸杞子、沙苑子以平肝息风，清利头目；肝郁气滞而两胁胀痛者，可加川楝子、佛手、八月札等疏肝理气。

3. 气滞痰瘀证

临床表现：形体肥胖，口唇发绀，胸闷气短，呼吸不畅，痰多，甚则恶心欲吐，白天嗜卧，甚至昏睡，健忘，夜寐多梦，烦躁，口干不欲饮，舌暗紫，苔薄或白腻而干，脉沉涩。

治法：理气化痰，活血化瘀。

方药：血府逐瘀汤合二陈汤加减。

膏方调治基本用药：

理气化痰：柴胡、枳实、制半夏、生白术、茯苓、胆南星、陈皮等。

活血化瘀：当归、红花、赤芍、川芎、桃仁、丹参、生山楂等。

消食化积：鸡内金、六神曲、焦山楂等。

精细料及其他：西洋参、生晒参、阿胶、龟甲胶、木糖醇等。

随症加减：痰浊甚者，加石菖蒲化痰和胃；痰热甚者，加竹茹以清化热痰；气虚者，加黄芪、白术以益气健脾；气郁痛者，加川楝子、延胡索以行气止痛；胸痹心痛者，可加瓜蒌、薤白、三七、郁金等以宽胸理气，活血止痛；痰瘀互结甚者，加水蛭、蜈蚣等以化痰软坚祛瘀。

4. 脾肾阳虚证

临床表现：形体肥胖，胃寒肢冷，腰膝酸软或伴肢体浮肿，神疲乏力，腹胀纳呆，小便清长或尿少，大便溏薄，男子可见阳痿，女子白带清稀或见闭经，舌淡胖边有齿痕，苔薄白，脉沉细弱。此型多见于中老年患者。

治法：健脾补肾，温阳化湿。

方药：济生肾气丸合苓桂术甘汤加减。

膏方调治基本用药：

补肾填精：附子、肉桂、熟地黄、山药、山茱萸、补骨脂、淫羊藿、菟丝子、制黄精等。

健脾利水：党参、白术、茯苓、泽泻、车前子、薏苡仁、荷叶等。

理气活血：柴胡、枳实、香附、赤芍、丹参、郁金等。

顾护脾胃：焦山楂、六神曲、麦芽、炙甘草等。

精细料及其他：红参、阿胶、鹿角胶、木糖醇等。

随症加减：便溏者，加佛手、干姜等行气温中；寒湿甚者，可加桂枝、藿香以温阳利水；腰膝酸软者，加杜仲、川续断、牛膝等以补肾强筋。

【注意事项】

1. 若合并高血压、高血糖、高脂血症等，在服用膏方期间，既有的治疗方案不可任意改动，请遵医嘱。

2. 舌苔腻者，应予以开路方，也可在服用膏方前2周喝萝卜梨汤清理肠胃。

3. 服用膏方期间忌食生萝卜、浓茶、咖啡等。

（上海中医药大学附属曙光医院　黄兰英　朱抗美）

第三节　慢性疲劳

【概述】

慢性疲劳是指以自我感觉虚弱无力、注意力不能集中、记忆力下降为特征，虽经过充分休息仍不能缓解，持续或反复发作6个月以上的临床综合征。临床上将不明原因的慢性疲劳又称作特发性疲劳，分为体力疲劳与脑力疲劳。体力疲劳者可见自我感觉肌肉虚弱无力，严重者可影响工作、学习及个人的生活活动；脑力疲劳则表现为头脑昏沉、记忆力减退、注意力不能集中、工作效率降低等。目前慢性疲劳发病的原因尚不明确，推测与躯体、精神、社会环境等多方面的因素有关。传统中医学并无慢性疲劳这一病名，依其症状，将其归属于"虚劳""内伤"的范畴，临床上进行辨证论治。

中医学认为，人体的健康是人与自然、社会相互协调及自身阴阳动态平衡的结果。"阴平阳秘，精神乃治"（《素问·生气通天论》），"平人者，不病也"（《素问·调经论》）。阴阳失调即可产生疲劳状态乃至疾病。

【病因病机】

疲劳在古文献中常被描述为"懈怠""懈惰""四肢劳倦""四肢不举"及"四肢不欲动"等，现今中医临床中多用"周身乏力""四肢倦怠""神疲乏力"等描述。多数学者认为，其病位以心、肝、肾、脾为主，尤以肝、脾居多。

1. 情志失调，肝失疏泄

《素问·举痛论》指出"百病皆生于气""一有怫郁，百病丛生"，情志因素可使脏腑气血的运行发生改变，从而导致一系列的临床症状。现代化的快节奏的生活方式、不良的情志刺激、社会环境因素等导致机体精神过度紧张，或长期抑郁，超过机体的调节能力，导致肝失疏泄、气机不畅，出现疲劳感、自我调节能力下降、对社会适应能力减退等精神情志、脏腑功能及气血津液失调的病理变化，从而产生心情郁闷、急躁易怒、注意力不集中，甚至恍惚等多种精神情志异常的症状。

2. 饮食伤脾，气血生化乏源

脾主肌肉四肢，与人体肢体活动、肌肉能力以及疲劳产生有着紧密的联系。《灵枢·经脉》篇也记载了脾经经气变动为病可以引起全身疲劳，即"脾足太阴之脉……是动则病……身体皆重"。若饮食失节或劳役损伤脾胃，则脾胃功能异常，可致气血失调、阴阳失衡、水谷精微布化异常，出现一系列机体失养虚损之征。

3. 劳倦伤心，耗气伤血

"心者，君主之官，神明出焉"（《素问·生气通天论》）。心藏神，主宰人体五脏六腑、形体官窍等一切生理活动，以及人体精神、意识、思维活动。心之气血充沛，则心神得养，人体自身的调节力以及与周围环境的适应力强，则精力充沛、思维敏捷，记忆力、计算力等智能活动正常。若心之气血耗伤，神失所养，就会出现精神恍惚、思想难以集中、记忆力减退、夜寐不安等诸多症状。

另外，脾主思，心藏神，心脾两脏均与记忆关系密切。《灵枢·本神》篇曰"脾忧而不解则伤意，意伤则闷乱，四肢不举"，指出思虑劳役过度，损伤心脾，可导致脑力衰弱，记忆、思维减退，进而导致精神疲劳的发生。《灵枢·大惑论》篇云"故神劳则魂魄散、志意乱"，也指出了脑力活动过度会产生疲劳。

慢性疲劳之病因虽常见上述三种，虚实仍是其基本的病理变化。虚者为气血不足，出现一系列以疲劳为主的虚损证候，如神疲乏力、四肢倦怠、困倦嗜睡、失眠健忘、头脑昏沉等诸多症状；实者为火，长期压力过大或情志不畅，导致肝失疏泄，肝气郁结，郁久化火，如急躁易怒、口苦咽干、烘热盗汗等。由此可见，肝脾心三脏功能的正常与否关系到慢性疲劳的发生发展，其中肝起主导作用，心脾劳损则为慢性疲劳的重要临床表现。

【治疗特点】

应用中医膏方调理慢性疲劳患者，能够消除疲劳，改善睡眠，健脑明目，提高工作效率及生活质量。且中医膏方依从性好，可适用于慢性疲劳各个阶段的人群。

对于病程较短的早期患者，临床表现较单一，往往以疲乏无力为主诉，病史中常提及工作压力大、常常加班、缺乏休息，或长期从事单一性的工作等，此时膏方应治以健脾益气、理气开胃，辅以消导为法。

对于病程虽然不长，但生活中遭遇不良事件（如丧失亲人、亲人患重病、家庭不和睦、升学就业不顺心等），导致情志不畅、睡眠质量不佳的患者，此时膏方应以疏肝理气、健脾宁心、补益气血、开胃消导为法。

对于病程已久，情志不畅未得到及时疏解，郁久化火，从而出现疲乏无力、心烦易怒、心情抑郁、睡眠异常的患者，其病情开始复杂，患者虽表述症状以虚为主，但病情属虚实夹杂、虚中有实之列，此时膏方不宜选用纯补之法，宜取清肝泻火为先，疏肝理气、健脾补气为主，养血宁心为辅，佐以开胃消导之品。

对于病程较长，以情志不畅、睡眠障碍、双目干涩、腰酸背痛、肌肉关节酸痛、饮食不香、大便失调等为主诉的患者，此时膏方应调补兼施，在疏肝解郁、健脾开胃、补益气血的基础上，加以调补肝肾、通利气血、平衡阴阳，辅以醒脾开胃、消导等法。

对于病程长，又自行误补、阴阳失调者，除出现疲乏无力、睡眠不佳、腰酸背痛、双目涩痛之症外，多合并自汗盗汗、恶风恶寒、急躁易怒、五心烦热、反复感冒或反复口腔溃疡等。该阶段患者病情复杂、虚中有实，此时膏方切不可急补以求功，应在坚持原有治疗基础上，补中有泻，稍加清润泻火、滋阴退热、敛汗之品，用药时慎用木香、柴胡、砂仁等香燥劫阴之品。此类患者在开具中医膏方前，最好先服用一段时间的开路方以泻实火，且应避免中医膏方中应用过多苦寒之品，以防损伤脾胃、口感不佳。

此外，膏方的辅料应用方面多采用传统膏方的收膏，以冰糖、阿胶、蜂蜜等作为基质和矫味剂。对脾胃虚弱、纳食不佳的患者，阿胶用量宜小。脾胃虚寒者不仅胶类慎用，参类避免用量过大，选用红参为佳，用量宜小。

【辨证调治】

1. 心脾两虚证

临床表现： 神疲乏力，睡醒后不缓解，健忘多梦，嗜睡不醒，胃脘作胀，纳食偏少，便溏无形，舌质红嫩苔薄，脉弦或细。

治法： 健脾益气，宁心安神。

方药： 人参归脾汤加减。

膏方调治基本用药：

健脾益气：黄芪、党参、白术、茯苓、山药、大枣、薏苡仁等。

宁心安神：柏子仁、茯神、莲子肉、大枣等。

理气开胃：陈皮、佛手、神曲、木香、枳壳、砂仁等。

消导化积：鸡内金、炒谷芽、炒麦芽、焦山楂等。

精细料及其他：西洋参、红参、阿胶、饴糖等。

随症加减： 情志不畅、喜叹息者，加柴胡、玫瑰花、香附、陈皮治以疏肝理气、畅中和胃为法；伴晨起恶心、舌苔薄腻者，酌情加用法半夏、竹茹、生薏苡仁可健脾化湿，和胃降逆；记忆力下降者，加用远志、石菖蒲化痰开窍；有平素咽中似有物梗塞、吐之不出、咽之不下的梅核气病史者，膏方中加厚朴、法半夏、茯苓、紫苏、生姜、代代花等以理气降逆，化痰散结。膏方中除补气药外，仍需加用阿胶、熟地黄、当归、何首乌等养血之品，使气充血足，周流全身，运行不息。

2. 肝郁脾虚证

临床表现： 神疲乏力，困倦，经休息不缓解，心情抑郁，喜叹息，胃脘作胀，胁肋胀痛，女性乳房胀痛，腹胀纳呆，心烦易怒，心悸健忘，失眠多梦，大便时干时溏，舌质红嫩苔薄，脉弦或细。

治法： 疏肝解郁，健脾益气。

方药： 柴胡疏肝散合四君子汤加减。

膏方调治基本用药：

疏肝解郁：柴胡、青皮、香附、川楝子、橘叶等。

泻火除烦：炒山栀子、黄芩等。

养血柔肝：当归、白芍、生地黄、枸杞子等。

健脾益气：黄芪、太子参、白术、茯苓、山药、薏苡仁等。

醒脾开胃：砂仁、神曲、陈皮、佛手、焦山楂、炒谷芽、炒麦芽、鸡内金等。

精细料及其他：西洋参、阿胶、蜂蜜等。

随症加减： 心烦多梦者，可加莲子心、炒酸枣仁、茯神、柏子仁、夜交藤等宁心安神之品；胃脘不适、夜寐不安者，合用法半夏、秫米治以和胃安神；腹胀腹痛、口苦口干者，酌情并用白芍、生甘草可以和里缓解；肌肉关节酸痛者，上肢配桑枝、羌活，下肢配川牛膝、独活以痛痹止痛；腰酸背痛者，可加鸡血藤补血疏经，杜仲、川续断强腰补肾；大便不畅者，重用生白术、白芍及夜交藤等润肠通便；头脑昏沉、双目干涩者，加用白菊花、枸杞子、桑寄生。

3. 阴阳失调证

临床表现： 以神疲、乏力、困倦为主，性情暴躁，心情抑郁，自汗盗汗，头晕耳鸣，五心烦热，畏寒肢冷、面色无华，失眠多梦，纳呆腹胀，夜尿频作，遗精早泄，大便时干时稀，舌质红苔薄或少津，脉弦或沉细。

治法： 清泻肝火，健脾益气，滋补肝肾。

方药： 龙胆泻肝汤合四君子汤合二至丸加减。

膏方调治基本用药：

清泻肝火：龙胆、黄芩、炒山栀子、白菊花等。

平肝潜阳：钩藤、夏枯草、生牡蛎、生龙骨、珍珠母等。

疏肝理气：青皮、香附、川楝子、橘叶等。

健脾益气：黄芪、白术、茯苓、山药、薏苡仁等。

滋阴养血安神：生地黄、麦冬、五味子、丹参、当归、茯神、炒酸枣仁、柏子仁、远志等。

滋补肝肾：女贞子、墨旱莲、桑寄生、桑椹、生地黄、熟地黄、枸杞子等。

开胃消导：神曲、山楂、鸡内金、炒谷芽、炒麦芽等。

精细料及其他：西洋参、红参、生晒参、核桃仁、黑芝麻、紫河车粉、鹿茸、阿胶、鹿角胶、饴糖、蜂蜜等。

随症加减： 畏寒自汗者，加大枣，并用玉屏风散治以益气固表；阴虚内热所致盗汗者，酌情选用青蒿、秦艽、白薇、银柴胡、地骨皮等清虚热之品；脾胃虚寒，症见大便溏稀者，加用芡实、补骨脂、干姜、炮姜等温补脾胃、固涩之品；伴吞酸者，酌情加用黄连、法半夏辛开苦降，以煅瓦楞子、海螵蛸收涩之品以制酸；胸闷憋气者，加瓜蒌、枳壳等化痰除痞；夜尿频作、遗精早泄者，可加桑螵蛸、菟丝子、金樱子、五味子等益肾固精。

【注意事项】

1. 患者初次就诊服用膏方前，建议先服用开路方，如无特殊不适、自觉症状好转，可进行膏方配制；若患者本有湿阻中焦，或调理服用膏方期间出现舌苔厚腻等湿阻中焦的情况，建议先予芳香化湿之品调理，待湿去后再继服膏方。

2. 膏方用量应先从小量开始，以每日 1 袋为宜，如无不适，2 周后再加至每日 2 袋，分 2 次服用。

3. 服膏方期间如遇感冒、咽痛、牙痛、腹泻等急性病症时，需暂时停用膏方，待急性病情控制后再继续服用膏方。

（中国中医科学院西苑医院　陈志伟　袁敬柏）